社会・環境と健康
三訂 公衆衛生学

編著：北田善三・須崎　尚

共著：太田貴久・大坪　勇・岸本　満・近藤浩代
　　　武山英麿・野原潤子・柳沼　梢・渡邉智之

建帛社
KENPAKUSHA

はじめに

　管理栄養士は，栄養士法第1条第2項に①傷病者の療養のために必要な栄養の指導，②個人の身体の状況，栄養状態に応じた健康の保持増進のための栄養の指導，③利用者の身体の状況，栄養状態に応じた給食管理およびこれらの施設に対する栄養指導等を行うことを業とする者であることが謳われ，国民の健康とQOLの向上に重要な役割を果たすことが求められている職種であり，今後保健，医療，福祉，教育などますます多方面での専門職としての期待が高まっていくであろう。

　一方，現在のわが国は，いかに健康寿命を延伸するかということが大きな課題であり，健康日本21（第2次）が始まったところである。社会環境を改善し健康格差の縮小，生活習慣病の予防を実践していくには，「個人より集団を対象としている」「疾病の一次予防を第一目的としている」「実践活動を重視した科学であり技術である」という公衆衛生学が非常に大切になってくる。

　このような現状があるからこそ，管理栄養士の公衆衛生学分野での活躍も大いに期待される。その期待に応えるには，「健康とは何か」「健康をつくり上げる環境要因について」「健康の規定要因を測定，評価し，健康の増進や疾病の予防に役立てる考え方」「保健，医療，福祉の制度や関係法規についての知識」などについて基礎知識を得，実践できるスキルを身に付ける必要がある。

　しかし，公衆衛生学は学生にとって必ずしも入りやすく興味が持てる科目でない一面もある。そこで今回，公衆衛生学関連の講義を実践している者が集い，実際の講義を行うにあたって，その内容の充実とともに，わかりやすく，使いやすい教科書を作成することを目的の一つとして本編の作成を試みた。そのため本書では，できるだけ簡潔な表現を心がけ，図表を多く使用した。また，学習の道しるべとするため，各章にサマリーや「Key Words」「演習課題」を設け，さらにトピックス，側注，巻末資料など，より理解が深まるように工夫した。

　本書は，「管理栄養士国家試験出題基準」に準拠した内容とした。これにより管理栄養士としての必要な知識を身に付けることができることはもちろんであるが，国家試験対策としても十分にその力を発揮できると確信している。行き届かない点や不備な点あれば，さまざまな角度からご意見をいただければ幸いである。

　最後に，本書は建帛社の多大なご尽力により刊行できた。関係各位に心からお礼を申し上げる次第である。

　2014年1月

編著者一同

「三訂版」にあたって

　2023年3月に「管理栄養士国家試験ガイドライン」が改定され，2024年3月の国家試験から適用されることになった。今回の改定では「健康増進に関する統計」の項目が新設され，国民健康・栄養調査やレセプト情報・特定健診等情報データベース（NDB），国保データベース（KDB）などについて取り扱うこととされている。主要疾患には「肝疾患」「アレルギー疾患」が加わり，成人保健における特定健康診査・特定保健指導については，その評価についても盛り込まれた。

　また，2023年5月には，厚生労働省より「健康日本21（第3次）」が公表され，2024年度より開始することとなった。これに伴い，健康づくりに関する基準・指針等も改められた。

　本書は，このような動向を反映して加筆・修正を行い，統計データについても最新のものに更新し，このたび「三訂版」を発行する運びとなった。最新の知見を学び，国民の健康づくりに寄与できる管理栄養士養成の一助となれば幸甚である。

2024年2月

編著者一同

目　　次

第1章　社会と健康　　1

1．健康の概念 …………………………………………………………… 1
（1）健康の定義 …………………………………………………… 1
（2）健康づくりと健康管理 ……………………………………… 2

2．公衆衛生の概念 ……………………………………………………… 2
（1）公衆衛生と予防医学の歴史 ………………………………… 2
（2）公衆衛生の定義と目的 ……………………………………… 5
（3）公衆衛生と予防医学（1次・2次・3次予防）…………… 6
（4）プライマリヘルスケア ……………………………………… 7
（5）ヘルスプロモーション ……………………………………… 7
（6）公衆衛生活動の過程・方法 ………………………………… 7
（7）予防医学のアプローチ ……………………………………… 9

3．社会的公正と健康格差の是正 …………………………………… 9
（1）社会的公正の概念 …………………………………………… 9
（2）健康の社会的決定要因，健康格差 ………………………… 11

第2章　環境と健康　　13

1．生態系と人々の生活 ……………………………………………… 13
（1）生態系と環境の保全 ………………………………………… 13
（2）地球規模の環境 ……………………………………………… 14

2．環境汚染と健康影響 ……………………………………………… 15
（1）環境汚染（大気汚染，水質汚濁，土壌汚染）…………… 15
（2）公　　害 ……………………………………………………… 18

3．環　境　衛　生 …………………………………………………… 20
（1）気候，季節 …………………………………………………… 20
（2）空　　気 ……………………………………………………… 20
（3）温　　熱 ……………………………………………………… 20
（4）放　射　線 …………………………………………………… 22
（5）上水道と下水道 ……………………………………………… 23
（6）廃棄物処理 …………………………………………………… 25
（7）建築物衛生 …………………………………………………… 26

第3章　健康，疾病，行動にかかわる統計資料　*28*

1．保健統計 ……………………………………………………… *28*
2．人口静態統計 ……………………………………………… *28*
（1）人口静態統計の概要と国勢調査 ……………………………*28*
（2）人口の推移 ………………………………………………*29*
（3）世界の人口 ………………………………………………*30*
3．人口動態統計 ……………………………………………… *31*
（1）人口動態統計の概要と各種指標の届出制度 ………………*31*
（2）出　　生 …………………………………………………*31*
（3）死　　亡 …………………………………………………*32*
（4）死因統計と死因分類（ICD）………………………………*33*
（5）年齢調整死亡率（直接法，標準化死亡比）………………*34*
（6）死産，周産期死亡，乳児死亡，妊産婦死亡 ………………*36*
4．生　命　表 …………………………………………………… *37*
（1）生　命　表 ………………………………………………*37*
（2）平均余命と平均寿命 ……………………………………*37*
（3）健康寿命 …………………………………………………*37*
5．傷　病　統　計 …………………………………………… *38*
（1）患者調査 …………………………………………………*38*
（2）国民生活基礎調査 ………………………………………*39*
6．健康増進に関する統計 …………………………………… *40*
（1）国民健康・栄養調査 ……………………………………*40*
（2）レセプト情報・特定健診等情報データベース（NDB），
　　　国保データベース（KDB）…………………………………*41*

第4章　健康状態・疾病の測定と評価　*44*

1．疫学の概念と指標 ………………………………………… *44*
（1）疫学の定義 ………………………………………………*44*
（2）疫学の対象と領域 ………………………………………*44*
（3）疾病頻度の指標（罹患率，累積罹患率，有病率，致命率，死亡
　　　率，生存率）……………………………………………*45*
（4）曝露因子の影響評価（相対危険，ハザード比，オッズ比，寄与
　　　危険）……………………………………………………*46*
2．疫学の方法 ………………………………………………… *47*
（1）記述疫学（descriptive epidemiology）……………………*47*
（2）横断研究（cross-sectional study）………………………*48*
（3）生態学的研究（地域相関研究，ecological study）…………*48*

（4）コホート研究（cohort study）……………………………………………*48*

（5）症例対照研究（case-control study）………………………………*49*

（6）介入研究（intervention study）……………………………………*49*

（7）ランダム化比較試験（RCT：randomized control trial）…………*50*

3．バイアス，交絡の制御と因果関係の判定 ……………………… **50**

（1）バイアス（bias：選択バイアス，情報バイアス）……………………*50*

（2）交絡と標準化………………………………………………………………*50*

（3）疫学研究の評価と因果関係のとらえ方 ………………………………*51*

4．スクリーニング ……………………………………………………… **51**

（1）スクリーニングの目的と適用条件 ……………………………………*51*

（2）スクリーニングの精度（敏感度，特異度，陽性・陰性反応的
中度，ROC 曲線）………………………………………………………*52*

**5．根拠（エビデンス）に基づいた医療（EBM）および保健
対策（EBPH）** ……………………………………………………… **53**

（1）エビデンスの質のレベル ………………………………………………*54*

（2）系統的レビューとメタアナリシス ……………………………………*54*

（3）診療ガイドライン，保健政策におけるエビデンス …………………*55*

6．疫学研究と倫理 ……………………………………………………… **55**

（1）人を対象とした研究調査における倫理的配慮と研究倫理審査……*56*

（2）インフォームド・コンセント ……………………………………………*56*

（3）利益相反 …………………………………………………………………*57*

第5章　生活習慣（ライフスタイル）の現状と対策　　58

1．健康に関連する行動と社会 ……………………………………… **58**

（1）健康の生物心理社会モデル ……………………………………………*58*

（2）生活習慣病，NCDs の概念 ……………………………………………*60*

（3）健康日本 21 ………………………………………………………………*60*

2．身体活動，運動 ……………………………………………………… **61**

（1）身体活動・運動の現状 …………………………………………………*61*

（2）身体活動・運動の健康影響 ……………………………………………*64*

（3）健康づくりのための身体活動・運動ガイド …………………………*65*

3．喫 煙 行 動 ……………………………………………………………… **66**

（1）喫煙の現状………………………………………………………………*66*

（2）喫煙の健康影響と社会的問題 ………………………………………*66*

（3）禁煙サポートと喫煙防止 ………………………………………………*69*

（4）受動喫煙防止 …………………………………………………………*69*

（5）その他のたばこ対策 ……………………………………………………*70*

４．飲 酒 行 動 ·· 71
（1）飲酒の現状 ··71
（2）飲酒の健康影響と社会的問題 ················71
（3）アルコール対策と適正飲酒 ····················74

５．睡眠，休養，ストレス ······················ 76
（1）睡眠と生活リズム ····································76
（2）睡眠障害と不眠の現状，睡眠ガイド ·······76
（3）休養の概念と休養指針 ····························78
（4）ストレスの概念とストレスマネジメント ···79

６．歯科保健行動 ······································· 79
（1）歯の健康と食生活 ····································79
（2）歯・口腔と全身の健康 ····························80
（3）歯科口腔保健行動 ····································83
（4）歯科口腔保健対策 ····································84

第6章　主要疾患の疫学と予防対策　　　86

１．が　　　　ん ·· 86
（1）主要部位のがん ··86
（2）がん対策 ··87
（3）がん検診 ··89

２．循環器疾患 ·· 89
（1）高　血　圧 ··90
（2）脳血管疾患 ··91
（3）心　疾　患 ··92

３．代 謝 疾 患 ·· 92
（1）肥満，メタボリックシンドローム ············92
（2）糖　尿　病 ··94
（3）脂質異常症 ··96

４．骨・関節疾患 ··· 97
（1）骨粗鬆症・骨折 ··97
（2）変形性関節症などの関節疾患 ··················99
（3）ロコモティブシンドローム（運動器症候群） ·····99

５．感　染　症 ·· 99
（1）感染症とは ··99
（2）感染症の成立 ··· 100
（3）感染症法 ·· 101
（4）主要な感染症 ··· 102

（5）検疫と予防接種 ……………………………………………… 104

　6．精 神 疾 患 …………………………………………………… **105**

（1）主要な精神疾患 ………………………………………… 107

（2）精神保健対策 …………………………………………… 107

（3）認　知　症 ……………………………………………… 108

　7．その他の疾患 ……………………………………………… **108**

（1）CKD（慢性腎臓病） …………………………………… 108

（2）呼吸器疾患 ……………………………………………… 109

（3）肝　疾　患 ……………………………………………… 109

（4）アレルギー疾患 ………………………………………… 110

（5）難病対策 ………………………………………………… 110

　8．自殺，不慮の事故，虐待，暴力 …………………… **111**

（1）自　　　殺 ……………………………………………… 111

（2）不慮の事故 ……………………………………………… 111

（3）虐待，暴力 ……………………………………………… 111

第7章　保健・医療・福祉の制度　　　　　　　114

　1．社会保障の概念 …………………………………………… 114

（1）社会保障の定義と歴史 ………………………………… 114

（2）公衆衛生と社会保障 …………………………………… 115

　2．保健・医療・福祉における行政の仕組み ………… **116**

（1）国の役割と法律 ………………………………………… 116

（2）地方自治の仕組み ……………………………………… 117

（3）都道府県の役割 ………………………………………… 117

（4）市町村の役割 …………………………………………… 118

（5）社会福祉行政 …………………………………………… 118

（6）労働衛生行政 …………………………………………… 119

（7）学校保健行政 …………………………………………… 119

（8）環境保健行政 …………………………………………… 119

（9）他職種の役割と連携 …………………………………… 119

　3．医 療 制 度 …………………………………………………… **120**

（1）医療保険制度 …………………………………………… 120

（2）公費医療制度 …………………………………………… 122

（3）国民医療費 ……………………………………………… 122

（4）医療提供施設の種類 …………………………………… 123

（5）医療従事者 ……………………………………………… 123

（6）医療計画 ………………………………………………… 124

　（7）保険者の役割とデータヘルス計画……………………………………… 125
　4．福 祉 制 度 ……………………………………………………………… 125
　（1）社会福祉制度の成立から拡充……………………………………………… 125
　（2）介護保険法の制定…………………………………………………………… 126
　（3）社会福祉施設………………………………………………………………… 127
　（4）障害者福祉…………………………………………………………………… 127
　（5）在宅ケア・訪問看護………………………………………………………… 130
　5．地 域 保 健 ……………………………………………………………… 130
　（1）地域保健活動の概要………………………………………………………… 130
　（2）保健所と従事者……………………………………………………………… 131
　（3）市町村保健センターと従事者……………………………………………… 132
　（4）地域における資源と連携…………………………………………………… 133
　（5）地域における健康危機管理（自然災害，感染症，食中毒）………… 134
　6．母 子 保 健 ……………………………………………………………… 134
　（1）母子保健事業の概要………………………………………………………… 134
　（2）母子健康手帳………………………………………………………………… 137
　（3）乳幼児健康診査……………………………………………………………… 138
　（4）新生児マススクリーニング………………………………………………… 138
　（5）健やか親子21（第2次）…………………………………………………… 139
　（6）少子化対策，子ども・子育て支援新制度………………………………… 140
　（7）児童虐待防止………………………………………………………………… 141
　7．成 人 保 健 ……………………………………………………………… 142
　（1）生活習慣病の発症予防と重症化予防……………………………………… 142
　（2）特定健康診査・特定保健指導とその評価………………………………… 142
　（3）高齢者の医療の確保に関する法律………………………………………… 144
　8．高齢者保健・介護 ……………………………………………………… 145
　（1）高齢者の保健・介護………………………………………………………… 145
　（2）介護予防・地域包括支援センター………………………………………… 145
　（3）介護保険法…………………………………………………………………… 145
　（4）介護保険の仕組み…………………………………………………………… 146
　（5）要介護認定とケアマネジメント…………………………………………… 148
　（6）ケアプランの作成…………………………………………………………… 150
　（7）施設サービス等……………………………………………………………… 151
　（8）介護予防・日常生活支援総合事業………………………………………… 151
　（9）地域包括ケアシステム……………………………………………………… 151
　9．産 業 保 健 ……………………………………………………………… 152
　（1）労働と健康…………………………………………………………………… 152

（2）労働安全衛生対策 ……………………………………………… 152

（3）産業保健の組織と従事者 ……………………………………… 154

（4）職業と健康障害 ………………………………………………… 155

（5）労働災害 ………………………………………………………… 155

（6）メンタルヘルス対策 …………………………………………… 159

（7）過労死対策 ……………………………………………………… 159

10．学 校 保 健 …………………………………………………… **160**

（1）学齢期の健康と発育状況 ……………………………………… 160

（2）健康診断 ………………………………………………………… 161

（3）学校保健にかかわる組織と主な職員 ………………………… 163

（4）学校感染症の予防 ……………………………………………… 163

11．国 際 保 健 …………………………………………………… **165**

（1）地球規模の健康問題 …………………………………………… 165

（2）国際協力 ………………………………………………………… 165

（3）持続可能な開発目標（SDGs）………………………………… 167

（4）ユニバーサル・ヘルス・カバレッジ（UHC）……………… 168

（5）世界保健機関（WHO）………………………………………… 168

（6）国際連合食糧農業機関（FAO）……………………………… 169

（7）コーデックス委員会（CAC）………………………………… 170

（8）ユニセフ（UNICEF）………………………………………… 170

第8章　衛生関連法規　　　　　　　　　　　　172

1．衛生法規等の定義とその種類 ……………………………… 172

2．一般衛生法規等 ……………………………………………… **173**

（1）栄養関連法規 …………………………………………………… 173

（2）保健衛生法規 …………………………………………………… 175

（3）予防衛生法規 …………………………………………………… 178

（4）環境衛生法規 …………………………………………………… 179

（5）医務衛生法規 …………………………………………………… 180

（6）薬務衛生法規 …………………………………………………… 180

（7）学校衛生法規 …………………………………………………… 181

（8）労働衛生法規 …………………………………………………… 182

■資　　料………………………………………………………183
　1　生活環境の保全に関する環境基準（公共用水域）……………183
　2　健康指標の解説………………………………………………185
　3　統計資料等……………………………………………………187
　4　国の指標・指針（健康日本21（第3次），健康づくりのための身体
　　活動・運動ガイド2023（概要），休養指針，睡眠指針）…………190

■索　　引………………………………………………………197

第1章 社会と健康

健康のありがたさは，普通に生活していればほとんど意識することはないが，病気になって初めてわかる。世界に類を見ない急速な高齢化が進んでいるわが国にとっての健康とは何かについて考えなければならない。本章では，健康と公衆衛生の概念，公衆衛生と疾病予防の考え方，健康増進活動とその評価法，公衆衛生・予防医学の取り組み，健康格差の是正について理解を深めよう。

Key Words　健康の定義　公衆衛生の定義　予防医学　プライマリヘルスケア　ヘルスプロモーション
　　　　　　社会的公正　健康格差

1. 健康の概念

健康と疾病との間にはいくつかの段階があり，それらが連続的に変化する。しかも，人体には恒常性を保つことにより，一時的な心身の乱れを是正する能力が備わっていることから，健康を固定的に捉えることはできない。さらに，世界に類を見ない急速な高齢化を経験してきたわが国にとって，何らかの疾病を有し，多少日常生活に支障があったとしても，生き甲斐をもって日々を送っている状態も健康と考えなければならない。

（1）健康の定義

健康の定義として現在広く用いられているのは，1946年にニューヨークで開催された**世界保健機関（WHO）**創設のための会議で発表された**保健大憲章**（Magna Carta for the WHO）の前文に書かれている健康の定義である。

◘ WHO
World Health Organization。詳しくは，p.168を参照。

"Health is a state of complete physical, mental and social well-being and not merely the absence of disease or infirmity"

（健康とは，身体的，精神的ならびに社会的に完全に良好な状態であって，単に疾病や虚弱でないというだけではない）

これに続けて「到達し得る最高水準の健康を享受することは，人種，宗教，政治的信念，そして，経済的もしくは社会的条件のいかんを問わず，万人の有する基本的権利の一つである」とし，健康はすべての国民が享受すべき基本的な権利であるとしている。

1986年にWHOが開催した**オタワ会議**では，「健康は日常生活のための一資源で

あり，生きる目的そのものではない」と定義している。

　1946（昭和21）年に制定されたわが国の憲法では，WHO の健康の定義に呼応して第25条に国民の生存権と国の社会的責務が明示された。

　日本国憲法第25条には「すべて国民は，健康で文化的な最低限度の生活を営む権利を有する」「国は，すべての生活部面について，社会福祉，社会保障及び公衆衛生の向上及び増進に努めなければならない」とある。

　すなわち，健康は国民の基本的な権利であり，公衆衛生は憲法で保障された国民の権利を守るという重要な役割を担っている。

　また，2002（平成14）年に制定された健康増進法では，第2条に「国民は，健康な生活習慣の重要性に対する関心と理解を深め，生涯にわたって，自らの健康状態を自覚するとともに，健康の増進に努めなければならない」（p.173参照）とし，国民自らが，積極的に健康増進に取り組むことを求めている。

　現在のわが国は，人口構造や疾病構造，経済環境，国際化といった重い課題を抱えており，しかも世の中は常に動いている。公衆衛生は，これまでの経験から学び取ったことを生かし，今後の社会の動きに対応していかなければならない。

（2）健康づくりと健康管理

　少子高齢社会を迎え，疾病構造も以前と比べて大きく変化しているわが国では，人々の積極的な社会参加による精神的な充実感といった視点からの健康が重要となってきている。2000（平成12）年に始まった「21世紀における国民健康づくり運動」（健康日本21）は，健康寿命の延伸と**生活の質**（QOL：quality of life）の向上を目的としており，健康が目指す一つの方向となっている。したがって，健康も，疾病がないことを健康とする消極的健康から，理想的な健康である**安寧**（well-being）を目指した積極的健康へと移行してきている。また，公衆衛生の目的の一つであり，人々の健康を守るための組織的な活動である**健康管理**も注目されている。

2. 公衆衛生の概念

（1）公衆衛生と予防医学の歴史

1）世界の歴史

　古代ギリシャにおいて医学の祖といわれるヒポクラテスは，空気，水，環境因子と疾病との因果関係を指摘した。その後，ペスト，痘瘡，結核などの急性伝染病が，長い間人間の健康にとって最大の脅威となった。また，18世紀半ばからイギリスで始まった産業革命は，工業の機械化により生産は増大したが，一方で工場労働者の過酷な労働条件と劣悪な生活環境により，深刻な健康上の問題を引き起こした。

　18世紀末期には，ジェンナー（Jenner, E.）が痘瘡予防のため，初めて種痘を行

表1-1　世界の公衆衛生の歴史

BC400頃	ヒポクラテスが空気，水，環境因子と疾病との因果関係を指摘
14世紀	ヨーロッパでペストが流行
16〜17世紀	ヨーロッパで痘瘡が流行
18〜19世紀	産業革命により工場労働者に深刻な健康上の問題を引き起こす
1798	ジェンナーが牛痘の痘瘡に対する免疫性を証明
1854	ジョン・スノーによるコレラの疫学的研究
1882	コッホが結核菌を発見
1883	コッホがコレラ菌を発見
1923	ウィンスローが論文，著作により公衆衛生学の基礎を確立
1929	フレミングがペニシリンを発見
1935	ドーマクがサルファ剤を発見
1944	ワクスマンがストレプトマイシンを発見
1948	世界保健機関（WHO）設立
1978	WHO アルマ・アタ宣言（プライマリヘルスケア）
1980	WHO 痘瘡根絶宣言
1981	米国で初めてのエイズ患者報告
1986	WHO オタワ憲章（ヘルスプロモーション）
1997	地球温暖化防止京都会議（京都議定書）
2003	重症急性呼吸器症候群（SARS）流行
2009	新型インフルエンザ（H1N1）流行
2020	新型コロナウイルス感染症流行

い，ジョン・スノー（Snow, J.）が1854年イギリスでコレラが大流行した際に，共同ポンプに原因があることをつきとめ，その井戸水の使用を禁止し，コレラの流行を終息させた。当時は，まだ痘瘡やコレラの病原体が解明されていなかった。

　19世紀末期には，パスツール（Pasteur, L.）やコッホ（Koch, R.），北里柴三郎らが病原体の発見や病気の予防法を解明した。その後，1929年にはフレミング（Fleming, A.）がペニシリンを，1935年にはドーマク（Domagk, G.）がサルファ剤を，1944年にはワクスマン（Waksman, S.A.）がストレプトマイシンを発見し，長い間人類を苦しめた感染症から解放されるきざしが見えた。1948年には WHO が発足し，その活動により公衆衛生の重要性が世界に広く認識され，1980年には痘瘡が根絶された。しかし，1981年には米国で初めてのエイズ患者が報告され，2003年には重症急性呼吸器症候群（SARS）が流行し，2009年には新型インフルエンザ（H1N1）が，そして2020年には新型コロナウイルス感染症が流行するなど新興感染症の国際的な流行が問題となっている。

2）日本の歴史
　984年，丹波康頼はわが国最古の医書である『医心方』を著し，1713年，貝原益

◻**養生訓**
貝原益軒（1630-1714）が84歳のときに刊行した書物で,人の生き方にかかわる人生指針が示されており,「腹八分目」が有名である。

軒は『養生訓』を著し,その中で示された腹八分目などの健康法は永く今日まで語り継がれている。

表1-2　日本の公衆衛生の歴史

年	事項
984	丹波康頼「医心方」（わが国最古の医学書）
1713	貝原益軒「養生訓」（腹八分目）
1872（明治5）	文部省に医務課設置
1875（〃8）	内務省に衛生局設置
1879（〃12）	全国でコレラ大流行（1886も）
1897（〃30）	伝染病予防法
1918（大正7）	スペインかぜ流行
1919（〃8）	結核予防法,トラホーム予防法
1927（昭和2）	花柳病予防法
1931（〃6）	寄生虫病予防法
1937（〃12）	(旧) 保健所法
1938（〃13）	厚生省設置
1947（〃22）	保健所法全面改正,児童福祉法,労働基準法
1948（〃23）	医療法,予防接種法,優生保護法,性病予防法
1950（〃25）	生活保護法,精神衛生法
1951（〃26）	WHO,ILO（国際労働機関）に加盟
1958（〃33）	学校保健法
1963（〃38）	老人福祉法
1965（〃40）	母子保健法
1971（〃46）	環境庁設置
1982（〃57）	老人保健法
1994（平成6）	地域保健法（保健所法廃止）
1997（〃9）	介護保険法（2000から実施）
1998（〃10）	感染症の予防及び感染症の患者に対する医療に関する法律（伝染病予防法,性病予防法,エイズ予防法廃止）
2000（〃12）	健康日本21（2012まで）
2001（〃13）	厚生労働省,環境省設置
2002（〃14）	健康増進法（栄養改善法廃止）
2005（〃17）	食育基本法
2005（〃17）	健康フロンティア戦略実施（10か年計画）
2007（〃19）	新健康フロンティア戦略実施（10か年計画）
2008（〃20）	高齢者の医療の確保に関する法律（老人保健法の改正） 特定健康診査・特定保健指導開始
2011（〃23）	東日本大震災による原子力発電所事故発生
2013（〃25）	健康日本21（第2次）（2023まで）
2024（令和6）	健康日本21（第3次）

　明治維新後，欧米の医療制度が導入され，1872（明治5）年文部省に医務課が設置され，衛生行政が制度として成立し，1875（明治8）年には内務省に衛生局が設置された。1882（明治15）年頃，海軍において脚気病患者が蔓延し，海軍軍医であった高木兼寛は，食事内容の見直しによって脚気予防を成功させた。

　大正から昭和にかけて，急性伝染病から慢性伝染病対策に重点が移され，1919（大正8）年に結核予防法とトラホーム予防法，1927（昭和2）年に花柳病予防法，1931（昭和6）年に寄生虫病予防法が制定され，1938（昭和13）年には厚生省が新設された。

　第2次世界大戦後は，1951（昭和26）年にわが国がWHOに加盟し，公衆衛生の国際的な協力体制の仲間入りをし，1961（昭和36）年には国民皆保険制度が発足した。その後の急速な経済の成長に伴い，公害による健康影響が深刻な問題となり，1971（昭和46）年には環境庁が新設された。

　21世紀に入り，わが国の平均寿命は世界のトップレベルに達したが，人口の高齢化に伴い生活習慣病が増加し，その予防のために2000（平成12）年から21世紀における国民健康づくり運動としての「健康日本21」が始まった。また，高齢者の総人口に占める割合が2005（平成17）年に20％を超えたことから，国民の健康寿命を延伸することを目的に2005年から10か年計画で健康フロンティア戦略が，2007（平成19）年からは同じく10か年計画で健康国家への挑戦と題して新健康フロンティア戦略が実施されている。2008（平成20）年には老人保健法が改正・改題され，高齢者の医療の確保に関する法律（高齢者医療確保法）が公布され，後期高齢者医療制度をはじめとする医療制度の改革が実施された。そして，2013（平成25）年には，次の10年を見据えた「健康日本21（第2次）」がスタートし，さらに，2024（令和6）年度より「健康日本21（第3次）」が始まる。

（2）公衆衛生の定義と目的

1）公衆衛生の定義

　1713年に貝原益軒は，健康で長生きするための提案を『養生訓』に記した。その後，明治時代になってドイツから医学とともに衛生（hygiene）が導入され，養生に代わって衛生という言葉が使われるようになった。さらに，第2次世界大戦後には米国から**公衆衛生**（public health）が導入された。

　公衆衛生については，さまざまな定義があるが，今日もっとも広く用いられているのは，米国のウィンスロー（Winslow, C.E.A.）が1920年に提唱したものである。当時の疾病構造は，急性伝染病が中心であり，現在の生活習慣病を中心とした疾病構造とは大きく異なるものの，この定義は現在にも十分通用するものである。

2）公衆衛生の目的

　公衆衛生は対象とする地域に住むすべての人々の生活環境をよりよいものとし，疾病や死に至るリスクから守り，健康を維持・増進することを目的としている。

●**公衆衛生の定義**●

　ウィンスローによれば，「公衆衛生とは，地域社会の組織的な努力を通じて，疾病を予防し，寿命を延長し，肉体的，精神的健康と能率の増進をはかる科学であり，技術である」としている（1948年に一部が変更され，新しく精神的な健康が加えられた）。

　私たちは，社会の中で相互にかかわり合いながら生きており，疾病予防や健康の増進についても，まず自らの努力によって達成することはもちろんであるが，社会全体の組織的な活動によってはじめて実現するものである。

　また公衆衛生の特徴としては，対象を個人ではなく何らかの特徴を共有する集団としていること，疾病の治療ではなく予防を重視していること，そして社会的制度など実践的な活動を主体としていることである。

◖**健康寿命**
　日常的に介護を必要とせず，健康で自立した生活ができる期間のこと。

　21世紀に入り，公衆衛生の目標は，**健康寿命**に代表されるように，より健康的な質の高い人生を晩年まで享受することに重点が移ってきた。

（3）公衆衛生と予防医学（1次・2次・3次予防）

　人間の健康には，社会的要因，文化的要因，生物的要因，化学的要因，物理的要因，自然要因などさまざまな要因が関係する。予防医学では，疾病の予防と健康の維持・増進を図ることを目的としている。疾病は，一般的に図1-1に示すように，感受性期，発症前期，臨床的疾病期，回復期といった段階をたどる。

　予防医学は，疾病の自然史の各段階に応じて，1次予防，2次予防，3次予防の

図1-1　疾病の自然史と予防医学の3段階

鈴木庄亮・久道茂監修：シンプル衛生公衆衛生学，南江堂，2012，p.50を一部改変

3段階に分類できる。このうち感受性期に行う活動を1次予防〈疾病にかからないための身体と環境づくり〉，発症前期に行う活動を2次予防〈疾病および健康異常の早期発見，早期治療〉，それ以降を3次予防〈治癒後の機能障害防止とリハビリテーション〉とよんでいる。

（4）プライマリヘルスケア

1978年，旧ソビエト連邦のアルマ・アタ市におけるWHOとユニセフ（UNICEF）の共同国際会議で採択されたアルマ・アタ宣言に，**プライマリヘルスケア**の精神が示されている。すなわち健康は基本的な人間の権利であり，社会的目標である。プライマリヘルスケアとは，医療機関や医療従事者などの医療資源が少ない開発途上国を主な対象とした，実践的で科学的に有効で，社会に受容されうる手段と技術に基づいた保健活動である。

◻ UNICEF
　詳しくは，p.170
を参照。

予防医学の1次予防から3次予防までを包括した概念であり，自助と自決の精神に則り，地域社会または国家が，開発の程度に応じて負担可能な費用の範囲で，地域社会のすべての個人や家族の全面的な参加によって初めて享受しうるものとなる。

（5）ヘルスプロモーション

1986年，カナダのオタワで開催された第1回ヘルスプロモーションに関する会議で採択されたオタワ憲章にその概念が示されている。すなわち**ヘルスプロモーション**とは，人々が自らの健康をコントロールし，健康を改善できるようにするプロセスである。プライマリヘルスケアをさらに一歩進めた，より一層健康の増進を目指すものであり，特に先進国における健康増進活動の指針となるものである。

オタワ憲章では，健康のための基本的前提条件として，平和，援護，教育，食料，所得，安定した環境システム，持続可能な資源，社会主義と公平性をあげている。また，ヘルスプロモーションのための3つの戦略と5つの活動方法を提言している。

こうした国際的な取り組みを背景に，わが国では2000（平成12）〜2012（平成24）年に「21世紀における国民健康づくり運動（**健康日本21**）」が展開され，2013（平成25）〜2023（令和5）年は「**健康日本21（第2次）**」が進められた。2024（令和6）年度からは，**健康日本21（第3次）**が開始される。

（6）公衆衛生活動の過程・方法

公衆衛生活動は，国，地域，学校，職場などの集団を対象としたものであり，地域診断，対策の樹立，対策の実施，評価の過程を通して行われる。つまり，改善計画を立て（plan），実施（do），評価（check），次の活動に反映していく（action）という過程であり，この過程は**マネジメントサイクル**ともよばれる。

●ヘルスプロモーションのための3つの戦略●

① 健康のための唱道（アドボカシー）：健康にかかわる必要条件（政治，経済，文化，環境など）を整えていくこと

② 能力の付与（イネイブリング）：人々が十分な健康の可能性を達成できること

③ 調停（メディエイティング）：健康の追求のために社会にかかわるあらゆる分野が協力し，活動を調整すること

●ヘルスプロモーションのための5つの活動方法●

① 健康的な公共政策づくり　② 健康を支援する環境づくり　③ 地域活動の強化

④ 個人技術の開発　⑤ ヘルスサービスの方向転換

●トータルヘルスプロモーションプラン（第7章：「9．産業保健」を参照）●

事業主が，労働者の心身両面にわたる健康の維持・増進の対策として実施する事業である。産業医を中心に，研修を終了した健康づくりスタッフが，運動，保健，心理，栄養の4つの分野で労働者を指導する。

1）リスクアナリシス（リスク分析）

リスクとは，望ましくない事象に遭遇する確率を示す概念であり，人の健康に悪影響を及ぼす可能性のあるリスクを低減するための考え方が**リスクアナリシス**である。リスクアナリシスを構成する三つの要素として，リスクアセスメント（リスク評価），リスクマネジメント（リスク管理），リスクコミュニケーションがある。

a．リスクアセスメント　　特定の健康阻害要因への曝露<small>ばくろ</small>によって，どのくらいの確率でどの程度の健康への悪影響が起こるかを科学的に評価することを**リスクアセスメント**という。

b．リスクマネジメント　　リスクアセスメントの結果をふまえて，関係者と協議しながらリスクを低減するための適切な政策を選択・実施する過程を**リスクマネジメント**という。

c．リスクコミュニケーション　　人の健康に悪影響を及ぼすリスクに関わる正しい情報を，関係者がそれぞれの立場から相互に情報や意見を交換する過程を**リスクコミュニケーション**という。これを行うことで，過剰な社会不安を解消することが期待できる。

2）地域診断とマネジメントサイクル

a．地域診断　　その地域の問題点の原因が推測できるようなデータの収集を

行う。ある地域でこのような調査を行い，問題点を発見することを**地域診断**という。

　　b．**対策の樹立**　　問題点の改善が，緊急性や重要性のあるものかどうかや要求度を考慮して目標を設定する。目標の設定にあたっては，保健分野，医療分野，福祉分野，教育分野，地域社会など多くの人々の協力が不可欠であり，費用も計算して実施可能な対策を立てる。

　　c．**対策の実施**　　目標を明確にし，保健分野，医療分野，福祉分野，教育分野，地域社会などの多くの人々が連携し，一体となって対策を実施する。実施中に問題が起こった場合は，そのつど原因を確認し，対策を立て直す。

　　d．**評　価**　　目標の設定から対策の実施中および実施終了後に，その有効性について適切に評価する。問題のある箇所によっては，原点に戻って，改めて目標の設定段階からやり直さなければならないこともある。

（7）予防医学のアプローチ

1）ハイリスクアプローチ，ポピュレーションアプローチ

　ハイリスクアプローチはリスクが高い人に対して，**ポピュレーションアプローチ**は集団全体に対して行う保健対策である。例えばハイリスクアプローチでは，2次予防として直接喫煙者に禁煙指導を行うこと，ポピュレーションアプローチでは，1次予防を目的に禁煙や受動喫煙防止のキャンペーンをすることである。

2）予防医学のパラドックス

　予防医学を進めるにあたっては，どれだけ多くの人々や集団にとってメリットがあるのかを評価する，すなわち予防の有効性を評価することが重要である。

　ハイリスクアプローチの対象となるハイリスク者は，1人当たりのリスクは大きいが人数的には少数であり，罹患数や死亡数もさほど多くはない。それに比べて，ポピュレーションアプローチの対象者の中でも境界域や正常高値に属する人々の実数ははるかに大きいため，罹患数や死亡数はハイリスクに属する者より多くなる。このような現象を**予防医学のパラドックス**という。

　したがって，一部の人を対象とするハイリスクアプローチに対し，全体に働きかけるポピュレーションアプローチは，ハイリスク者とともに境界域や正常高値の人々のリスクを減らす効果があり，全体としての予防効果は大きなものとなる。

3. 社会的公正と健康格差の是正

（1）社会的公正の概念

　わが国においては，第2次大戦後の食料不足・栄養不足に対応するため1952（昭和27）年に栄養改善法が制定された。その後の経済成長に伴い食生活も急激に変化するなか，1978（昭和53）年からは国民一人ひとりが自分の健康は自分で守るとい

図1-2　高齢化の推移と将来推計

資料　内閣府：令和5年版高齢社会白書，p.4を一部改変

う自覚を持つことを基本とした第1次国民健康づくり対策が，1988（昭和63）年か
らは運動習慣の普及に重点を置いた第2次国民健康づくり対策が始まり，生活習慣
の改善による**疾病予防・健康増進**の考え方が発展した。さらに，生活習慣病の発症
予防，重症化予防といったことが国民の健康課題となってきたことに対応するた
め，2000（平成12）年からは**健康日本21**が始まった。また2013（平成25）年からは**健
康日本21（第2次）**が進められ，その中で「健康寿命の延伸と健康格差の縮小」「社
会生活を営むために必要な機能の維持及び向上」などが基本的な方向として掲げら
れた。2024（令和6）年度からは**健康日本21（第3次）**がそれを引き継ぎ開始され
る。

　わが国は，総人口が減少する中で65歳以上の高齢者の割合は上昇し，2025（令和
7）年には団塊の世代が75歳以上に，そして2043年には高齢者人口が3,953万人で
ピークを迎え，2070年には約4人に1人が75歳以上といった世界的にも例を見ない
スピードで高齢化が進んでいる（図1-2）。

　このような状況から，2025年以降は国民の医療や介護の需要がさらに増加するこ
とが見込まれている。そこで厚生労働省では2025年を目途に，高齢者へのアプロー
チとして高齢者の尊厳の保持と自立生活の支援の目的で，重度な要介護状態となっ
ても可能な限り住み慣れた地域で自分らしい暮らしを人生の最後まで続けることが
できるよう，住まい・医療・介護・予防・生活支援が一体的に提供される**地域包括
ケアシステム**の構築をめざしている。その実現にあたっては地域間の格差をなく
し，すべての国民が社会的公正の恩恵を享受できることが重要である。

　しかし地域的に見れば，人口が横ばいで75歳以上人口が急増する大都市部，75歳

以上人口の増加は緩やかだが全体の人口は減少する町村部など，高齢化の進展状況には大きな地域差が生じてくると推計されている。今後は，すべての国民が社会的に公正なサービスを受けることができるようにするためにも，地域の状況を踏まえてあるべき姿を考えていく必要がある。そのためには都道府県や市町村が，地域の自主性や主体性に基づき，地域の特性に応じた対応策を作り上げていくことが必要である。

（２）健康の社会的決定要因，健康格差

　人は社会の構成員であり社会生活が良好でなければ健康とはいえないが，社会的に完全に良好な状態は個人の取り組みだけで達成できるものではなく，社会的健康の維持・増進には国や自治体の取り組みがより重要になる。

　健康の社会的決定要因とは，人々の健康状態を規定する社会的，経済的，政治的，環境的条件のことであり，人々の健康や疾病はこれら社会的決定要因の影響を受けることが多く，人が健康であるためには社会的決定要因が良好であることが求められる。すなわち家庭や地域，学校，職場など人が社会生活を営む環境が良好であるばかりでなく，保健，医療，介護，雇用など社会保障制度が充実していることも重要である。

　2024（令和6）年度からの健康日本21（第3次）においても引き続き，基本的な方向として健康寿命の延伸と**健康格差**の縮小が掲げられており，健康寿命の延伸については平均寿命の増加分を上回る健康寿命の延伸を目標としている。また健康格差については，地域や社会経済状況の違いによる集団間の健康状態の差の縮小を目標としている。都道府県間の格差では，健康寿命上位4分の1の都道府県の平均と下位4分の1の都道府県の平均の差が2019（令和元）年において男性では1.56年，女性では1.87年であった（図1-3）。

　都道府県間における健康格差を是正するためには，地域特性を反映した具体的な取り組みが重要になることから，健康増進法第8条では自治体ごとに住民の健康に関する指標や特定健康診断データなどを活用し，地域の保健，医療，介護など社会的要因の実情を踏まえた都道府県健康増進計画を策定することになっている。さらに都道府県は，市町村間の健康格差の是正に向けた目標を設定するために，市町村，医療保険者，学校保健関係者，産業保健関係者などとの一体的な取り組みを推進する中で，中心的な役割を果すことが求められており，そのために市町村ごとに分析を行い，関係者との連携の強化を進めることとなっている。

　わが国は世界の最長寿国の一つであり，これからも平均寿命は伸び続けていくと推計されているが，社会的環境の違いによる健康の地域格差が存在する。健康の格差は，人々が生活する環境や保健医療・介護システムなど社会的要因が原因となって生じることから，健康の公平性の達成には今後も地域住民および行政の努力が求められる。

図1-3　日常生活に制限のない期間の平均の都道府県格差

注）2016（平成28）年の国民生活基礎調査は熊本地震により熊本県を調査対象に含まない
　　（上位4分の1，下位4分の1ともに11都道府県の平均を算出）。
出典　健康日本21（第三次）推進のための説明資料，令和5年5月厚生科学審議会地域保
　　健増進栄養部会，次期国民健康づくり運動プラン（令和6年度開始）策定専門委員
　　会，歯科口腔保健の推進に関する専門委員会

演習課題

❶ WHO の健康の定義で，それまでの健康に対する考え方と異なるところを調べてみよう。

❷ ウィンスローの公衆衛生の定義で，公衆衛生活動の特徴を表しているものを調べてみよう。

❸ プライマリヘルスケアとヘルスプロモーションの違いについて調べてみよう。

❹ リスクアナリシスについて調べてみよう。

❺ 世界および日本における公衆衛生に関する主なできごとをまとめてみよう。

参考文献
・小山洋監修：シンプル衛生公衆衛生学2023，南江堂，2023
・後藤政幸，中村信也編著：Nブックス五訂公衆衛生学，建帛社，2020
・厚生労働統計協会編：国民衛生の動向2023/2024，2023

第**2**章 環境と健康

　人と環境は相互に影響を及ぼし合っている。産業の発達は環境汚染をもたらし，環境汚染は人の健康を脅かす。現在，環境汚染は地球規模で広がり，世界各国で地球環境保全に取り組んでいる。わが国でも環境基本法に基づいた環境保全施策が実施されている。

　本章では，地球環境問題とその保全対策，環境基本法に基づく環境基準，環境汚染による健康障害と対策，公害，また，空気，温熱，放射線，上下水道，廃棄物処理，建築物衛生に関する環境衛生について学ぶ。

Key Words　主体―環境系　環境基本法　地球環境問題　大気汚染　水質汚濁　土壌汚染　典型7公害
　　　　　　公害病　WBGT　放射線　水道水質基準

1. 生態系と人々の生活

（1）生態系と環境の保全

　環境とは，人（主体）の存在にかかわる諸条件の総体である。そして，人を取り巻く環境要因は表2-1のように分類され，これらの環境要因は，人と相互に影響を及ぼし合っている。環境から人への影響を**環境作用**，人から環境への影響を**環境形成作用**といい，この相互作用を**主体―環境系**という（図2-1）。

　産業の急速な発展に伴い，大気汚染や水質汚濁といった環境汚染が進み，健康被害と生態系の破壊がもたらされた。1967（昭和42）年に公害対策基本法，1972（昭和47）年に自然環境保全法が制定され，その後，環境保全に係る施策をはじめとして環境政策の根幹となる**環境基本法**が1993（平成5）年に制定された。環境基本法は，①環境の恵沢の享受と継承，②持続的発展，③国際強調の3つの基本理念を掲げ，**環境基本計画**の立案，環境影響評価，環境保全活動の推進，地球環境問題に関する国際協力等を目指している。

表2-1　環境要因の分類

生物的環境要因	細菌，ウイルス，原虫，寄生虫など
化学的環境要因	農薬，有機溶剤，重金属，大気汚染物質など
物理的環境要因	温度，湿度，気圧，電磁波など
社会的環境要因	社会制度，法律，規範，生活習慣など

図2-1　人と環境の相互作用

（2）地球規模の環境

　主な地球環境問題として，地球温暖化，オゾン層の破壊，酸性雨，熱帯林の減少，砂漠化，野生生物種の減少，海洋汚染，有害廃棄物の越境，化学物質による汚染等があり，それぞれの問題は相互に関連している。主な地球環境問題を表2-2に示す。

　環境問題に対する国際的な取り組みとして，1992（平成4）年にリオデジャネイロで環境と開発に関する国際会議（地球サミット）が開催され，地球環境保全のための行動原則である**リオ宣言**と行動計画**アジェンダ21**が採択された。2015（平成27）年には，国際サミットが開催され，17の**持続可能な開発目標**（SDGs）(p.167参照)を中核とする「**持続可能な開発のための2030アジェンダ**」が採択された。17のSDGsは，地球環境保全に関する多くの課題が目標として盛り込まれている。

表2-2　地球環境問題

	概　要	影　響	国際・国内対策
地球温暖化	化石燃料の消費により生じた温室効果ガス（二酸化炭素，メタン，一酸化二窒素，ハロカーボン，オゾン等）の排出増大による気温の上昇	・平均気温・海面水位の上昇 ・動植物生態域の変化 ・マラリア等感染症分布域拡大	・京都議定書（1997年） ・地球温暖化対策推進法（1998年） ・パリ協定（2015年）
オゾン層の破壊	冷媒に使用され大気中に放出されたオゾン層破壊物質（フロン，ハロン，臭化メチル等）による成層圏のオゾン層の破壊	・皮膚がんや白内障の増加 ・植物プランクトンの減少 ・農作物の育成阻害	・ウィーン条約（1985年） ・モントリオール議定書（1987年） ・オゾン層保護法（1988年）
酸性雨	化石燃料の消費により生じた窒素酸化物や硫黄酸化物が溶け込んだ酸性の雨（pH5.6以下）	・河川，湖沼，土壌の酸性化による生態系への影響 ・建造物の溶解	・長距離越境大気汚染条約（1983年） ・東アジア酸性雨モニタリングネットワーク（2001年）
熱帯林の減少	過度の森林伐採による熱帯林の急激な減少	・二酸化炭素吸収量の減少による地球温暖化の悪化 ・木材資源の減少	・国際熱帯木材協定（1994年）
砂漠化	乾燥地における気候変動，家畜の過放牧，過度の耕作，木材の過剰採取等による土地の劣化	・食料の供給不安 ・水不足	・砂漠化対処条約（1996年）
野生生物種の減少	生物種の絶滅	・生物資源の減少	・ワシントン条約（1975年） ・ラムサール条約（1975年） ・生物多様性に関する条約（1993年） ・カルタヘナ議定書（2003年）
海洋汚染	タンカーからの油の流出，廃棄物の投棄，プラスチックの漂流，化学物質汚染等の人為的要因によって引き起こされる海の汚染	・生態系の破壊 ・汚染された魚介類を介した人体での健康影響	・ロンドン条約（1975年）
有害廃棄物の越境	有害廃棄物の発生国での処理コストの上昇や処分容量の不足により，国境を越えて開発途上国に運ばれる	・移動先での環境汚染	・バーゼル条約（1992年）
化学物質による汚染内分泌撹乱	工業的に生産されたPCBsやダイオキシン類等の使用・廃棄・環境中への排出により生じる環境汚染	・野生生物の雌雄交替 ・性ホルモン関連作用の疑い	・ストックホルム条約（2004年）

2. 環境汚染と健康影響

（1）環境汚染（大気汚染，水質汚濁，土壌汚染）

1）大気汚染

　環境中の有害大気汚染物質による健康障害の防止と生活環境保全のため，環境基本法に基づき「**大気汚染に係る環境基準**」が定められている。これには「大気汚染に係る環境基準」（表2-3）と「有害大気汚染物質に係る環境基準」（表2-4）がある。

　また，ダイオキシン類対策特別措置法に基づき「ダイオキシン類による大気の汚染，水質の汚濁（水底の底質の汚染を含む。）及び土壌の汚染に係る環境基準」（表2-5）が定められている。これらの環境基準を達成するため，大気汚染防止法により法的規制がされている。

　さらに，**浮遊粒子状物質**（SPM: suspended particulate matter）の中でも特に粒子径が小さい**微小粒子状物質**（PM$_{2.5}$）は，肺胞まで達しやすく健康影響が大きいため，2009（平成21）年に PM$_{2.5}$の環境基準が新たに設けられた。

表2-3　大気汚染に係る環境基準　　2009（平成21）年9月改正

物質	二酸化硫黄（SO$_2$）	一酸化炭素（CO）	浮遊粒子状物質（SPM）	微小粒子状物質（PM$_{2.5}$）	二酸化窒素（NO$_2$）	光化学オキシダント（O$_x$）
環境上の条件	1時間値の1日平均値が0.04ppm以下であり，かつ，1時間値が0.1ppm以下であること	1時間値の1日平均値が10ppm以下であり，かつ，1時間値の8時間平均値が20ppm以下であること	1時間値の1日平均値が0.10mg/m^{3}以下であり，かつ，1時間値が0.20mg/m^{3}以下であること	1年平均値が15μg/m^{3}以下であり，かつ，1日平均値が35μg/m^{3}以下であること	1時間値の1日平均値が0.04ppmから0.06ppmまでのゾーン内またはそれ以下であること	1時間値が0.06ppm以下であること
達成状況（2021年度）	ほぼ100%	100%	100%	100%	100%	0.2%
主要な発生源	工場	工場，自動車	自動車（ディーゼル車）	自動車（ディーゼル車），工場	工場，自動車	工場，自動車，高温と強い日差し
有害作用	酸性雨，COPD，喘息	虚血性心疾患患者への悪影響	呼吸器系疾患，アレルギー疾患	呼吸器・循環器障害	酸性雨，COPD，光化学オキシダントの一次汚染物質	流涙，結膜・粘膜刺激

備考　1．環境基準は，工業専用地域，車道その他一般公衆が通常生活していない地域または場所については，適用しない。
　　　2．浮遊粒子状物質とは，大気中に浮遊する粒子状物質であって，その粒径が10μm以下のものをいう。
　　　3．微小粒子状物質とは，大気中に浮遊する粒子状物質であって，粒径が2.5μmの粒子を50%の割合で分離できる分粒装置を用いて，より粒径の大きい粒子を除去した後に採取される粒子をいう。
　　　4．二酸化窒素については1時間値の1日平均値が0.04ppmから0.06ppmまでのゾーン内にある地域にあっては，原則として，このゾーン内において現状程度の水準を維持し，またはこれを大きく上回ることとならないよう努めるものとする。
　　　5．光化学オキシダントとは，オゾン，パーオキシアセチルナイトレートその他の光化学反応により生成される酸化性物質（中性ヨウ化カリウム溶液からヨウ素を遊離するものに限り，二酸化窒素を除く）をいう。

表2-4 有害大気汚染物質に係る環境基準

2018（平成30）年11月改正

	ベンゼン	トリクロロエチレン	テトラクロロエチレン	ジクロロメタン
環境上の条件	0.003mg/m³以下であること（1年平均値）	0.13mg/m³以下であること（1年平均値）	0.2mg/m³以下であること（1年平均値）	0.15mg/m³以下であること（1年平均値）
達成状況	100%	100%	100%	100%
主要な発生源	自動車（主にガソリン排ガス）	溶剤，半導体・ドライクリーニング洗浄剤	溶剤，半導体・ドライクリーニング洗浄剤	化学工業製品洗浄剤
有害作用	発がん性（白血病）再生不良性貧血	発がん性，中枢神経障害，肝障害	発がん性，中枢神経障害，肝障害	中枢神経障害，精巣毒性

備考 1．環境基準は，工業専用地域，車道その他一般公衆が通常生活していない地域または場所については，適用しない。
　　 2．ベンゼン等による大気の汚染に係る環境基準は，継続的に摂取される場合には人の健康を損なうおそれがある物質に係るものであることにかんがみ，将来にわたって人の健康に係る被害が未然に防止されるようにすることを旨として，その維持または早期達成に努めるものとする。

表2-5 ダイオキシン類による大気の汚染，水質の汚濁（水底の底質の汚染を含む。）及び土壌の汚染に係る環境基準

2022（令和4）年11月改正

	大 気	水 質（水底の底質を除く）	水底の底質	土 壌
基準値	0.6pg-TEQ/m³以下	1pg-TEQ/L以下	150pg-TEQ/g以下	1,000pg-TEQ/g以下

備考 1．基準値は，2,3,7,8-四塩化ジベンゾ-パラ-ジオキシンの毒性に換算した値とする。
　　 2．大気および水質（水底の底質を除く）の基準値は，年間平均値とする。
　　 3．土壌に含まれるダイオキシン類をソックスレー抽出または高圧流体抽出し，高分解能ガスクロマトグラフ質量分析計，ガスクロマトグラフ四重極形質量分析計またはガスクロマトグラフタンデム形質量分析計により測定する方法（土壌の測定方法を除く。以下「簡易測定方法」という。）により測定した値（以下「簡易測定値」という。）に2を乗じた値を上限，簡易測定値に0.5を乗じた値を下限とし，その範囲内の値をこの表の土壌の欄に掲げる測定方法により測定した値とみなす。
　　 4．土壌にあっては，環境基準の達成されている場合であって，土壌中のダイオキシン類の量が250pg-TEQ/g以上の場合（簡易測定方法により測定した場合にあっては，簡易測定値に2を乗じた値が250pg-TEQ/g以上の場合）には必要な調査を実施することとする。
注）・TEQ（toxic equivalents）は毒性等価量である。2,3,7,8-四塩化ジベンゾ-パラ-ジオキシンの毒性を1としたときの相対毒性から算出する。
　　・1.0pgは1.0×10⁻¹²gのことである。

表2-6 人の健康の保護に関する環境基準（公共用水域）

2023（令和5）年3月改正

項 目	基準値	項 目	基準値	項 目	基準値
カドミウム	0.003mg/L以下	四塩化炭素	0.002mg/L以下	チウラム	0.006mg/L以下
全シアン	検出されないこと	1,2-ジクロロエタン	0.004mg/L以下	シマジン	0.003mg/L以下
鉛	0.01mg/L以下	1,1-ジクロロエチレン	0.1mg/L以下	チオベンカルブ	0.02mg/L以下
六価クロム	0.02mg/L以下	シス-1,2-ジクロロエチレン	0.04mg/L以下	ベンゼン	0.01mg/L以下
砒素	0.01mg/L以下	1,1,1-トリクロロエタン	1mg/L以下	セレン	0.01mg/L以下
総水銀	0.0005mg/L以下	1,1,2-トリクロロエタン	0.006mg/L以下	硝酸性窒素及び亜硝酸性窒素	10mg/L以下
アルキル水銀	検出されないこと	トリクロロエチレン	0.01mg/L以下	ふっ素	0.8mg/L以下
PCB	検出されないこと	テトラクロロエチレン	0.01mg/L以下	ほう素	1mg/L以下
ジクロロメタン	0.02mg/L以下	1,3-ジクロロプロペン	0.002mg/L以下	1.4-ジオキサン	0.05mg/L以下

備考 1．基準値は年間平均値とする。ただし，全シアンに係る基準値については，最高値とする。
　　 2．「検出されないこと」とは，測定方法の欄に掲げる方法により測定した場合において，その結果が当該方法の定量限界を下回ることをいう。
　　 3．海域についてはふっ素およびほう素の基準値は適用しない。

2）水 質 汚 濁

　河川，湖沼，海域の**水質汚濁**を防止することにより，人の健康を保護し生活環境保全を図るため，環境基本法に基づき**「水質汚濁に係る環境基準」**が定められている。これには「人の健康の保護に関する環境基準（公共用水域）」（表2-6）と「生活環境の保全に関する環境基準（公共用水域）」がある。「生活環境の保全に関する環境基準（公共用水域）」では，河川，湖沼，海域について，自然環境保全，水道，水産，工業用水，農業用水，環境保全など利用目的の適応性や水生生物の生息状況の適応性に応じて基準が決められている。基準項目として，**水素イオン濃度**（pH），**浮遊物質量**（SS: suspended solid），**溶存酸素量**（DO: dissolved oxygen），**生物化学的酸素要求量**（BOD: biochemical oxygen demand），**化学的酸素要求量**（COD: chemical oxygen demand），**大腸菌群数**，n-ヘキサン抽出物質，全亜鉛（水生生物の生息状況の適応性項目），全窒素・全リンがある（表2-7）。さらに，ダイオキシン類対策特別措置法に基づき「ダイオキシン類に係る環境基準」（表2-5）が定められている。これらの環境基準を達成するため水質汚濁防止法により法的規制（排出水規制）がされている。

3）土 壌 汚 染

　カドミウム，鉛，六価クロム，水銀（総水銀，アルキル水銀）のような重金属類や有機りん，ヒ素，全シアン，PCB 等による**土壌汚染**を防止することにより，人の健康を保護し生活環境を保全するため，環境基本法に基づき**「土壌汚染に係る環境基準」**（表2-8）が定められている。さらに，ダイオキシン類対策特別措置法に基づき**「ダイオキシン類に係る環境基準」**（表2-5）が定められている。そして，環境基準を達成するため土壌汚染対策法により法的規制がされている。

表2-7　主な水質汚濁の指標

指　標	内　容
水素イオン濃度（pH）	水の酸性・アルカリ性の指標。
浮遊物質量 （SS：suspended solid）	水に溶けない懸濁性の物質であり，水の濁りを示す。
溶存酸素量 （DO：dissolved oxygen）	水に溶解している酸素量。 値が大きいほど水が清浄であることを示す。
生物化学的酸素要求量 （BOD：biochemical oxygen demand）	水中の有機物が，好気性菌によって酸化分解されるのに必要な酸素量。 値が大きいほど汚濁が進んでいることを示す。
化学的酸素要求量 （COD：chemical oxygen demand）	水中の有機物などの還元性物質が，酸化剤で酸化されるのに必要な酸素量。 値が大きいほど汚濁が進んでいることを示す。
大腸菌群数	人や動物由来の排泄物による汚染が推測され，病原微生物汚染の指標となる。
n-ヘキサン抽出物質	無機性および有機性の油分による汚染の指標。
全窒素・全リン	大量の窒素やリンが流入すると富栄養化が進み，植物プランクトンの異常増殖を引き起こす。富栄養化の指標。

表2-8 土壌汚染に係る環境基準 2020（令和2）年4月改正

項　目	基準値	項　目	基準値
PCB	検液中に検出されないこと	全シアン	検液中に検出されないこと
アルキル水銀	検液中に検出されないこと	有機りん	検液中に検出されないこと
カドミウム	0.003mg/L 以下であり，かつ，農用地においては，米1kgにつき0.4mg以下であること	砒（ひ）素	0.01mg/L 以下であり，かつ，農用地（田に限る。）においては，土壌1kgにつき15mg未満であること
総水銀	0.0005mg/L 以下であること	鉛	0.01mg/L 以下であること
六価クロム	0.05mg/L 以下であること	銅	農用地（田に限る。）において，土壌1kgにつき125mg未満であること
ジクロロメタン	0.02mg/L 以下であること	四塩化炭素	0.002mg/L 以下であること
1,2-ジクロロエタン	0.004mg/L 以下であること	1,1-ジクロロエチレン	0.1mg/L 以下であること
1,2-ジクロロエチレン	0.04mg/L 以下であること	1,1,1-トリクロロエタン	1mg/L 以下であること
1,1,2-トリクロロエタン	0.006mg/L 以下であること	トリクロロエチレン	0.01mg/L 以下であること
テトラクロロエチレン	0.01mg/L 以下であること	1,3-ジクロロプロペン	0.002mg/L 以下であること
チウラム	0.006mg/L 以下であること	シマジン	0.003mg/L 以下であること
チオベンカルブ	0.02mg/L 以下であること	ベンゼン	0.01mg/L 以下であること
セレン	0.01mg/L 以下であること	ふっ素	0.8mg/L 以下であること
ほう素	1mg/L 以下であること	1,4-ジオキサン	0.05mg/L 以下であること
クロロエチレン（別名塩化ビニル又は塩化ビニルモノマー）			0.002mg/L 以下であること

備考　1．環境上の条件のうち検液中濃度に係るものにあっては定める方法により検液を作成し，これを用いて測定を行うものとする。
　　　2．カドミウム，鉛，六価クロム，砒（ひ）素，総水銀，セレン，ふっ素およびほう素に係る環境上の条件のうち検液中濃度に係る値にあっては，汚染土壌が地下水面から離れており，かつ，原状において当該地下水中のこれらの物質の濃度がそれぞれ地下水1Lにつき0.003mg，0.01mg，0.05mg，0.01mg，0.0005mg，0.01mg，0.8mgおよび1mgを超えていない場合には，それぞれ検液1Lにつき0.009mg，0.03mg，0.15mg，0.03mg，0.0015mg，0.03mg，2.4mgおよび3mgとする。
　　　3．「検液中に検出されないこと」とは，測定方法の欄に掲げる方法により測定した場合において，その結果が当該方法の定量限界を下回ることをいう。
　　　4．有機りんとは，パラチオン，メチルパラチオン，メチルジメトンおよびEPNをいう。

（2）公　　害

　公害とは，事業活動による環境汚染により広範囲に発生する健康被害や生活環境被害のことである。

　環境基本法による**典型7公害**は，大気汚染，水質汚濁，土壌汚染，騒音，振動，地盤沈下，悪臭である。苦情件数が多い順に，騒音（36.5%），大気汚染（28.0%），悪臭（20.2%），水質汚濁（10.4%），振動（4.5%），土壌汚染（0.4%），地盤沈下（0.0%）となっており，上位3つの公害の合計で全体の84.7%を占めている（2021（令和3）年度公害苦情調査結果報告書）。

　公害に係る健康被害の救済は「**公害健康被害の補償等に関する法律**」(1988 (昭和63) 年) に基づいて行われる。**汚染原因者負担の法則**を基本とし，必要な費用は汚染原因物質排出者から徴収する。補償の対象となる疾病として，気管支喘息，慢性気管支炎，肺気腫，喘息性気管支炎のような原因物質と疾病の間に特定の因果関係がない疾病 (第一種地域，1988 (昭和63) 年3月に指定解除) と，**水俣病，イタイイタイ病，慢性ヒ素中毒**のような原因物質と疾病の間に特定の因果関係がある疾病 (第二種地域) がある (図2-2)。主要な公害病を表2-9に示す。

表2-9　主要な公害病

名称・発生地域	原因物質	健康障害
水俣病 ・熊本県水俣湾沿岸 新潟水俣病 ・新潟県阿賀野川流域	メチル水銀	視野狭窄，言語障害，知覚障害，運動障害，胎児への影響
イタイイタイ病 ・富山県神通川流域	カドミウム	腎障害，骨軟化症
四日市ぜんそく ・三重県四日市市	二酸化硫黄	気管支喘息，慢性気管支炎，肺気腫
慢性ヒ素中毒 ・宮崎県登呂久地区 ・島根県笹ヶ谷地区	ヒ素	慢性皮膚炎，皮膚がん，鼻中隔穿孔，多発性神経炎
カネミ油症 ・福岡県北九州市，大牟田市 ・西日本一帯	PCB	クロルアクネ (痤瘡様発疹)，色素沈着，新生児黒皮症
足尾鉱山事件 ・栃木県・群馬県渡良瀬川流域	亜硫酸ガス	田畑や漁業への被害

図2-2　公害健康被害の補償等に関する法律 (公健法) の指定地域と指定疾病一覧
出典　厚生労働統計協会：国民衛生の動向2023/2024，2023，p. 328

3. 環境衛生

(1) 気候，季節

　気候とは，ある土地で，1年を周期として繰り返される大気の総合状態で，気温，湿度，気流，日照，雲，降水量等により影響される。**季節**は，1年ごとに規則的に反復する天候の推移により分けたときのそれぞれの区切りで，温帯では春夏秋冬の四季があり，熱帯では乾季と雨季がある。気候や季節は健康と関連しており，春はアレルギー疾患，夏は熱中症や食中毒，冬はインフルエンザ等の呼吸器系の感染症が多くなる。また，季節の変わり目は四季それぞれへの適応が遅れ，体調を崩しやすくなる。

(2) 空　　気

　空気は，地球を包む大気の下層部分を構成する無色透明の混合気体である。空気の成分は生態系のバランスにより一定に維持されており，窒素（約78%），酸素（約21%），アルゴン（約0.9%），二酸化炭素（約0.04%）の他，ネオン，ヘリウム，クリプトン等から構成されている。

　酸素は，濃度低下により**酸素欠乏症**を発症する。酸素濃度16%で頭痛，吐き気，12%で目まい，筋力低下，8%で失神昏倒，7〜8分以内に死亡，6%で瞬時に昏倒，呼吸停止，死亡する。厚生労働省の酸素欠乏症防止規則では，酸素濃度を18%以上に維持することとしている。また，酸素が過剰な状態では，未熟児網膜症のリスクがある。

　窒素は，常圧では問題ないが，高圧の状態から急激な減圧により正常圧に戻ると，窒素ガスが血管中で気泡化して血管を閉塞し，関節痛やめまい，吐き気，皮膚症状等を引き起こす**減圧症**（潜函病，ケーソン病）を生じる。

　二酸化炭素は，**室内空気汚染**の判断基準として用いられ，一般の室内では0.1%以下に抑えるように定められている。

(3) 温　　熱

　温熱の因子には，**気温，気湿**（湿度），**輻射熱，気流**（室内微気流）がある。これらを組み合わせて総合的に評価するものとして温熱指標がある（表2-10）。

　近年，地球温暖化や都市部においてはヒートアイランド現象も重なり，**熱中症**が問題となっている。熱中症の原因は，高温環境下での多量の発汗に伴い，体内の水分や塩分を喪失する脱水である。熱中症の程度の3分類を表2-11に示す。

　熱中症予防のための指標として **WBGT**（wet bulb globe temperature）があり，乾球温度（NDB：natural dry bulb temperature），湿球温度（NWB: natural wet bulb

表2-10　温熱指標

指標	内容	因子
感覚温度（ET）	人体の実際の温度感覚を表す指標	気温, 湿度, 気流
補正感覚温度（CET）	感覚温度に輻射熱の影響を加味した指標	輻射熱, 湿度, 気流
不快指数（DI）	蒸し暑さを表す指標	気温, 湿度
湿球黒球温度（WBGT）	暑熱環境下でのリスク評価に用いられる指標	気温, 湿度, 輻射熱

表2-11　熱中症の分類

分類	程度	疾患名	症状
Ⅰ度	軽症	熱失神	めまい, 失神等
		熱けいれん	筋肉痛, 筋肉の硬直, 手足のしびれ, 気分の不快等
Ⅱ度	中等症	熱疲労	頭痛, 吐き気, 嘔吐, 倦怠感, 虚脱感等
Ⅲ度	重症	熱射病	高体温, 意識障害, けいれん, 手足の運動障害等

表2-12　日常生活における熱中症予防指針

WBGT	注意すべき生活活動の目安	注意事項
危険 31℃	すべての生活活動でおこる危険性	高齢者においては安静状態でも発生する危険性が大きい。外出はなるべく避け, 涼しい室内に移動する。
厳重警戒 28~31℃		外出時は炎天下を避け, 室内では室温の上昇に注意する。
警戒 25~28℃	中等度以上の生活活動でおこる危険性	運動や激しい作業をする際は定期的に充分に休息を取り入れる。
注意 25℃未満	強い生活活動でおこる危険性	一般に危険性は少ないが激しい運動や重労働時には発生する危険性がある。

出典）日本生気象学会「日常生活における熱中症予防指針 Ver.4, 2022」を一部改変して引用

表2-13　熱中症予防のための運動指針

気温	WBGT		熱中症予防運動指針
35℃以上	31℃以上	運動は原則中止	特別の場合以外は運動を中止する。特に子どもの場合には中止すべき。
31~35℃	28~31℃	厳重警戒（激しい運動は中止）	熱中症の危険が高いので, 激しい運動や持久走など体温が上昇しやすい運動は避ける。10~20分おきに休憩をとり水分・塩分を補給する。暑さに弱い人※は運動を軽減または中止。
28~31℃	25~28℃	警戒（積極的に休憩）	熱中症の危険が増すので, 積極的に休憩をとり適宜, 水分・塩分を補給する。激しい運動では, 30分おきくらいに休憩をとる。
24~28℃	21~25℃	注意（積極的に水分補給）	熱中症による死亡事故が発生する可能性がある。熱中症の兆候に注意をするとともに, 運動の合間に積極的に水分・塩分を補給する。
24℃未満	21℃未満	ほぼ安全（適宜水分補給）	通常は熱中症の危険は小さいが, 適宜水分・塩分の補給は必要である。市民マラソンなどではこの条件でも熱中症が発生するので注意。

※　暑さに弱い人：体力の低い人, 肥満の人や暑さに慣れていない人など。
出典）日本スポーツ協会「スポーツ活動中の熱中症予防ガイドブック 2019」を一部改変して引用

●最高気温の上昇と熱中症●

　最高気温が25℃以上の日を夏日，30℃以上の日を真夏日，夕方から翌日の朝までの最低気温が25℃以上になる夜を熱帯夜という。2007（平成19）年には，最高気温が35℃以上の日を示す「猛暑日」が，警戒を呼びかける言葉として新たに追加された。近年では，猛暑日を上回る40℃に迫る日も度々観測され，「酷暑」や「災害級の暑さ」と報道されることもある。

　日本の年平均気温は，様々な変動を繰り返しながら上昇し，長期的には100年あたり1.3℃の割合で上昇している。特に1990年代以降，高温となる年が頻出し，猛暑日の最近30年間（1993（平成5）～2022（令和4）年）の平均年間日数（約2.7日）は，統計期間の最初の30年間（1910（明治43）～1939（大正14）年）の平均年間日数（約0.8日）と比べて約3.5倍に増加している。この気温変化は，地球温暖化や都市化等による気温上昇の影響が大きいと考えられている。

　気温の上昇により熱中症のリスクが年々高まり，全国における熱中症による死亡者数は増加傾向にある。環境省等によると，熱中症による全国の死者は，2018（平成30）年以降（2021年を除く）千人を大幅に超える年が続いている。搬送者も増加傾向にあり，2022（令和4）年は約7万人に上った。なお，搬送者の半数近くが高齢者であり，体力等が衰えた高齢者や抵抗力のない子どもが熱中症になりやすい傾向にある。熱中症の予防対策として，WBGT の活用がある。WBGT に基づいた日常生活・運動の指針が示されており，参考にすることで予防ができる。

　猛暑日の増加は，熱中症だけでなく自然環境や生態系にも大きな影響を与えている。猛暑日が増える原因は私たちの生活や経済活動にもあるため，猛暑日を減らすための具体的な対策を考え，実行していく必要がある。

temperature），黒球温度（GT: globe temperature）により以下の式で算出する。作業内容に応じて WBGT 基準値が設定されている（表2-12，表2-13）。

$$屋外で日射のある場合：WBGT = 0.7NWB + 0.2GT + 0.1NDB$$
$$室内または屋外で日射のない場合：WBGT = 0.7NWB + 0.3GT$$

◘放射線の単位

Bq（ベクレル）
放射性物質が放射線を出す能力の強さを示す。

Gy（グレイ）
物質に吸収された放射線のエネルギー量（吸収線量）を示す。

Sv（シーベルト）
放射線による人への影響の大きさを示す。放射線の種類や放射線を受けた組織・臓器により影響の大きさが異なるため，係数を掛け合わせ，それらをすべて足して求める。

（4）放　射　線

　放射線には，**非電離放射線**と**電離放射線**がある。非電離放射線には，電波，赤外線，紫外線，可視光線等がある。電離放射線には，電磁放射線（X線，γ線，宇宙線）と粒子放射線（α線，β線，中性子線）がある。

　放射性物質による被曝には**外部被曝**と**内部被曝**の2種類がある。外部被曝は放射性物質が身体の外にある場合に起こり，内部被曝は経口，経気道曝露により放射性物質が体内に取り込まれた場合に起こる。内部被曝では，体内に取り込まれた放射性物質が体外に排出されるまで局所的・継続的に放射線を浴びるため，低線量でも危険性が高く，臓器がん等の発生のリスクが高まる。厚生労働省は，東日本大震災による福島原発の事故後，放射性物質を含む食品からの被曝線量の上限を年間5mSV から1mSV に引き下げ，これをもとに放射性セシウムの基準値を設定した。

図2-3　放射線の人体への影響
出典　放射線影響協会「放射線の影響がわかる本」より作成

基準値を超える食品が市場に流通しないように，出荷制限等の措置をとっている。

放射線の人体への影響には，**確定的影響**と**確率的影響**がある（図2-3）。確定的影響は，一定量（**閾値**）以上の放射線を浴びると必ず影響が現れ，線量が多くなるほど影響度も大きく，脱毛や白内障等の障害が発生する。確率的影響は，一定量の放射線を浴びても必ずしも影響が出るわけではなく，線量が多くなるほど健康障害が発生する確率が高くなる影響で，閾値はないと仮定され，がんや白血病等の障害が発生する。これらの影響は，被曝後短期間で現れる**急性障害**と長期間の潜伏期間を経て現れる**晩発性障害**としても知られている。

（5）上水道と下水道

1）上水道

人が飲用するために供給される水が上水であり，上水道とは，一般に水道を意味する。水道普及率の上昇とともに水系感染症患者や乳児死亡率が減少することが知られている。現在の日本の水道普及率は98.2%（2021（令和3）年度）である。

a．水道水質基準　水道法では水道水質管理のため「**水道水質基準**」（表2-14）が定められており，大腸菌（検出されないこと），一般細菌数（100集落数/mL以下），味，臭気（異常でないこと）等が規定されている。さらに，水質管理上留意すべき項目として「水質管理目標設定項目」（27項目）が設定されている。

b．水道水質問題　水道水質問題として，変異原性・発がん性が疑われる**トリハロメタン**に代表される塩素消毒副生成物や，**クリプトスポリジウム**に代表される耐塩素性病原生物による汚染がある。トリハロメタンの除去には**煮沸処理**，クリプトスポリジウムの除去には**紫外線処理**が有効である。

c．水道水の浄化　水道水の浄化は，沈殿→ろ過→消毒の順で行われる（表2-15）。現在は薬品沈殿→急速ろ過法→塩素消毒の手順が多く用いられている。

d．水道水の消毒効果指標　消毒効果の最も重要な指標として，**残留塩素**が

◘トリハロメタン
メタンの4つの水素原子の3つがハロゲン原子に置換された化合物の総称で，塩素消毒を行う際の副生成物である。代表的なものとしてクロロホルムがある。変異原性・発がん性が疑われることから水道水質基準で基準値が設定されている。

◘クリプトスポリジウム
消化管に寄生する原虫である。環境中ではオーシストで存在する。オーシストは，塩素消毒に対し耐性がある。飲料水や食品からオーシストを摂取すると感染し，腹痛，水様性下痢等の消化器系の症状が引き起こされる。

表2-14 水道水質基準

2020（令和2）年4月1日施行

項　目	基準値	項　目	基準値
一般細菌	1mLの検水で形成される集落数が100以下	トリクロロ酢酸	0.03mg/L以下
		ブロモジクロロメタン	0.03mg/L以下
大腸菌	検出されないこと	ブロモホルム	0.09mg/L以下
カドミウム及びその化合物	カドミウムの量に関して，0.003mg/L以下	ホルムアルデヒド	0.08mg/L以下
		亜鉛及びその化合物	亜鉛の量に関して，1.0mg/L以下
水銀及びその化合物	水銀の量に関して，0.0005mg/L以下		
		アルミニウム及びその化合物	アルミニウムの量に関して，0.2mg/L以下
セレン及びその化合物	セレンの量に関して，0.01mg/L以下		
		鉄及びその化合物	鉄の量に関して，0.3mg/L以下
鉛及びその化合物	鉛の量に関して，0.01mg/L以下		
		銅及びその化合物	銅の量に関して，1.0mg/L以下
ヒ素及びその化合物	ヒ素の量に関して，0.01mg/L以下		
		ナトリウム及びその化合物	ナトリウムの量に関して，200mg/L以下
六価クロム化合物	六価クロムの量に関して，0.02mg/L以下		
		マンガン及びその化合物	マンガンの量に関して，0.05mg/L以下
亜硝酸態窒素	0.04mg/L以下		
シアン化物イオン及び塩化シアン	シアンの量に関して，0.01mg/L以下	塩化物イオン	200mg/L以下
		カルシウム，マグネシウム等（硬度）	300mg/L以下
硝酸態窒素及び亜硝酸態窒素	10mg/L以下		
フッ素及びその化合物	フッ素の量に関して，0.8mg/L以下	蒸発残留物	500mg/L以下
		陰イオン界面活性剤	0.2mg/L以下
ホウ素及びその化合物	ホウ素の量に関して，1.0mg/L以下	(4S,4aS,8aR)オクタヒドロ-4,8a-ジメチルナフタレン-4a(2H)-オール(別名ジェオスミン)	0.00001mg/L以下
四塩化炭素	0.002mg/L以下		
1,4-ジオキサン	0.05mg/L以下		
シス-1,2-ジクロロエチレン及びトランス-1,2-ジクロロエチレン	0.04mg/L以下	1,2,7,7-テトラメチルビシクロ[2.2.1]ヘプタン-2-オール(別名2-メチルイソボルネオール)	0.00001mg/L以下
ジクロロメタン	0.02mg/L以下		
テトラクロロエチレン	0.01mg/L以下		
トリクロロエチレン	0.01mg/L以下	非イオン界面活性剤	0.02mg/L以下
ベンゼン	0.01mg/L以下	フェノール類	フェノールの量に関して，0.005mg/L以下
塩素酸	0.6mg/L以下		
クロロ酢酸	0.02mg/L以下	有機物（全有機炭素（TOC）の量）	3mg/L以下
クロロホルム	0.06mg/L以下	pH値	5.8以上8.6以下
ジクロロ酢酸	0.03mg/L以下	味	異常でないこと
ジブロモクロロメタン	0.1mg/L以下	臭気	異常でないこと
臭素酸	0.01mg/L以下	色度	5度以下
総トリハロメタン*	0.1mg/L以下	濁度	2度以下

＊クロロホルム，ジブロモクロロメタン，ブロモジクロロメタン及びブロモホルムのそれぞれの濃度の総和

出典　厚生労働統計協会：国民衛生の動向2023/2024，2023，p.286

表2-15 水道水の浄化法

沈　殿	普通沈殿	薬品等を使用せず，重力のみによる沈殿。
	薬品沈殿	凝集剤注）添加によりフロック（水の濁りの固まり）を作り沈殿させる。
ろ　過	緩速ろ過法	砕石・砂層表面の生物膜によるろ過法。ろ過速度が遅い。
	急速ろ過法	薬品沈殿後の物理的ろ過法。ろ過速度が速い。
消　毒	塩素消毒	ろ過水に塩素を注入する。

注）凝集剤：ポリ塩化アルミニウム，硫酸アルミニウムなど

表2-16　下水処理の方法

1次処理	沈殿処理	沈砂池で比重の大きいものを除去し，最後に沈殿池で自然沈殿または薬品沈殿させる。
2次処理	生物処理	活性汚泥法：好気性微生物を多く含む活性汚泥の入った反応タンク（曝気槽）を通し，好気性微生物の活発な作用により有機物を水や二酸化炭素に分解する。 生物膜法：担体（砕石等）表面に生物膜を発生させ，これに下水を接触させて有機物を水や二酸化炭素に分解する。
3次処理	高度処理	内海や湖沼等の富栄養化防止，下水処理水再利用のために，さらに高度な化学的処理を行い，主にリンと窒素を除去する。

ある。水中に溶存する**遊離残留塩素**と**結合残留塩素**を合わせたものをいう。残留塩素には殺菌効果があり，殺菌力は遊離残留塩素の方が結合残留塩素に比べて強い。上水道（末端給水栓）では，遊離残留塩素0.1mg/L以上，結合残留塩素0.4mg/L以上の存在が基準値とされている。

◀**遊離残留塩素**
　塩素が水中で分解されて生じた次亜塩素酸（HClO）と次亜塩素酸イオン（ClO⁻）をさす。

2）下　水　道

　下水は，生活排水，産業排水，雨水からなる。下水道は都市部の雨水や汚水を下水管等で集め，浄化処理し清浄にしてから河川等の公共用水域に流す施設であり，公共用水域の水質保全の役割を担う。公共下水道，流域下水道，地下下水道に分けられる。現在の日本の**下水道処理人口普及率**は80.6%（2021（令和3）年度）である。

◀**結合残留塩素**
　次亜塩素酸または次亜塩素酸イオンが水中で窒素化合物と結合して生成したクロラミン（NH_2Cl，$NHCl_2$，NCl_3）の形をとるものをさす。

　下水処理場における下水処理は，1次処理→2次処理→3次処理の順で行われる（表2-16）。2次処理では，**活性汚泥法**が多く用いられている。

（6）廃棄物処理

1）廃棄物の種類

　廃棄物は，**廃棄物の処理及び清掃に関する法律**（廃棄物処理法）により**一般廃棄物**と**産業廃棄物**に分類され，家庭系ごみ・事業系ごみ・し尿が一般廃棄物，事業活動に伴う廃棄物のうち法令で定める20種類（燃え殻・汚泥・廃油・廃酸・アルカリ・廃プラスチック・ゴムくず・金属くず・鉱さい・がれき類・動物のふん尿等）が産業廃棄物である。また，爆発性，毒性，感染性等，人の健康や生活環境に危害を及ぼすおそれがあるものが**特別管理産業廃棄物**と**特別管理一般廃棄物**である。

　一般廃棄物の処理責任は市町村にあり，産業廃棄物の処理責任は排出事業者にある。産業廃棄物は，**マニフェストシステム**で処理の管理を行う。

2）廃棄物の現状

　一般廃棄物のうち，ごみ総排出量は4,095万トン，1人1日当たりの排出量は890g（2021（令和3）年度）であり，減少傾向にある（図2-4）。なお，排出形態別でみると，生活系ごみが約7割，事業系ごみが約3割となっている。また，リサイクル率

◀**マニフェストシステム**
　排出業者が産業廃棄物の形状や取扱い上の注意事項を記載した全国統一様式の処理伝票を管理することにより，産業廃棄物の運搬から処分に至る流れをチェックし管理の徹底を図るシステム。

図2-4　ごみ総排出量の推移

出典　厚生労働統計協会：国民衛生の動向2023/2024, 2023, p. 353

は19.9％（2021（令和3）年度）で，横ばい傾向にある。

　産業廃棄物の排出量は，約370,568千トンであり，前年度より0.9％減少した。種類別では，汚泥（43.9％），動物のふん尿（21.9％），がれき類（15.5％）の順に多く，この3品目で全排出量の約8割を占めている（2021（令和3）年度）。

（7）建築物衛生

1）室内環境

　室内環境とは，人が日常生活または作業を行うために利用する屋内環境のことをいう。室内環境を評価するための指標には，空気，温熱環境，照明，騒音等がある。

　「建築物環境衛生管理基準」では，空気環境の指標として浮遊粉じん，一酸化炭素，二酸化炭素，温度，相対湿度，気流，ホルムアルデヒドの基準値が定められている。**シックハウス症候群**は，建材や塗料から発生する化学物質や，カビ・ダニによる室内空気の汚染による健康被害の総称であり，主な原因物質は，**ホルムアルデヒド**やトルエンなど**揮発性有機化合物**（**VOC**：volatile organic compounds）である。室内空気の保全に換気が必要であり，建築基準法では，住宅，学校，オフィス，病院等の居室には換気回数0.5回／時以上の換気設備の設置が義務付けられている。

2）特定建築物

　特定建築物とは，その用途が興行場，百貨店，集会場，図書館，博物館，美術館，遊技場，店舗，事務所，学校，旅館であって，延べ面積が3,000㎡以上（学校等は8,000㎡以上）の建築物のことをいう。

　建築物における衛生的環境の確保に関する法律（建築物衛生法）に基づき，特定建築物の所有者に対し，都道府県知事への届け出，建築物環境衛生管理技術者の選任，建築物環境衛生管理基準の遵守が義務付けられている。都道府県知事は，必要に応じて環境衛生監視員に立ち入り検査等を行わせ，その衛生的環境の状況により，改善命令や使用停止等の処分を行うことができるとされている。建築物環境衛生管理基準では，室内空気の調整，給水と排水の管理，清掃，ねずみ，昆虫等の防除について規定されている。

演習課題

❶ 地球環境問題についてまとめてみよう

❷ 公害病についてまとめてみよう

❸ 温熱因子，温熱指標，WBGT についてまとめてみよう

❹ 放射線の種類や人体への影響についてまとめてみよう

❺ 廃棄物の分類と処理方法についてまとめてみよう

参考文献

・辻一郎，吉池信男：健康・栄養科学シリーズ 社会・環境と健康 2022-2023，南江堂，2022

・柳川洋，尾島俊之：社会・環境と健康 公衆衛生学 2022年版，医歯薬出版，2022

・川添禎浩，吉田香：社会・環境と健康 公衆衛生学，化学同人，2021

第3章

健康，疾病，行動に かかわる統計資料

国民の健康状態を把握するために，統計値を用いてさまざまな統計資料が作成されている。この章では，保健統計に用いられている統計値が何を意味しているのか，また，保健統計データを得るために必要な調査の対象者，目的，調査内容などについて理解し，わが国の健康，疾病などの現状を知ることをねらいとする。

Key Words　人口静態統計　人口動態統計　年齢調整死亡率　平均寿命　傷病統計

1. 保 健 統 計

個人個人の健康状態をみてもわからない全体像を把握するためには，集団を対象として，さまざまな統計値を用いる必要がある。このような統計値を**保健指標**という。保健統計とは，国民の健康に関する事象を保健指標として集計することによって実態を把握し，公衆衛生の向上を図ることを目的とする統計資料である。主な保健統計として，人口静態統計，人口動態統計などがある。

2. 人口静態統計

（1）人口静態統計の概要と国勢調査

人口静態統計は，人口のある時点での全体や年齢別の「静止した」状況をさまざまな統計指標を用いて数値として表したものであり，総務省が行う国勢調査データを基本としている。

国勢調査は，5年ごとに日本国内に常住している者（外国人を含むすべての者）を対象に10月1日午前0時現在の状態を調べる全数調査であり，わが国の人口の状況を明らかにすることを目的としている。表3-1に示す項目について調査している。

表3-1　国勢調査における調査項目

世帯員に関する事項	氏名，男女の別，出生の年月，世帯主との続き柄，配偶の関係，国籍，現住居での居住期間，5年前の住居の所在地，教育，就業状態，所属の事業所の名称および事業の種類，仕事の種類，従業上の地位，従業地または通学地，利用交通手段など
世帯に関する事項	世帯の種類，世帯員の数，住居の種類，住宅の床面積，住宅の建て方など

表3-2　わが国の総人口の年次推移　　　　　　　　　　（単位　千人）

年　　次	総人口（1,000人）[注1]			人口増減率[注2] (%)
	総　数	男	女	
1950（昭和25）	84,115	41,241	42,873	1.75
1955（昭和30）	90,077	44,243	45,834	1.17
1960（昭和35）	94,302	46,300	48,001	0.84
1965（昭和40）	99,209	48,692	50,517	1.13
1970（昭和45）	104,665	51,369	53,296	1.15
1975（昭和50）	111,940	55,091	56,849	1.24
1980（昭和55）	117,060	57,594	59,467	0.78
1985（昭和60）	121,049	59,497	61,552	0.62
1990（平成 2 ）	123,611	60,697	62,914	0.33
1995（平成 7 ）	125,570	61,574	63,996	0.24
2000（平成12）	126,926	62,111	64,815	0.20
2005（平成17）	127,768	62,349	65,419	− 0.01
2010（平成22）	128,057	62,328	65,730	0.02
2015（平成27）	127,095	61,842	65,253	− 0.11
2020（令和 2 ）	126,146	61,350	64,797	− 0.32
2021（令和 3 ）	125,502	61,019	64,483	− 0.51
2022（令和 4 ）	124,947	60,758	64,189	− 0.44

注1 ）1950～1985年，1990，1995，2000，2010，2015，2020年は国勢調査による人口（総人口に
　　　年齢不詳を含む）。1950～1970年は沖縄県を除く。
注2 ）人口増減率は，前年10月から当年 9 月までの増減数を前年人口で除したもの。
資料　総務省統計局統計調査部国勢統計課「国勢調査報告」「我が国の推計人口」「人口推計年
　　　報」，国立社会保障・人口問題研究所「日本の将来推計人口」

（2）人口の推移

1）総　人　口

　わが国の総人口は，第 1 回国勢調査（1920年）の5,596万3,000人から増加し，1970（昭和45）年には 1 億人を超えた。その後，2008（平成20）年には 1 億2,808万4,000人まで増加したが，それ以降は減少傾向にあり，2022（令和 4 ）年では， 1 億2,494万7,000人となり，前年と比べ55万6,000人の減少（人口増減率：− 0.44％）と12年連続で大きく減少している（表3-2）。

2）人口ピラミッド

　人口構成を年齢別に図示したものを**人口ピラミッド**という（巻末資料 p.188参照）。わが国の人口ピラミッドをみると，かつては年齢が低くなるほど人口が多く，年齢が高くなるほど人口が少なくなる，いわゆる「ピラミッド（富士山）型」であったが，現在は「つぼ（紡錘）型」に近い形を描いている（図3-1）。2022年では男女共に第 1 次ベビーブーム期（1947～49（昭和22～24）年）に生まれた73～75歳と，第

図3-1　わが国の人口ピラミッド（2022年）

資料　総務省統計局：令和4年10月1日現在推計人口

2次ベビーブーム期（1971〜74（昭和46〜49）年）に生まれた48〜51歳でピークを迎えている。

3）人口指標，人口構造

人口構造をみる際に用いられる代表的な指標に，年齢3区分別人口と人口指数がある。年齢3区分別人口には，0〜14歳の年少人口，15〜64歳の生産年齢人口，65歳以上の老年人口がある。また，年少人口，老年人口，従属人口（年少人口と老年人口をあわせたもの）を生産年齢人口で割ったものを，それぞれ**年少人口指数，老年人口指数，従属人口指数**といい，人口構造の比較に用いられる。その他に，老年人口を年少人口で割った**老年化指数**などがある（巻末資料p.185参照）。

最近の傾向として，年少人口が減少，老年人口が増加しており，2022年では特に老年人口は3,600万人を超え，全体の約29％が65歳以上となった。また，75歳以上人口は65歳以上人口の半数以上となっている（表3-3）。総人口に占める年少人口および生産年齢人口の割合は年々減少し，比較可能な1950年以降，ともに過去最低となっている。その一方で，老年人口の割合は年々増加している。老年人口の増加の影響で老年人口指数，従属人口指数，老年化指数は上昇傾向にある（表3-3）。

（3）世界の人口

国連によると，世界の人口は2023年で80.5億人と推計され，初めて80億人を超えた。世界の2020〜2025年における年平均人口増加率は，1.0％（先進地域：0.1％，発展途上地域：1.7％）であり，2058年には100億人に達し，2080年代には約104億人でピークに達すると推計されている。世界の中でも，日本は年少人口指数が最も低

表3-3　年齢3区分別人口と人口指数（2022年）

年齢3区分別人口				人口指数		
年齢区分	人　口	総人口に占める割合	最近の傾向	指　数	値	最近の傾向
年少人口（15歳未満）	1,450万3,000人	11.6%	低下	年少人口指数[注]	19.5	低下
生産年齢人口（15～64歳）	7,420万8,000人	59.4%	低下	老年人口指数[注]	48.8	上昇
老年人口（65歳以上）	3,623万6,000人	29.0%	上昇	従属人口指数[注]	68.4	上昇
うち75歳以上人口	1,936万4,000人	15.5%	上昇			
				老年化指数	249.9	上昇

注）人口指数は100倍した場合，生産年齢人口100人が何人の年少人口・老年人口・従属人口を扶養しているかを表す。

資料　総務省統計局：令和4年10月1日現在推計人口

く，老年人口指数が最も高い。

3. 人口動態統計

（1）人口動態統計の概要と各種指標の届出制度

　人口のある時点での全体および年齢別の「静止した」姿を指す人口静態統計に対して，**人口動態統計**は一定期間に人の出入りがどのように「動いた」のかを表す統計資料である。人口動態統計は，1年間（1～12月）を通じて調査が行われる全数調査であり，出生・死産・死亡・婚姻・離婚について届出*が行われ，厚生労働省が集計，公表している。わが国の人口動態事象を把握し，人口および厚生労働行政施策の基礎資料を得ることを目的としている。

*出生・死亡・婚姻・離婚は「戸籍法」，死産は「死産の届出に関する規定」によって市町村に届出が行われる。

（2）出　　生

　人口の予測には，まず，出生の動向を把握する必要があるが，出生の動向を表す指標として出生率や合計特殊出生率などがある。

1）出生率，母の年齢（年齢階級）別出生率

　出生数の推移をみると，戦後は第1次・第2次ベビーブーム期に200万人を超えたのを除いて，減少傾向にあった。最近では，2006（平成18）年以降は増減を繰り返し，2021（令和3）年は81万1,622人で前年より2万9,213人減少した（図3-2）。

　年間の出生数をその年の人口で割ったものを出生率といい，出生率を母の年齢（または年齢階級）別にみたものを母の年齢（年齢階級）別出生率という（巻末資料p.185参照）。母の年齢階級別出生率は，かつては20歳代半ばくらいにピークがあったが，近年では20歳代で低下し，30歳代で増加傾向にある。

図3-2　出生数および合計特殊出生率の年次推移

資料　厚生労働省：人口動態統計

2）合計特殊出生率

　合計特殊出生率は，前述の母の年齢（年齢階級）別出生率を15歳から49歳まで合計したものであり，一人の女性がその年次の年齢別出生率において一生の間に生む子どもの数を表す（巻末資料p.185参照）。合計特殊出生率が約2.1を下回った状態が継続すると，長期的に人口が減少するとされている。

　合計特殊出生率は，1966（昭和41）年の「ひのえうま」を除いて2.0以上を推移していたが，第2次ベビーブーム後は低下に転じた。その後，1975（昭和50）年に2.0を下回ってからは1970年代後半を除いて低下傾向が続いたが，2006年からは3年連続で上昇し，その後は増減をくり返し，2021年では1.30となった（図3-2）。

　このほかに，出生の動向を表す指標として，合計特殊出生率に将来の再生産に直接関係する女児の出生だけを考慮した**総再生産率**や，総再生産率に母親の世代の死亡率も考慮した**純再生産率**などがある（巻末資料p.185参照）。

（3）死　　亡

　粗死亡率は出生と同様に年間の死亡数を人口で割ったものをいう（なお，人口動態統計年報（確定数）などでは単に「死亡率」と呼んでいるため，本章では特に断りがない限り，粗死亡率を「死亡率」と表記する）（巻末資料p.185参照）。

　2021年の死亡数は143万9,856人で前年より6万7,101人増加し，死亡率（人口千対）は11.7と前年の11.1を上回った。死亡数と死亡率の年次推移をみると，第2次世界大戦後には死亡数は114万人，死亡率は14.6であったが，医学や医療の進歩および公衆衛生の向上などにより低下し，その後，人口の高齢化を反映して緩やかな増加傾向に転じている。

また，年齢階級でみると14歳以下の死亡数は戦後，急激に減少した一方，65歳以上では人口の高齢化を反映して近年では増加している。特に80歳以上の死亡数の増加は著しく，全死亡に占める割合は，2021年では66.0％となっている。

（4）死因統計と死因分類（ICD）

死因に関する統計（死因統計）は，保健政策や学術研究のみならず，医療福祉などさまざまな分野でも活用されている。死因統計に用いられる死因の分類方法として，**国際疾病分類**（international classification of disease: **ICD**）があり，1995（平成7）年から採用されているのは第10回修正版（ICD-10）である。

主な**死因別死亡率**（人口10万対）の推移を図3-3に示す。2021年では死因第1位の悪性新生物310.7，第2位の心疾患（高血圧性心疾患を除く）174.9，第3位の老衰123.8で全体の約3分の2を占めている。悪性新生物は一貫して上昇を続け，1981（昭和56）年以降，死因の第1位である。心疾患は1985（昭和60）年に第2位となり，その後も上昇していたが，1995年には急激に低下し*，1997（平成9）年からは再び上昇傾向を示している。なお，心疾患死亡の約4割が虚血性心疾患による死亡である。老衰は1947（昭和22）年をピークに減少傾向が続いていたが，2001（平成13）年以降は増加し，2021年では第3位となっている。

肺炎は，1947年以降低下傾向であったが，1973（昭和48）年以降は上昇傾向に転じ，2011（平成23）年には脳血管疾患を抜いて第3位となった。2017（平成29）年には大きく低下したが，これはICD-10の死因選択ルールの明確化によるものと考えられ，それ以降，2021年まで第5位である。一方，脳血管疾患は1970（昭和45）年から低下，1991（平成2）年以降は横ばいで推移し，1995年に急激に上昇したもの

*心疾患死亡率が急激に低下した主な理由として，1995年における ICD-10の適用に伴う死亡診断書様式の改訂で，死因の欄に「終末期の心不全，呼吸不全を書かないでください」という指導が入ったことによる。

図3-3　主な死因別にみた死亡率の年次推移

資料　厚生労働省：人口動態統計

の, その後は低下傾向を示している。2021年では第4位となっている。なお, 脳血管疾患死亡の約6割が脳梗塞, 約3割が脳内出血である。

（5）年齢調整死亡率（直接法, 標準化死亡比）

1）年齢調整死亡率（直接法）

　地域別に死亡率を比較する場合, 地域で年齢構成に違いがあるため, 高齢者の多い地域では高くなり, 若年者の多い地域では低くなる傾向がある。また, 年代間で比較をする場合も, 近年では少子高齢化が進み, 数十年前とは年齢構成が異なる。このような年齢構成の異なる地域間や年代間で死亡状況の比較ができるように, 年齢構成を調整した死亡率を**年齢調整死亡率**という。この年齢調整死亡率を用いて比較する集団の年齢構成を統一することによって, 年齢構成の違いによる影響を取り除き, より正確に地域比較や年次比較を行うことができる（図3-4）。

　年齢調整死亡率の算出方法の一つに, 観察集団の実際の年齢階級別死亡率, および基準集団人口（2020（令和2）年より2015年の国勢調査人口を基に補正したモデル人口を使用）を用いて求める**直接法**がある（巻末資料 p.186参照）。直接法は観察集団の年齢階級別死亡率を「直接」使用するため, 年齢階級別死亡率が比較的安定している国や都道府県など, 観察集団の規模が大きい場合に用いられる。また, 高齢者の多い集団では死亡率より年齢調整死亡率が低く算出され, 若者の多い集団では高く算出されると考えられる。

　前述の死亡率でみると, 悪性新生物, 心疾患などは近年上昇傾向にあるが, これは高齢者の割合が増えていることを反映している（図3-3）。そこで, 年齢構成の

図3-4　主な死因別にみた性別年齢調整死亡率の年次推移

注）年齢調整死亡率の基準人口は, 2015（平成27）年モデル人口である。

資料　厚生労働省：人口動態統計

●年齢調整死亡率（直接法）と標準化死亡比（SMR）の計算●

　年齢調整死亡率（直接法）と SMR の計算方法について紹介する。例えば，高齢型の人口構成である A 地域と，若年型の人口構成である B 地域との死亡状況を比較する場合，粗死亡率で比較すると，どの年齢階級でも死亡率は B 地域の方が高いが，全体の粗死亡率は A 地域の方が高いという矛盾が生じることがある。これは A 地域の方が高齢者の割合が高いためである。

年齢階級	A 地域			B 地域		
	人口（①）	観察死亡数（②）	死亡率（②÷①）	人口（①）	観察死亡数（②）	死亡率（②÷①）
0-14歳	4,000	20	0.005	10,000	100	0.01
15-64歳	12,000	120	0.01	4,000	80	0.02
65歳以上	8,000	400	0.05	2,000	120	0.06
全年齢	24,000	540	0.023	16,000	300	0.019

　そこで，下表のように年齢調整死亡率で比較すると，全体の死亡率も A 地域（18.3（人口千人対））より B 地域（26.7）が高いという矛盾のない評価ができる。

年齢階級	基準集団人口^{注)}（①）	A 地域		B 地域	
		死亡率（②）	期待死亡数（①×②）	死亡率（②）	期待死亡数（①×②）
0-14歳	8,000	0.005	40	0.01	80
15-64歳	10,000	0.01	100	0.02	200
65歳以上	6,000	0.05	300	0.06	360
全年齢	24,000（④）		440（③）		640（③）
年齢調整死亡率（人口千人対）		18.3（③÷④）		26.7（③÷④）	

注) 通常，基準集団人口は1985年モデル人口を用いるが，ここでは簡単のため，仮想の基準集団人口を用いた。
※表中の数字（①～④）は，下記の年齢調整死亡率の計算式の数字に対応している。

$$年齢調整死亡率 = \frac{\{（①基準集団の年齢階級別人口）×（②観察集団の対応する年齢階級別死亡率）\}\text{の総和③}}{④基準集団人口の総数}$$
$$×1,000（または100,000）$$

　また，A 地域と B 地域の SMR を計算すると，基準集団と同じ死にやすさであったと仮定した場合の死亡数（期待死亡数）100に対して，A 地域では，実際の死亡数（観察死亡数）が90（＝ A 地域の SMR）であり，B 地域では115（＝ B 地域の SMR）となる。

年齢階級	基準集団死亡率^{注)}（①）	A 地域			B 地域		
		人口（②）	期待死亡数（①×②）	観察死亡数	人口（②）	期待死亡数（①×②）	観察死亡数
0-14歳	0.01	4,000	40	20	10,000	100	100
15-64歳	0.02	12,000	240	120	4,000	80	80
65歳以上	0.04	8,000	320	400	2,000	80	120
全年齢		24,000	600（③）	540（④）	16,000	260（③）	300（④）
SMR		90（④÷③）			115（④÷③）		

注) 基準集団の死亡率は，例えば全国といった，より大きな集団の年齢階級別死亡率を用いることが多い。
＊表中の数字（①～④）は，下記の SMR の計算式の数字に対応している。

$$SMR = \frac{④観察集団の総死亡数}{\{（①基準集団の年齢階級別死亡率）×（②観察集団の対応する年齢階級別人口）\}\text{の総和③}} × 100$$

差を取り除いた年齢調整死亡率を用いて死因別死亡の年次推移をみると，近年は総じて低下傾向にある（図3-4）。

2）標準化死亡比（standardized mortality ratio: SMR）

SMR は，年齢調整死亡率のように観察集団の年齢階級別死亡率は使用せず，観察集団が基準集団の年齢階級別死亡率と同じ割合で死んだ場合の死亡数（期待死亡数）と，観察集団の実際の総死亡数との比である（巻末資料 p.186参照）。SMR は市町村など，観察集団の規模が小さい場合に用いられ*，基準集団と観察集団が同じ死亡率である場合を100（基準値）とし，100より大きいときは観察集団の死亡状況が基準集団より悪い，100より小さいときは基準集団よりよいことを意味する。

3）PMI（proportional mortality indicator）

PMI は，全死亡数中に占める50歳以上の死亡数の割合のことである（巻末資料 p.186参照）。年齢調整死亡率などを計算するには年齢階級別人口や死亡数などのデータが必要なため，保健統計データが整備されていない国や地域では，年齢調整死亡率などで健康水準を把握することが困難な場合がある。そこで，PMI の算出でその国の衛生水準を知ることができ，値が高いほど衛生水準が高いと考えられる。PMI は，先進国では約90% であるが，発展途上国では低値を示す場合が多い。

（6）死産，周産期死亡，乳児死亡，妊産婦死亡

乳児死亡率や妊産婦死亡率などは，その国の衛生統計指標となる。**死産**は妊娠満12週以後の死児の出産であり，**自然死産**と**人工死産**に分けられる。また，生後1週未満の死亡を**早期新生児死亡**，生後4週未満の死亡を**新生児死亡**，生後1年未満の死亡を**乳児死亡**といい，出産後育成可能が認められる妊娠週数（妊娠満22週）以降の死産と生後1週未満の死亡を**周産期死亡**という（図3-5）。

わが国の乳児死亡率は世界的に最も良好な水準にある。1960年代半ばまでは急激に低下したが，近年では緩やかな低下傾向を示しており，2021年の乳児死亡数は1,399人，乳児死亡率（出生千対）は1.7となっている。また，早期新生児死亡，新生児死亡についても近年では緩やかな低下傾向を示している。

死産数の推移をみると，1950（昭和25）年から上昇傾向となり，ピークの1961（昭和36）年以後は1966年の「ひのえうま」の影響を除き，低下傾向となった。1995年からは横ばいで推移したが，2003（平成15）年以降低下し，2021年では死産数は1万6,277胎，死産率（出産

*人口規模が小さい集団では年齢階級の人口が小さくなるため，一つの年齢階級で一人の死亡が増えただけで，その年齢階級の死亡率が急増することもある。そのため，年齢階級別死亡率が安定せず，適切な評価ができないことがあることから，人口規模の小さい集団では，観察集団の年齢階級別死亡率を用いないSMRで評価することが多い。

図3-5　周産期死亡，乳児死亡の定義
注）早期新生児・新生児・乳児死亡率，死産率，周産期死亡率の算出方法は巻末資料 p.185を参照のこと。

千対）は19.7となっている。

　周産期死亡数は2,747胎で，周産期死亡率（出産（出生数と妊娠満22週以後の死産数の合計）千対）は3.4となっており，数・率ともに減少している。また，かつては高かった妊産婦死亡率（出産10万対）は，1950年代頃から大きく低下し，2021年には2.5であった。

4. 生　命　表

（1）生　命　表

　厚生労働省で作成している生命表には，全国単位の「**完全生命表**」「**簡易生命表**」，都道府県・指定都市単位の「**都道府県別生命表**」，および市区町村単位の「**市区町村別生命表**」がある。

　生命表は，ある時点において10万人が出生したと仮定した場合，その集団の死亡状況（年齢別死亡率）が今後変化しないと仮定したときに，各年齢の者が1年以内に死亡する確率（**死亡率**）や平均してあと何年生きられるか（**平均余命**）という期待値の表である。特に，0歳の平均余命である「**平均寿命**」は，図3-7のようにして計算され，保健福祉水準を総合的に示す指標として広く活用されている。

（2）平均余命と平均寿命

　わが国の平均寿命は，第2次世界大戦直後の第8回完全生命表（1947年）では，男女ともに50年を超え，その後は大きく延びた。簡易生命表によると，わが国の2022（令和4）年の平均寿命は，男81.05歳 女87.09歳であり，前年と比べて男は0.42年，女は0.49年下回った。主要各国の比較を図3-8に示した＊。

（3）健　康　寿　命

　健康寿命とは，一般に，ある健康状態で生活することが期待されている平均期

＊国によって平均寿命の作成基礎となるデータの時点などが異なるため，厳密な比較は難しい。そのため，順位はあくまでも目安である。

図3-7　平均寿命の計算方法

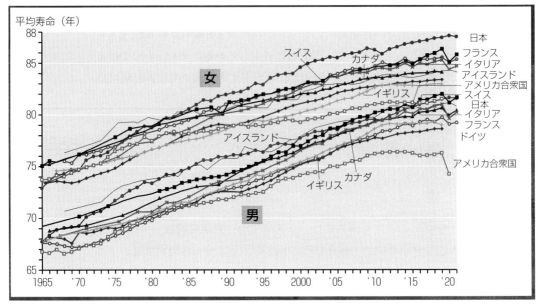

図 3-8　主要各国の平均寿命の推移

注）1990年以前のドイツは旧西ドイツの数値である。

資料　UN：Demographic Yearbook など

間，またはその指標の総称を指し，健康日本21（第3次）では健康寿命の延伸が目標の一つとなっている。WHO による算出では，2019（令和元）年における日本の健康寿命は，全体で74.1歳であり，世界1位の健康寿命国となっている。また，厚生労働省による健康寿命の算出では，2019年で男が72.68歳，女が75.38歳であった。なお，WHO と厚生労働省の健康寿命の算出方法は異なる。

5.　傷 病 統 計

◀層化無作為抽出

　例えば，患者調査では日本にある全医療施設を対象とするのではなく，都道府県や2次医療圏ごとの医療施設リストなどから無作為に調査対象の医療施設を選ぶこと。

　国民の生活や健康・受療の実態を把握する**傷病統計**の代表的なものに，層化無作為抽出した医療施設における受診患者の傷病などを調査する**患者調査**と，層化無作為抽出した地区内の世帯の健康状態などを調査する**国民生活基礎調査**がある。

（1）患者調査

　患者調査は，病院および診療所を利用する患者について，その傷病の状況などの実態を明らかにし，医療行政の基礎資料を得ることを目的として，厚生労働省によって3年に1回調査が行われる。調査内容は表3-4のとおりである。

1）推計患者数

　推計患者数は，調査日当日に病院，一般診療所，歯科診療所で受療した患者の推計数である。推計患者数は，推計入院患者数と推計外来患者数に分けられる。2020（令和2）年の推計入院患者数は121.1万人，推計外来患者数は713.8万人であった。

表3-4　患者調査の調査内容

推計患者数	施設の種類・性・年齢階級別，傷病分類別（入院患者，外来患者），病床の種類別，主傷病・副傷病の状況，在宅医療の状況，救急の状況，入院（重症度など）の状況
受療率	性・年齢階級別，傷病分類別，都道府県別
主要な傷病の総患者数	
退院患者の平均在院日数等	施設の種類・年齢階級別，傷病分類別，都道府県別，病床の種類別，手術前平均在院日数・手術後平均在院日数
入院前の場所・退院後の行き先	

傷病別にみると，推計入院患者数は「精神及び行動の障害」が23.7万人（中でも「統合失調症（14.3万人）」が多い），「循環器系の疾患」が19.8万人（中でも「脳血管疾患（12.3万人）」が多い），「損傷，中毒及びその他外因の影響」が14.2万人であり，推計外来患者数は「消化器系の疾患」127.1万人（中でも「歯肉炎及び歯周疾患（50.5万人）」，「う蝕（29.1万人）」が多い），「健康状態に影響を及ぼす要因及び保健サービスの利用＊」が100.1万人，「筋骨格系及び結合組織の疾患」が90.6万人であった。

2）総患者数

総患者数は，調査日には医療施設を外来受診していないが，継続的に医療を受けている者の数を推計したものである（巻末資料 p.186参照）。主な傷病の総患者数は，2020年では「循環器の疾患」が1,147.9万人と最も多く，次いで「消化器系の疾患（1,761.9万人）」，「内分泌，栄養及び代謝疾患（1,147.9万人）」の順であった。

3）受療率

受療率とは，調査日の人口10万人当たりの推計患者数のことをいう（巻末資料 p.186参照）。2020年の受療率は，入院では人口10万人当たり960，外来では5,658であった。傷病分類別にみると，入院では，高い順に「精神及び行動の障害（188）」，「循環器系の疾患（157）」，「損傷，中毒及びその他の外因の影響（107）」であり，外来では，「消化器系の疾患（1,007）」，「健康状態に影響を及ぼす要因及び保健サービスの利用＊（794）」，「筋骨格系及び結合組織の疾患（718）」であった。

4）退院患者の在院日数等

退院患者の調査は，調査年の9月1日～30日の1か月間実施される。2020年の推計退院患者について，在院日数の平均である平均在院日数を施設の種類別にみると，「病院」が33.3日，「一般診療所」が19.0日となっている。また，傷病分類別にみると，長い順に「精神及び行動の障害（244.2日）」，「神経系の疾患（83.5日）」，「循環器系の疾患（41.5日）」となっている。

（2）国民生活基礎調査

国民生活基礎調査は，保健，医療，福祉，年金，所得など国民生活の基礎的事項

＊疾病にり患している，していないにかかわらず，ある特定の目的のために保健サービスを受ける場合，もしくは，現在，疾病または損傷のある状態ではないが，その者の健康状態に影響を及ぼすような状況や問題がある場合をいう。

を調査し，厚生労働行政の企画および運営に必要な基礎資料を得ることを目的として，厚生労働省によって3年ごとに大規模調査が行われ，その間は小規模な基礎調査が毎年行われる。大規模調査の場合，調査内容は世帯票（世帯数と世帯人員数の状況など），健康票（世帯員の健康状況など），介護票（介護の状況），所得票（各種世帯の所得の状況），貯蓄票（各種世帯の貯蓄の状況）からなる。

　2022（令和4）年の大規模調査によると，有訴者率（世帯員（入院者を除く）のうち，病気やけがなどで自覚症状がある者（巻末資料 p.186参照））は人口千人当たり276.5であり，前回の大規模調査（2019年）よりも低下している。自覚症状の中で多いのは腰痛，肩こりなどであった（腰痛：男91.6，女111.9，肩こり：男53.3，女105.4（人口千人当たり））。また，通院者率（世帯人員に対する医療施設，施術所の通院・通所者（巻末資料 p.186参照））は人口千人当たり417.3であり，高血圧症によるものが最も多かった（男146.7，女135.7）。前回（2019年）の調査と比較して，2022年の有訴者率は低下したが，通院者率は上昇している。

6. 健康増進に関する統計

　国民の健康増進に関する統計の代表的なものに，国民健康・栄養調査や**レセプト情報・特定検診等情報データベース**（NDB：National Database），国保データベース（KDB）などがあり，健康増進に関わる現状把握や施策立案などに利用されている。

（1）国民健康・栄養調査

　国民健康・栄養調査は，健康増進法（平成14年法律第103号）に基づき（p.173参照），国民の身体の状況，栄養摂取量および生活習慣の状況を明らかにし，国民の健康の増進の総合的な推進を図るための基礎資料を得ることを目的とし，厚生労働省が毎年実施している。調査内容は表3-5の通りである。

　2019年（令和元年）の調査では，食習慣改善の意思について，「関心はあるが改善するつもりはない」者の割合が最も高く，男性24.6％，女性25.0％であり，運動習慣改善の意思については，「関心はあるが改善するつもりはない」者の割合が最も高く，男性23.9％，女性26.3％であった。また，健康な食習慣や運動習慣定着の妨げとなる点を改善の意思別にみると，「改善するつもりである」者，および「近いうちに改善するつもりである」者は，「仕事（家事・育児等）が忙しくて時間がないこと」と回答した割合が最も高い。

　栄養・食生活に関する状況において，食塩摂取量の平均値は10.1ｇであり，男性10.9ｇ，女性9.3ｇであった。この10年間でみると，男性では有意に減少し，女性では平成21～27年は有意に減少したが，それ以降は有意な増減はみられない。年齢階級別にみると，男女とも60歳代で最も高い。野菜摂取量の平均値は280.5ｇであり，男性288.3ｇ，女性273.6ｇであった。この10年間でみると，いずれも有意な増

◖レセプト
　診療報酬明細書のことをいい，保険診療をした医療機関が，診療報酬点数表に基づいて診療報酬（医療費）を保険者に請求するために，患者一人につき毎月発行する。

表3-5　国民健康・栄養調査の調査内容

調査票の種類（調査時期）	調査項目（対象年齢）
身体状況調査票 （調査年11月中の1日）	身長（1歳以上）
	体重（1歳以上）
	腹囲（20歳以上）
	血圧（20歳以上）
	血液検査（20歳以上）
	問診（20歳以上）
栄養摂取状況調査票 （日曜日及び祝祭日を除く，調査年11月中の1日）	世帯状況（1歳以上）
	食事状況（1歳以上）
	食物摂取状況（1歳以上）
	1日の身体活動量（20歳以上）
生活習慣調査票 （栄養摂取状況調査と同日）	食生活，身体活動，休養（睡眠），飲酒，喫煙，歯の健康等に関する生活習慣全般（20歳以上）

減はみられない。年齢階級別にみると，男女ともに20～40歳代で少なく，60歳以上で多い。

　非常食の用意の状況として，災害時に備えて非常用食料を用意している世帯の割合は，53.8％であり，地域ブロック別にみると，最も高いのは関東Ⅰブロック（埼玉県，千葉県，東京都，神奈川県）で72.3％，最も低いのは南九州ブロック（熊本県，宮崎県，鹿児島県，沖縄県）で33.1％であった。また，非常用食料を備蓄している世帯のうち，3日以上の非常用食料を用意している世帯は69.9％であった。

（2）レセプト情報・特定健診等情報データベース（NDB），国保データベース（KDB）

　レセプト情報・特定健診等情報データベース（NDB）や，市町村などの健康診査，医療，介護などのデータを利活用できる国保データベース（KDB）といったデータベースによって，国民レベルの医療・健康の動向を把握することができる。これらのデータベースによって，さまざまな統計情報や個人の健康に関するデータを作成することができる。

1）レセプト情報・特定健診等情報データベース（NDB）

　レセプト情報・特定健診等情報データベース（NDB）は，2008（平成20）年4月から施行されている「高齢者の医療の確保に関する法律」に基づき，医療費適正化計画の作成，実施および評価のための調査や分析などに用いるデータベースとして，レセプト情報および特定健診・特定保健指導情報を格納・構築されている。NDBに格納されるデータは「電子化されたレセプト情報」と「特定健診・特定保健指導情報」の2種類あり，NDBの膨大なデータを国民が共有し，さまざまな場面で有効活用することを目的として，汎用性の高い基礎的な集計表を作成し，

「NDB オープンデータ」として公表している。

　NDB を用いることによって，匿名レセプト情報を用いた診療に関するさまざまな事項の集計（診療行為や投与された医薬品，診療報酬等についての都道府県別，性別，年齢階級別の実績など），特定の事例の時系列な追跡による疾患毎の処置に至った要因の分析（COPD 患者における，その後の在宅酸素療法導入の実態評価など），匿名特定健診等情報を用いた受診者の健康状況の研究や，匿名レセプト情報との紐付けによる，診療に関連する事項と健診情報とを関連づけた分析（運動習慣のある受診者のうち，メタボリックシンドロームを有する患者の割合など）など，さまざまな分析・研究が可能となる。

2）国保データベース（KDB）

　国保データベース（KDB）システムは，国民保健団体連合会（国保連合会）が保険者の委託を受けて行う各種業務を通じて管理する「特定健診・特定保健指導」，「医療（後期高齢者医療含む）」，「介護保険」などの情報を活用し，統計情報や個人の健康に関する情報を提供し，保険者の効率的かつ効果的な保健事業の実施をサポートすることを目的として構築されたシステムである。これまで保健師などが手作業で行ってきた健康づくりに関するデータ作成が効率化され，地域の現状把握や健康課題を明確にすることが容易となる。

　KDB システムを用いることによって，保険者などは被保険者ごとの特定健診結果等の分析を行い，ハイリスク者を抽出したうえで，医療レセプトから医療機関への受診状況を確認し，個別保健指導の対象者と指導内容を決定することができる。

表3-6　NDB と KDB の違い

	レセプト情報・特定健診等情報データベース（NDB）	国保データベース（KDB）
保有主体	国（厚生労働大臣）	保険者（国保連合会）
機　能	国・都道府県が，主体的に医療費適正化計画に資する分析をしながら，試作立案に活かす。	利用する市町村・後期高齢者医療広域連合は，個人の保健・医療・介護に関する情報を閲覧できるようになり，保健指導等に活用する。 市町村等が，保健事業を効率的に実施できるように支援する。
保有情報	・医療保険レセプトデータ ・特定健診・特定保健指導データ ＊匿名化処理	・医療保険レセプトデータ ・特定健診・特定保健指導データ ・介護保険レセプトデータ ・要介護認定データ ＊国保と後期高齢者医療保険のみ
利用者	○国・都道府県，医療保険者等，研究者等	○市町村・後期高齢者医療広域連合：個別の保健指導や保健事業の適正な運営に活用する。 ○国保連合会：統計情報の作成，保険者への提供

出典　「平成29年度 厚生労働白書 図表3-3-5 NDB，介護保険総合データベース，KDB の比較」を一部改変
https://www.mhlw.go.jp/wp/hakusyo/kousei/17/backdata/01-03-03-05.html

また，保険者などは地域別，および全国の集計情報，ならびに同規模の保険者の集計情報により，自らの集団としての特徴を把握して健康課題を明らかにし，それを踏まえた保健事業計画を策定することができ，地域住民の健康の保持・増進に寄与することが可能となる。なお，NDB と KDB の違いは表3-6の通りである。

演習課題

❶ 最近のわが国の人口の推移，および分布（性別，年齢3区分別など）の特徴について調べてみよう。

❷ 最近のわが国の出生，死亡，婚姻，離婚，死産（人口動態の5事象）の特徴について調べてみよう。

❸ 最近のわが国の年齢調整死亡率の推移や特徴について調べてみよう。また，粗死亡率の推移と比較してみよう。

❹ 最近のわが国の平均寿命，健康寿命などの推移や特徴（性別など）について調べてみよう。

❺ わが国の健康にかかわる調査（患者調査，国民生活基礎調査，国民健康・栄養調査など）の結果について調べてみよう。

参考文献
・木村美恵子，徳留信寛，圓藤吟史編：公衆衛生学（第3版），化学同人，2012
・田中平三，徳留信寛，辻一郎 他編：社会・環境と健康（改訂第3版），南江堂，2010
・田中平三編：これからの公衆衛生学，南江堂，2010
・中村好一：基礎から学ぶ楽しい疫学（第2版），医学書院，2006

第4章

健康状態・疾病の測定と評価

疾病の発生にはさまざまな要因があるが，疾病との関連を動物実験ではなく，人間の集団で明らかにする必要がある。そこで，ある疾病にすでに罹った人々の過去の習慣を調査したり，将来にわたって観察・調査を行い，集団の保健活動に役立てる研究科学，すなわち疫学（epidemiology）が発展した。ここでは，疫学研究を理解して，健康事象や疾病の発生にかかわる関連要因の空間的・時間的な分布と頻度を明らかにし，疾病の予防のための方策を立てる手法を学ぶ。

Key Words　罹患率　有病率　相対危険　寄与危険　オッズ比　コホート研究　症例対照研究　ランダム化比較試験　バイアス　交絡　エビデンスレベル　倫理的配慮　利益相反

1. 疫学の概念と指標

（1）疫学の定義

　疫学は，人々の健康や疾病の状態（数や分布）を記述し，健康や安全など疾病予防に関するさまざまに絡み合った要因を解明するための有効な方法である。

　疫学研究は人体への実験研究（介入研究，p.49）だけでなく，それを行うことが非倫理的な場合にも，危険因子の健康・疾病リスクに及ぼす影響を量的に評価できる唯一の方法である。この場合，疫学を用いれば，自然に起こる集団内の相違を観察することで，疫病などのアウトカムに及ぼす因子を探索することが可能となる。

◘**危険因子**
　疾病発生の決定要因と判明した曝露，あるいは健康関連行動。

◘**アウトカム**
　outcome：ある原因の結果起こる事象の総称。健康関連では疾病が多いが，疾病とは限らず，○○の改善という場合も使用される。

（2）疫学の対象と領域

　疫学は，公衆衛生活動の科学的基盤であり，①健康問題の重大さの数量化，②健康問題の要因（危険因子）の特定，③公衆衛生の政策策定のための量的指針の提供，④人口全体に及ぶ継続調査による予防戦略の有効性の検証ができる。例えば，病気のリスクを避けるためのアドバイスは，この疫学研究の結果のもとに行われる。疫学研究の対象と領域は，ジョン・スノーのコレラの研究に始まり，生活習慣病，出生，精神疾患，健康の維持・増進など，その対象領域は拡大している。

　一方，疫学研究で得られた結果は集団を対象とした結果であるため，確率やリスクとして役立てることができるが，すべての結果を患者一人ひとりのケアにそのまま適応できるわけではない。すなわち，個人の患者は疫学研究では明確になっていない特殊な要因をもっているかもしれないことを考慮しておく必要がある。

（3）疾病頻度の指標（罹患率，累積罹患率，有病率，致命率，死亡率，生存率）

疾病の分布には，集団における疾病発生の頻度とパターンがある。頻度は通常罹患率・有病率・致命率・死亡率・生存率として計測され，曝露によってどの程度発生が変わるかを相対危険・寄与危険等で示し，疾病の予防や健康増進に役立てる。

1）罹患率（incidence）・累積罹患率（cumulative incidence）

罹患とは，疾病を発症する＝病気になることである。**罹患率**はある特定の期間内にどれだけの罹患者が発生したかを表す指標であり，コホート研究で測定される。

◖罹患率
発生率ともいわれ，障害や死亡などにも使用される。

罹患率＝一定期間内の罹患者数／危険曝露人口一人ひとりの観察期間の総和×10万

累積罹患率＝一定期間に発生した罹患者数／危険曝露人口の観察開始時点の人数×10万

2）有病率（prevalence）

有病とは，疾病を有する患者であることである。**有病率**は，ある集団の一時点においてある疾病をもつ人の割合（人口10万対が多い）を表す指標である。点有病率（一時点）と，期間有病率（短期間）があり，横断研究で測定される。

厚生労働省が全国規模で3年に1回行う患者調査で，治療中の疾病別患者数を推計している*。一般に急性疾患の有病率は低く，慢性疾患の有病率は高い。

＊有病率と，医療施設で受療した推計入院・外来患者数の受療率とは区別する

有病率＝調査時点の患者数／調査時点の対象人口×10万

・点有病率＝ある一時点で疾病を有する人数／調査対象人口
・期間有病率＝一定期間中に疾病を有した人数／調査対象人口

3）致命率（case fatality rate）

致命率とは，ある疾患に罹患し，死に至る人の割合である。流行性の急性疾患（感染症・中毒など）によく用いられる*。その疾病に罹患した場合の死亡確率を示すため，重篤度の指標となる。1か月以内致命率のように期間を明示する。

＊致命率は分母が罹患者数であることに注意。致命率と死亡率を区別すること。致命率は流行期間だけでなく，初発例から終息までの期間をとることが多い

致命率＝一定期間の罹患者中の死亡者数／罹患者数×100（％）

4）死亡率（mortality rate）

一定期間内の死亡数の単位人口に対する割合であり，がんの**死亡率**などがある。分母には調査対象年央人口が用いられ，粗死亡率のときは人口1,000人当たり，個別の疾病による死亡率の場合は人口10万人当たりが多い。しかし，人口がわからない場合は分母を全死亡者数で割った死亡割合を用いて比較することが多い（例：乳がんの全死因に占める死因別の死亡割合の国際比較）。

死亡率＝一定期間（通常1年間）の死亡者数／調査対象年央人口×1,000または10万

5) 生存率 (survival rate)

生存率とは，ある病気と診断されてから一定期間後に生存している確率のことである。死因はその病気に関係のない自然死によるものも含まれる。がん治療では5年または10年を目安とし，5年（10年）生存率を用いてその予後の指標とすることが多い。高いほど予後がよく，治療方法や施設間の比較に用いられることが多い。

生存率＝一定期間の生存者数／罹患者数×100（％）

（4）曝露因子の影響評価（相対危険，ハザード比，オッズ比，寄与危険）

1) 相対危険 (RR：relative risk)

表4-1 曝露効果を測定するための2×2表

		疾病など		
		有（症例）	無（対照）	計
曝露	有	a	b	a＋b
	無	c	d	c＋d
	計	a＋c	b＋d	a＋b＋c＋d

相対危険は，ある要因に曝露することによって，非曝露群に比べて何倍多く（少なく）疾病や健康障害になる危険があるかを示す。コホート研究などで対象とする曝露の有無（または強度）ごとに疾病の罹患率や死亡率が得られたときに算出できる。つまり相対危険は罹患率や死亡率の相対的な比である。

$$相対危険＝\frac{曝露群の罹患率}{非曝露群の罹患率}＝\frac{a／（a+b）}{c／（c+d）}$$

相対危険の値より，曝露要因とある疾病の罹患（または死亡）について下記の関連性があると解釈することができる。

RR＝1：関連なし　RR＞1：曝露は罹患リスクをX倍高める（例：3→3倍のリスク）
RR＜1：曝露は罹患リスクを下げる（例：0.25→1／4にリスクを下げる）

2) ハザード比 (HR：hazard ratio)

相対危険は，一定期間内の疾病などの平均発症率の比を表しているのに対し，ある瞬間における発生率の比を表したものが**ハザード比**である。

3) オッズ比 (OR：odds ratio)

オッズとは，ある現象がみられる確率と，みられない確率の比である。症例対照研究では，症例群と対照群に対して曝露を調査する場合，症例群はすでに発症しているため，疾患の曝露群や非曝露群における発生率（罹患率）を計算することができない。そのかわり，症例群と対照群における曝露の頻度を比較する相対的な比なら算出可能であり，相対危険と同等のリスク評価をすることができる。これがオッズ比であり，症例対照研究や横断研究，メタアナリシスなどで相対危険が求められ

ない場合にその近似値として求める[＊]。

＊オッズ比は疾患の頻度が低いときの相対危険にほぼ等しい。コホート研究で疾病の発生率が低い場合，$a＋b≒b$，$c＋d≒d$となることから，相対危険は$(a／b)／(c／d)＝ad／bc$に近似となる。

$$オッズ比＝\frac{症例群の（要因曝露人数／要因非曝露人数）}{対照群の（要因曝露人数／要因非曝露人数）}＝(a／c)／(b／d)＝ad／bc$$

　オッズ比が1を超えるとき，曝露の頻度が症例群で高く，曝露は疾患に罹患するリスクがあることを示す。反対に，オッズ比が1未満のとき，曝露の頻度が症例群で低く，曝露は疾患に対して防護的であることを示す。

4）寄与危険（AR：absolution risk）

　寄与危険は，疾病頻度の**差**を示し，ある要因の曝露があった場合の疾病頻度の変化（増減）を示す。曝露によって増加または減少した罹患や死亡などを示し，増加の場合はその曝露＝病因を取り除くことで予防が可能であることを示す。

$$寄与危険＝曝露群の罹患率－非曝露群の罹患率＝a／(a＋b)－c／(c＋d)$$

　寄与危険割合は，曝露群の患者のうち何％がその曝露が原因によって疾病を発症したのかを示す。

$$寄与危険割合＝\frac{曝露群の罹患率－非曝露群の罹患率}{曝露群の罹患率}$$

2. 疫学の方法

　疾患の発症機序が明らかになっていなくても，疫学研究によってある危険因子が疾患の原因であると特定できれば，その危険因子を除去することによってその疾患を予防できる。例えば，ジョン・スノーは1854年に起きたロンドンのコレラ大発生のデータを解析し，井戸水の供給元の違いがコレラの発生率に影響することに気づき，コレラ菌が発見される約30年前に，コレラの発生率の高い方の井戸水の供給を断つことでコレラの流行を防いだ。

　疫学研究は観察研究と介入研究に大別され，観察研究には記述疫学と分析疫学があり，分析疫学には生態学的研究，横断研究，症例対照研究，コホート研究などがある。一方，介入研究にはランダム化比較試験（RCT），クロスオーバー試験，前後比較研究がある。

■分析疫学
　記述疫学から得られた疾病の原因となる仮説要因について，その関連性を検証する手法。

（1）記述疫学（descriptive epidemiology）

　記述疫学は，「疾病と基本的属性（年齢，性，人種，職業，社会的階級，地理的位置など）の関連についての一般的な観察」と定義され，その用語が示すように対象集団における疾病の発生頻度と分布を忠実に記述するものであり，疫学調査や研究の基本的な第一段階といえる。記述疫学で得られた結果をもとに仮説が導かれる。

（2）横断研究（cross-sectional study）

　横断研究は，疾病の有無と要因の曝露状況の測定が，ある一時点の調査に基づくものをいう。横断研究では，複数時点の情報が必要な疾病の発生率やリスクは測定できないが，その時点の有病率なら測定することができる。そのため，有病率測定や，その曝露との関連の検討に用いたりする。また，栄養素摂取量など，数年前に何を食べていたか思い出してもらって研究するよりも，現在の習慣的な摂取量をこれまでの摂取量の近似値として用いるほうが真実を反映しやすいものもある。アウトカム変数を一度しか計測しないので，比較的労力や経費は少ない。

（3）生態学的研究（地域相関研究，ecological study）

　生態学的研究は，国や都道府県，市町村などの地域集団を観察対象とし，集団間における曝露と疾病の発生頻度の関係を比較する。例えば，都道府県別の平均食塩摂取量と高血圧有病率との関連など地域集団間でその特性と疾病（健康障害）との関連性をみる。地域間で比較することが多いため，地域相関研究ともいう。潜在的にバイアス（p.50参照）が存在する欠点があり，仮説を立てるためによく用いられる。

（4）コホート研究（cohort study）

　コホートとは，疾病の発生率を観察する母集団で，初期調査の時点で共通した因子をもち，その後長期にわたって疾病等の発生を追跡される集団のことをいう。コホート研究は，当初当該疾患に罹患していない集団を，仮説要因に曝露した群（曝露群）としていない群（非曝露群）に分け，未来にわたり疾病の発生を調査比較する方法で，前向きコホートが一般的である（図4-1）。

　この方法では，すべての人を長期にわたって経過観察するため，脱落者は極力な

図4-1　症例対照研究とコホート研究

表4-2　症例対照研究とコホート研究の特徴

分析疫学	症例対照研究	コホート研究
長所	・時間がかからない ・労力がかからない ・経費がかからない ・追跡調査が不要 ・稀な疾患に有用	・罹患率を正確に計算できる ・寄与危険・相対危険を直接計算できる ・曝露情報のバイアスが生じにくい
短所	・選択バイアス，情報バイアスが生じやすい ・曝露要因の信頼度が低い ・罹患率を求めることができない ・寄与危険・相対危険を直接計算できない（オッズ比を計算して近似値とすることはできる）	・時間がかかる ・費用がかかる ・労力がかかる ・稀な疾患には不向き

い集団がよく，症例対照研究に比べてコストや労力や時間がかかる。表4-2に症例対照研究とコホート研究の特徴を示す。

　また，コホートを過去の記録に基づいて設定し，その時点から現在に向かって後ろ向きコホート研究を行い，追跡調査することも可能で，大きなデータベースがある場合に行われる※。

（5）症例対照研究（case-control study）

　症例対照研究は，疾病の罹患群（症例群）と罹患していない群（対照群）に分け，疾患から曝露へと過去の要因の量を調査，比較して，要因と疾病の因果関係を探る研究方法である（図4-1）。後ろ向き研究であり，コホート研究とともに縦断研究と呼ばれる。

　曝露から疾病の発現まで何十年と待つ必要がなく，稀な疾患を研究する場合にも有効であるが，過去の曝露を思い出してもらうため，バイアスを管理することが難しく，またすでに疾病に罹患した人を対象とするため，相対危険，寄与危険など直接の効果尺度が得られないなどの特徴がある（表4-2）。

（6）介入研究（intervention study）

　介入研究は，疾病に関連すると推測される要因について人為的な介入を行い，一定期間後の介入の効果や影響を比較する。観察研究と対比して使われる。投薬や運動指導，栄養指導，行動の変化など人が積極的に介入して対象者の環境要因を強制的に変化させて影響を調べる研究である。費用や労力がかかり，安全性・倫理性が求められることから一般的にはある程度の効果が予測されるものを用いて行う。

　介入については，介入による安全性や侵襲度，苦痛について，インフォームド・コンセント（十分な説明と自発的同意）を行うなど観察研究に比べて特に倫理面を考慮する必要がある（6. 疫学研究と倫理参照）。

※前向きコホートでは必要なデータを予想して収集するため，バイアスを避けたデザインにできる。後ろ向きコホートではすでに別の目的で集められたデータベースを用いるため，厳密な質を確保できない可能性が高い。

（7）ランダム化比較試験（RCT：randomized control trial）

　ランダム化比較試験は，介入研究の一種である。介入群と非介入群の割付を乱数表などにより無作為に行うため，意思や心理的なバイアスを極力避けることができるが，介入に労力や倫理問題（意思を排除した介入群の決定で起こりうるさまざまな利益や不利益）が生じやすく，実施に求められる難易度が高い。交差試験を導入することにより信頼性の高い結果を得ることもできる。

　交差試験（cross over design）は，介入群と非介入群を途中で洗い流し期間を設けた後チェンジし，同じ集団同士の効果を比較する試験である。この場合，どちらの群も曝露を経験するため，観察集団の利益や不利益は平等になるという長所はあるが，洗い流し期間の後まで効果を持ち越す可能性がある。

　二重盲検試験（DBT：double blind study）は，被験者のみでなく験者にも処置群（実薬）か対照群（偽薬，プラセボ）かを知らせずに行う方法で，プラセボ効果を補正することができ，バイアスを排除できる。

3. バイアス，交絡の制御と因果関係の判定

（1）バイアス（bias：選択バイアス，情報バイアス）

　疫学における誤差には，偶然誤差と系統誤差がある。偶然誤差は確率的に起こる誤差（ランダム変動）で，症例数を増加することで真の値に近づけることができる。偶然誤差が小さいと信頼性・再現性が高いといえる。系統誤差は方向性のある誤差で**バイアス**といい，さまざまな種類がある。

　バイアスとは，「真の値から系統的に乖離した結果を生じさせる，あらゆる推測段階におけるプロセス」であり，データの収集，分析，解釈，公表，再検討のどのプロセスにおいても，真実と異なる結果が系統的に導かれる可能性がある。

　代表的なバイアスとして選択バイアスと情報バイアスがある。**選択バイアス**は，研究対象の集団を正しく代表していない場合のことで，**情報バイアス**は，測定・観察等情報そのものの収集に偏りが生じていることで，記憶バイアス・面接者バイアス・診断バイアスなどがある。症例対照研究では過去の記憶を調査するため，選択バイアスや情報バイアスが入りやすい。バイアスはサンプリングの段階で起こるため観察対象となる患者が抽出される段階，あるいは情報を収集する段階で排除しておかないと，解析時に排除することが困難となる。

（2）交絡と標準化

　交絡（confounding factor）とは，2つの因子に関連があるために，その分布が影響して結果が歪められてしまうことである。例えば，次のような場合がある。

　　サプリメント X を常用している集団には A がんの発生率が低いという現象がみられたが，サプリメント X を常用している人には若い人が多かったとすると，年齢が交絡因子と考えられ，サプリメント X を過大評価してしまうことになる。

　　交絡はバイアスと異なり，解析段階で補正できるものがあるが，研究デザインの段階でバイアスや交絡を減らし，解析方法により交絡を補正し，研究結果の妥当性や信頼性を高めることができる。バイアスや交絡因子を制御するために，研究デザインの段階で行う方法としては，対象の限定（Restriction），マッチング（Matching），ランダム化（Randomization）などがあり，交絡因子を解析段階で調整する方法としては，層別解析，標準化，多変量解析（ロジスティック回帰分析など）などがある。標準化による層別解析は古くから使用されており，年齢構成の影響を除くための**年齢調整死亡率**はその一つである（p.186参照）。

�◆**対象の限定**
　　特定の年齢階級にあるものなど，限られた特性のものだけを対象として選定する方法

◆**マッチング**
　　性別や年齢などの交絡因子を要因群とコントロール群でそろえて選定する方法

◆**層別解析**
　　交絡因子を階層別に分けて解析する方法

◆**多変量解析**
　　交絡因子になり得る複数の要因を総合的に分析する方法

（3）疫学研究の評価と因果関係のとらえ方

　　記述疫学で仮説が得られたら，分析疫学を行う前にその因果関係の妥当性を検証する必要がある。この基準には Surgeon General（米国公衆衛生局長諮問委員会）の5基準（以下①～⑤）やこれに4条件を加えた Bradford Hill の判定基準（Hill の基準）（以下①～⑨）がある。「関連の時間性」以外は欠如しても因果関係が否定されることにはならないが，満たす条件が多いほど因果関係の確実性が高まると考えられる。

---

① 関連の一致性（Consistency）：その要因と結果に人・場所・時間の普遍性があるか
② 関連の強固性（Strength）：曝露と非曝露の集団の相対危険度やオッズ比が大きいか
③ 関連の特異性（Specificity）：要因と結果の関連が両方向から特異的に見られるか
④ 関連の時間性（Temporality）：要因の後に結果が起こるという時間的順序は仮説どおりか
⑤ 関連の整合性（Coherence）：これまでの既知の知識体系と矛盾しないか
⑥ 生物学的量反応勾配（Biological gradient）：用量と反応の関係（曝露量が大きいほど頻度が高く（または低く）なる）がみられるか
⑦ 生物学的蓋然性（Biological plausibility）：生物学的に（動物実験や基礎研究に照らして）因果が妥当であるか
⑧ 実験的証拠（Experiment）：因果関係を支持する実験的研究（介入や曝露の除去等の研究）が存在するか
⑨ 類似性（Analogy）：すでに証明されているリスクに類似しているか

---

4. スクリーニング

（1）スクリーニングの目的と適用条件

　　スクリーニングとは，無症状の疾患や危険因子などを簡単な検査で判断することである。すなわち，敏感度の高いスクリーニング検査でふるい分けし，特異度の高い検査で確定診断をするのが理想的である。早期発見・早期治療を行うためにさま

ざまなスクリーニングが胎生期から生涯にわたって続けられている。これらはスクリーニングで見つかった状況への早期介入の有効性，すなわち1次予防の介入の質（効果，安全性，経費）や，2次予防の治療の効果が期待される疾病・健康障害に対して行われる。

　スクリーニング検査の例として，新生児マススクリーニング検査ではアミノ酸代謝異常（フェニルケトン尿症），糖質の代謝異常（ガラクトース血症），内分泌疾患（先天性甲状腺機能低下症），がんのスクリーニング検査では肺がん（胸部X線検査，喀痰細胞診），直腸がん・大腸がん（便潜血検査，直腸検査），前立腺がん（前立腺特異抗原（PSA）検査），子宮頸がん（パパニコロー検査（子宮頸部の細胞診），ヒトパピローマウイルス遺伝子型検査），乳がん（乳房自己触診，乳房診察，マンモグラフィー）の検査がある。

（2）スクリーニングの精度（敏感度，特異度，陽性・陰性反応的中度，ROC曲線）

　スクリーニングの精度を判定するために以下の指標がある。

　敏感度（sensitivity）とは，疾患を有する人のうち，検査で陽性となった人の割合である。すなわち，疾患ありの人をどれだけ正しく陽性（真陽性）と検査できるかを示すものである。敏感度が高い検査ほど，疾患を有する人を見逃しにくく（偽陰性が低く），手遅れになる人が少なくなる。

　特異度（specificity）とは，実際に疾患がない人のうち検査で陰性となった人の割合であり，疾患なしの人をどれだけ正しく陰性（真陰性）と検査できるかである。特異度が高い検査ほど，疾患がないのに陽性（偽陽性）と判定されて，精密検査や確定診断で陰性となるまで不安であった，という人が少なくなる（表4-3）。

　陽性反応的中度（PPV：positive predictive value）とは，検査陽性の人のうち，実際に当該疾患を有する人の割合である。

　陰性反応的中度（NPV：negative predictive value）とは，検査陰性の人のうち，実際に当該疾患がない人の割合である。

　検査は敏感度，特異度，陽性反応的中度，陰性反応的中度のいずれも高い方がよく，偽陽性率，偽陰性率は低い方がよい。また，敏感度，特異度は有病率の影響を受けないが，陽性反応的中度，陰性反応的中度は有病率の影響を受け，有病率が高いほど陽性反応的中度は高くなり，陰性反応的中度は低くなる。

　実際にそのスクリーニングを採用するかは，目的の疾病について次のような条件が整っている必要がある。①重要な健康問題である，②潜伏期や無症状期がある，③陽性確定のための手段がある，④適切な治療法がある，⑤罹患率が高い，⑥罹患率は低くても，早期に対策すれば重大な後遺症が残らない，⑦労力やコストの負担が低い，⑧総合的にメリットがデメリットを上回っている。

　ROC曲線（受信者動作特性曲線：receiver operating characteristic curve）は，敏感

表4-3　スクリーニング検査指標

		疾患		
		有	無	計
スクリーニング検査	陽性	真陽性 a	偽陽性 b	a + b
	陰性	偽陰性 c	真陰性 d	c + d
	計	a + c	b + d	a + b + c + d

・敏感度＝a／（a＋c）
・特異度＝d／（b＋d）
・偽陽性率＝1-特異度
・陽性反応的中度＝a／（a＋b）
・陰性反応的中度＝d／（c＋d）

図4-2　ROC曲線

度と特異度の関係を示す曲線であり，検査値ごとに敏感度と特異度を求めプロット
を描いて作製する（図4-2）。

　ある疾病に対して検査方法が何種類かある場合は，敏感度も特異度も高い方が
（図4-2でROC曲線が左上に近づくほど）有用な検査方法といえる。また，スクリー
ニング検査の基準を検討する場合は，**カットオフ値**（陽性と陰性の境界線）の位置を
敏感度＝1，特異度＝1に近い点に決定するのが理想的である。しかし，敏感度と
特異度との間には，敏感度を上げれば特異度が下がるという関係性，すなわち**ト
レードオフの関係**がある。したがって，スクリーニングや検査の目的に応じてカッ
トオフ値を決定することになる。

　実際の現場では手間やコストなども考慮すると，敏感度も特異度も両方高いスク
リーニング検査が採用できるとは限らない。この場合には複数のスクリーニング検
査を組み合わせる方法もある（例：糖尿病のスクリーニングには尿糖検査，空腹時血糖，
HbA1cなどがある）。

5. 根拠（エビデンス）に基づいた医療（EBM）および保健対策（EBPH）

　多くのガイドラインは，科学的根拠に裏付けられた厳密なルールに基づいてお

り，科学的根拠の強さで格付けし，論理的根拠を与えている。最近は「根拠に基づい」た医療（EBM：evidence-based medicine）および保健対策（EBPH：evidence-based public health）が重要とされ，研究結果の妥当性や一般化を判断することに加え，最も質の高い情報を収集し，これを現場に応用することが望まれている。

◘ EBM
　治療効果・副作用・予後の臨床結果に基づいて，最も信頼できる情報をふまえ患者にとって最善の医療を行うこと。

　EBM は，ある疑問（仮説）に対し，最も的確な疫学研究を選択し，結果がエビデンスにしてよいほど信頼できるものかを吟味し，医療や保健対策に適用していく。一方，信頼性に疑問が残る情報には，エビデンスが乏しい，足りないといった表現がされる。介入の有効性やリスク，コストの意識が高まるほど，エビデンスが十分であるかなど，エビデンスの強弱が吟味されるようになってきた。

　EBM と対照的に，経験や情熱，雄弁，自然の摂理，自信などは感情に訴えかけ説得力があるが，エビデンスと混乱して代替使用しないよう注意する必要がある。

（1）エビデンスの質のレベル

　エビデンスレベルは，次の分類で上に記載したものほど信頼性が高くなる。

---

①　システマティック・レビュー／メタアナリシス
②　ひとつ以上のランダム化比較試験
③　非ランダム化比較試験
④　分析疫学（コホート研究や症例対照研究）
⑤　記述疫学（相関研究，症例報告やケース・シリーズ）
⑥　患者データに基づかない，専門委員会や専門家個人の意見

（2）系統的レビューとメタアナリシス

　系統的レビュー（システマティック・レビュー：systematic review）は，特定の事象に対する厳密なレビューであり，科学的根拠に基づいた計画に沿った原著論文だけをシステマティックに要約している。個々の研究の結果は一致していないことも多いため，それらの研究結果を統合するのに効果的な方法である。その時点のすべての膨大な数の研究が洗い出され，バイアスがないか検証し，科学的妥当性を検証し，効果や信頼区間をまとめていく。また，行う時点によって結果は異なることもあり得る。たとえば研究方法に改良が重ねられた論文が多くなってきた時点で，得られた結果が10年前のそれと異なることもある。

　メタアナリシス（meta-analysis）は，複数の研究を集めて統計学的に統合し，要約する手法である（図4-3）。メタアナリシスを行う場合，同質性について統計学的な検定をしたり，背景や介入やアウトカムが類似しているかを判定してデータ解析する。また，ランダム化比較試験（RCT）のメタアナリシスの結果は最も質の高いエビデンスとして扱われる。

図4‑3　メタアナリシスの例

（3）診療ガイドライン，保健政策におけるエビデンス

　診療ガイドラインは，学会によって疾病，医療分野ごとに作成されており，EBM の手法によりエビデンスに基づいて作成されている。これにより，診断，治療の過度のばらつきを防ぎ，医療行為の意思決定が支援されている。また，世界中の臨床試験を集め系統的レビューを作成しているコクラン共同計画（1992年～）があり，ランダム化比較試験のレビュー等がコクラン・ライブラリにて公開され，医療・政策に役立てられている。

　保健政策においては，がん検診や予防医療などのように，その対象は患者個人ではなく集団である。高齢化や医療費の増大に対し費用対効果を高めるために，集団の医療政策にもエビデンスを活用して保健政策をすすめている。

　保健政策を行う際には，エビデンスの有効性を，効能（efficacy），効果（effectiveness），効率（efficiency）の指標に照らして検討する。

　効能：理想的な条件がそろったときの有効性がどれくらいか

　効果：現実の集団に実施した場合の有効性はどれくらいか

　効率：それにかかる時間や費用で割って，単位時間または費用あたりどれくらいの有効性があるか

 疫学研究と倫理

　疫学研究は人間が対象であるため，特にさまざまな倫理上の配慮が必要である。これまでに，第2次世界大戦前のナチスドイツの生体実験の批判から，医学的な実験には被験者本人の同意が必要であるというニュールンベルグ綱領（1947年）が制定された。また，1964年には**ヘルシンキ宣言**（ヒトを対象とする医学研究の倫理的原則，2013年第7次改訂）が世界医師会総会で採択された。

（1）人を対象とした研究調査における倫理的配慮と研究倫理審査

　ヘルシンキ宣言に基づいてわが国においても倫理指針が作成されており，2014（平成26）年に従来の「臨床研究」と「疫学研究」に関する倫理指針が統合され，「人を対象とする医学系研究に関する倫理指針（平成26年文部科学省・厚生労働省，平成29年改正）」となり，さらに「ヒトゲノム・遺伝子解析研究に関する倫理指針（平成25年文部科学省・厚生労働省・経済産業省，平成29年改正）」と統合され，現在は，「人を対象とする生命科学・医学系研究に関する倫理指針（令和3年文部科学省・厚生労働省・経済産業省，令和4年・令和5年改正）」となった。

　この指針は，人を対象とする生命科学・医学系研究に携わる全ての関係者が遵守すべき事項を定めることにより，人間の尊厳および人権が守られ，研究の適正な推進が図られるようにすることを目的とする。全ての関係者は，次に掲げる事項を基本方針としてこの指針を遵守し，研究を進めなければならない。

① 　社会的および学術的意義を有する研究を実施すること
② 　研究分野の特性に応じた科学的合理性を確保すること
③ 　研究により得られる利益および研究対象者への負担その他の不利益を比較考量すること
④ 　独立かつ公正な立場にある倫理審査委員会の審査を受けること
⑤ 　研究対象者の事前の十分な説明を行うとともに，自由意思に基づく同意を得ること
⑥ 　社会的に弱い立場にある者への特別な配慮をすること
⑦ 　研究に利用する個人情報等を適切に管理すること
⑧ 　研究の質および透明性を確保すること

（2）インフォームド・コンセント

　疫学研究に参加する対象者は，その研究の十分な説明（Informed）を受け，自発的同意（Consent）を行う権利をもっている。特に介入研究では，人為的な介入による安全性や侵襲度，苦痛について明記して充分な**インフォームド・コンセント**を行うなど，観察研究に比べて特に倫理面を考慮する必要がある。また，未成年者や認知症の高齢者など同意能力を欠く対象者への説明については，家族等代諾者が同意を行うが，その場合もできるだけ本人の賛意（インフォームド・アセント）を得ることが望ましい。

　また，第三者に個人データを提供する場合の方法として，オプトインとオプトアウトがあり，前者は本人から直接同意を得る方法であり，後者は本人がデータの第三者提供の拒否を求めたときに提供をやめることができる機会を保障する方法である。

❏**代諾者**
　研究対象者の意思と利益を代弁できると考えられる者であり，研究対象者がインフォームド・コンセントを行う能力を欠くと判断される場合に，親権を行う者，配偶者，後見人，これらに準ずる者を代諾者としてインフォームド・コンセントを行う。

❏**インフォームド・アセント**
　インフォームド・コンセントを与える能力を欠くと判断される研究対象者が，実施・継続されようとする研究に関してその理解力に応じたわかりやすい説明を受け，研究を実施・継続されることを理解し，賛意を表することをいう。

（3）利 益 相 反

　利益相反（COI：Conflict of Interest）とは，指針の中で「外部との経済的な利益関係等によって，公的研究で必要とされる公正かつ適正な判断が損なわれる，又は損なわれるのではないかと第三者から懸念が表明されかねない事態」と定義されている。例えば，企業からの資金提供がある臨床研究の場合，企業への義務と被験者への職務上の義務という2つの義務が相反することがあるため，データの公正性に影響しないよう配慮が必要である。この場合，利益相反に関する状況を計画書に記載し，インフォームドコンセントの手続きにおいて，研究対象者に説明を行う。また，データの公表時にはCOI状態の開示を求められる。ガイドラインとして「臨床研究の利益相反ポリシー策定に関するガイドライン（平成18年文部科学省）」や「厚生労働科学研究における利益相反（COI）の管理に関する指針（平成20年厚生労働省，平成27年・29年・30年一部改正）」，「日本医学会COI管理ガイドライン2022」（平成23年日本医学会，平成27年改称，令和2年・4年一部改正）」などが示されている。

演習課題

❶ 罹患率，有病率，致命率，死亡率，生存率についてまとめてみよう。

❷ 相対危険，寄与危険，オッズ比についてまとめてみよう。

❸ バイアスについてまとめてみよう。

❹ コホート研究と症例対照研究の特徴についてまとめてみよう。

❺ スクリーニング検査における敏感度と特異度についてまとめてみよう。また，2×2表に記入してみよう。

❻ 疫学研究の種類とエビデンスのレベルについてまとめてみよう。

参考文献

・角野猛，須崎尚編著：公衆衛生学実験・実習，建帛社，2011
・Kenneth J.Rothman: Epidemiology An Introduction, 2002（矢野栄二，橋本英樹監訳：ロスマンの疫学，篠原出版新社，2004）
・Robert H.Fletcher, Suzannne W.Fletcher: Clinical Epidemiology The Essentials, 2005（福井次矢監訳：臨床疫学，メディカル・サイエンス・インターナショナル，2006）
・文部科学省，厚生労働省，経済産業省：人を対象とする生命科学・医学研究に関する倫理指針ガイダンス，2021

第5章 生活習慣(ライフスタイル)の現状と対策

日本人の平均寿命が飛躍的に伸び，それに伴い生活習慣に関わる疾患が増加している。不健全な生活習慣は，メタボリックシンドロームや糖尿病，動脈硬化症などの生活習慣病を引き起こす。その結果，約2/3が生活習慣病で死亡しており，健康寿命を最も阻害し，国民医療費や介護費用にも悪影響を及ぼしている。一方，バランスのとれた食生活，適度な身体活動，休養，禁煙などの良好な生活習慣により生活習慣病が予防できる。本章では，生活習慣と生活習慣病との関連を理解し，その予防の重要性と歴史的な取り組みについて学習する。

Key Words　生活習慣病　メタボリックシンドローム　非感染性疾患（NCDs）　健康日本21（第3次）健康寿命　健康増進法　身体活動・運動ガイド2023　受動喫煙　慢性閉塞性肺疾患（COPD）　大量飲酒　アルコール依存症　睡眠　休養　歯科保健

1. 健康に関連する行動と社会

◪メタボリックシンドローム

内臓脂肪型肥満（腹囲が，男性85cm以上，女性90cm以上）に加え，高血圧・高血糖・血中脂質異常のうち2つ以上を合併した状態であり，予備軍は腹囲に加えて1つを合併した状態をいう（第6章 p.92参照）。わが国では予備群を含めると約2,000万人に達すると推定されている。

先進国では過食や運動不足が指摘され，悪性新生物や糖尿病，動脈硬化症など，生活習慣と密接に関連した疾病が克服すべき重要な問題となっている。**メタボリックシンドローム**の進行に伴い，**メタボリックドミノ**と呼ばれる生活習慣病の連鎖が引き起こされる（図5-1）。メタボリックドミノは，①**内臓脂肪型肥満**を始めに（1列目），②肥満やインスリン抵抗性を基盤に，高血圧や高血糖，高脂血症などの危険因子の増加（2列目），③それに続く高血圧や糖尿病に伴う動脈硬化を基盤に，虚血性心疾患や脳血管障害，慢性腎臓病（CKD）などの臓器障害へと進行（3列目），④最終的に，心不全や脳卒中，認知症や人工透析などに至る（最終列）。複数の危険因子が連鎖反応を起こし，メタボリックドミノは一気に進行する。運動量の増加と食事の改善を通じた内臓脂肪の減少など，できる限り早い介入によりこのような症状の回避が期待できる。

2023（令和5）年の高齢社会白書によると，わが国の平均寿命と健康寿命（日常生活に制限のない期間）との差は，2019（令和元）年で男性8.73年，女性12.07年である。生活習慣を改善して健康的な日常生活を確立し，疾病や介護予防，健康寿命の延伸を達成して生活の質（QOL）を向上させることが重要である。

（1）健康の生物心理社会モデル

疾病の背景には医学的要因だけでなく，人がもつさまざまな心理的要因，および人間関係や経済問題などの社会的要因が心身に及ぼす影響が指摘されている。そこ

図5-1　メタボリックドミノの概念図

出典　日本臨牀 61（10），2003，p.1837-1843

で，1977年にエンゲル（G. Engel）は，疾病の病因の解明を優先するメディカル（生物医学）モデルの考え方ではなく，患者個人の生物的・心理的・社会的な3側面を考慮して理解していこうとする**生物心理社会モデル**（biopsychosocial model）を提唱した。すなわち，人々の環境・文化・生活習慣・友人関係等まで配慮しながら，健康や疾病に対処する考え方である。これは世界保健機関（WHO）憲章の健康の定義と共通性があり，病気のみを診るのではなく，「病人を診る」という視点が根底にあり，救命や疾患治療に対する医学の考え方をさらに発展させた。

1）生物的要因

生物的要因には，人体・組織・細胞・遺伝子・微生物などがある。生物学・医学的知見に基づいて診断や治療，リハビリテーションなどを行う生物医学的アプローチが必要である。

2）心理的要因

心理的要因には，他者との関係性，情緒の状態，自己効力感，認知，信念，感情，ストレス，対人関係などがある。認知心理学では，自分の健康または疾病の状態をどのように受け止めるかという認知過程が重要視される。心理療法や心理教育に基づき，認知や行動を修正して自分の病気や環境に対処する能力が改善できる。

3）社会的要因

社会的要因は生活環境全般であり，貧困・雇用状況などの経済的状態，都市化・工業化，人種・文化，教育，家族や地域の人々のソーシャルサポート等がある。患者を取り巻く家族のサポート，安価な福祉・医療サービス等の環境整備が重要である。

（2）生活習慣病，NCDs の概念

生活習慣病とは日常生活（食事・運動・飲酒・喫煙など），加齢，遺伝などが発症に関与する疾病であり，WHO は不健康な日常生活を原因として引き起こされ，生活習慣の改善により予防可能な疾患を**非感染性疾患**（NCDs）として，定義している*。特に悪性新生物，循環器疾患，糖尿病，慢性閉塞性肺疾患（COPD）が主要な NCDs として捉えられ，予防や管理のための包括的な取り組みが地球規模の課題である。

生活習慣病は加齢により罹患率が高まり，全死亡原因の中で上位を占めるため，かつては**成人病**と呼ばれ，早期発見・早期治療である 2 次予防に重点が置かれてきた。その後，生活習慣が発症や進行に深く関係することが明らかにされたため，1996（平成 8 ）年，厚生省（現・厚生労働省）公衆衛生審議会が健康的な生活習慣を確立するという**1 次予防を重視**するために提唱した**概念**である。生活習慣病の特徴には，①複数の要因が関係（加齢や遺伝要因，病原体やストレス，有害物質などの環境要因，食生活や運動習慣などの生活習慣要因など），②発症までの期間および有病期間が長い慢性疾患，③ 1 つの生活習慣病が他の生活習慣病の発症を誘発する連鎖性などがある。これらの特徴から，生活習慣病の発症や進行を防止するには，食生活・身体活動・休養などの生活習慣の改善を通した 1 次予防が重要である。わが国では，健康増進に関わる取り組みとして，「国民健康づくり対策」が1978（昭和53）年から数次にわたって展開されてきた。2024（令和 6 ）年度からは，第 5 次国民健康づくり対策である「21世紀における第 3 次国民健康づくり運動（**健康日本21（第 3 次）**）」が開始される。

（3）健康日本21

わが国では急速な少子高齢化と疾病構造の変化に伴い，国民の健康増進や疾病予防の積極的な推進が求められている。2000（平成12）年，国民健康づくり運動として**健康日本21**が開始され，2002（平成14）年に法的基盤を成す**健康増進法**が制定された。健康増進法には，①受動喫煙の防止，②特定保健用食品を特別用途食品の 1 つとして定義，③国民健康・栄養調査の毎年の実施，④食事摂取基準の設定，⑤がん検診の実施，⑥特定給食施設における栄養管理などが盛り込まれている。

1 ）わが国における健康増進の変遷と今後

わが国における健康増進は，「国民健康づくり対策」として1978（昭和53）年から数次にわたって展開されてきた（図 5 - 2 ）。2000（平成12）年に厚生省（現・厚生労働省）は，1 次予防を重視し，壮年期死亡の減少，および健康寿命の延伸と QOL の向上を目的とした「健康日本21」（21世紀における国民健康づくり運動，2000〜2012（平成12〜平成24）年）を発表して，9 分野・80項目について到達目標が設定された。次の健康日本21（第 2 次）（2013〜2023（平成25〜令和 5 ）年）では，健康日本21の最

＊代表的な生活習慣病は，わが国の死亡順位第 1 位，2 位，4 位である悪性新生物，心疾患，脳血管疾患（この三つの死因で約50％を占める）に加え，循環器疾患，糖尿病，慢性閉塞性肺疾患（COPD），痛風，骨粗鬆症，歯周病なども位置づけられる。メンタルヘルスや外傷なども NCDs に加えるという意見もある。

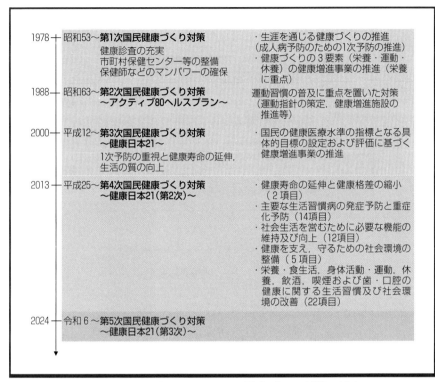

図5-2　わが国における国民健康づくり対策の流れ

終評価が反映され，健康寿命の延伸や健康格差の縮小，生活習慣病の発症予防と重症化予防の徹底など5つの基本的な方向に対応して，53項目について10年間の到達目標が示された。

　2024（令和6）年度からは健康日本21（第3次）が開始され，「健康寿命の延伸と健康格差の縮小」「個人の行動と健康状態の改善」「社会環境の質の向上」「ライフコースアプローチを踏まえた健康づくり」の4つを基本的な方向として，約50項目の到達目標が設定されている（図5-3）。

2. 身体活動，運動

（1）身体活動・運動の現状

　身体活動（生活活動・運動）は，健康づくりに欠かせない生活習慣であり，2024（令和6）年1月に厚生労働省は**健康づくりのための身体活動・運動ガイド2023**を策定し，身体活動の重要性を普及・啓発している。身体活動・運動ガイドでは，**メッツ**（MET：metabolic equivalent）という単位を用いる。メッツは，さまざまな身体活動の強度の指標であり，活動に必要な総エネルギー消費量を座位安静時代謝量の倍数として表す。座位安静時代謝量は，絶食せずに食後2～3時間後に座位で

図5-3 健康日本21（第3次）の概念図

出典 厚生労働省：令和5年健康日本21（第3次）推進のための説明資料

測定したエネルギー消費量であり，基礎代謝量の約1.2倍程度である。測定値には，姿勢の維持や精神的緊張により消費されるエネルギー，食事誘発性熱産生の一部が含まれている。座って安静にしている状態（1メッツ）が基準であり，普通歩行が3メッツに相当する。身体活動量は，身体活動の強度（メッツ）に身体活動の実施時間（時）をかけたもの（メッツ・時）である。

身体活動がもたらす生活習慣病の予防効果を示す研究から，健康づくりのための身体活動量は，成人では3メッツ以上の強度の身体活動（歩行またはそれと同等以上の身体活動）を毎日60分，週に23メッツ・時以上行うこととされている。そのうち3メッツ以上の強度の運動（息が弾み汗をかく程度の運動）を毎週60分，4メッツ・時以上，筋力トレーニング週2～3日行うことを目標としている。23メッツ・時/週の身体活動を歩数に換算すると，1日あたり8,000～10,000歩程度である。また4メッツ・時/週の運動は，速歩なら約60分，テニスなら約35分に相当する（巻末資料p.197参照）。

2019（令和元）年の国民健康・栄養調査の結果から，運動習慣のある者（1回30分以上の運動を週2回以上実施し，1年以上継続している者）の割合の年次推移を図5-4に，性・年齢階級別の結果を図5-5に示した。運動習慣のある者の割合は，男性33.4%，女性25.1%であり，この10年間では男性に有意な増減はないが，女性は有意に減少した。性・年齢階級別では，男性は40歳代で18.5%，70歳以上で42.7%，女性では30歳代で9.4%，70歳以上で35.9%であり，若年者より高齢者の方が運動習慣のある割合は男女ともに高い。健康日本21（第2次）では，2022（令和4）年度

図5-4　運動習慣がある者の割合の年次推移（20歳以上，2009～2019年）

資料　厚生労働省：令和元年国民健康・栄養調査

図5-5　運動習慣がある者の割合（20歳以上，性・年齢階級別，2019年）

資料　厚生労働省：令和元年国民健康・栄養調査

の運動習慣者の目標値を20～64歳では男性36％，女性33％，65歳以上では男性58％，女性48％と定めていたが，いまだ目標値には達していない。健康日本21（第3次）では，2032（令和14）年度の運動習慣者の目標値を20～64歳では男女ともに30％，65歳以上では男女ともに50％と定めた。

1）歩数の現状

2009～2019（平成21～令和元）年における20歳以上の1日の歩数平均値の年次推移を図5-6に，性・年齢階級別歩数の結果を図5-7に示した。平均値は男性6,793歩，女性5,832歩であり，この10年間でみると男性では有意な増減はなく，女性では有意に減少している。健康日本21（第3次）では日常生活における歩数の増加を目指し，2032（令和14）年度の歩数の目標値を20～64歳では男女ともに8,000

図 5 - 6　歩数の平均値の年次推移（20歳以上，2009～2019年）

資料　厚生労働省：令和元年国民健康・栄養調査

図 5 - 7　歩数の平均値（20歳以上，性・年齢階級別，2019年）

資料　厚生労働省：令和元年国民健康・栄養調査

歩，65歳以上では男女ともに6,000歩と定めた。

（2）身体活動・運動の健康影響

1）身体活動と生活習慣病の予防

　身体活動に取り組むことは，疾病予防だけでなく気分転換やストレス解消，QOL の向上につながる。一方で身体活動の不足は，肥満や生活習慣病発症，高齢者の自立度低下や虚弱の危険因子である。WHO は身体活動不足を，死亡に対する危険因子とし，高血圧（13%），喫煙（9 %），高血糖（6 %）に次ぐ第 4 位（6 %）として位置づけている。

　活発な身体活動を行うと，消費エネルギー量の増加と体力の向上により身体機能が活性化し，糖や脂質の代謝が活発となり，内臓脂肪の減少が期待される。加えて

骨格筋のインスリン抵抗性を改善して血糖値を低下させ，血管内皮機能や血流調節などを改善して降圧効果も得られる。さらに，リポプロテインリパーゼ（LPL）活性が増大し，トリグリセリド（中性脂肪）の分解を促進し，HDL コレステロールが増加する。これらの結果，血糖値や脂質異常，血圧の改善により生活習慣病が予防できる。

2）内臓脂肪減少のための身体活動量

腹囲 1 cm の減少は，約 1 kg の内臓脂肪の減少に相当する。それには運動によるエネルギー消費量の増加と食事改善によるエネルギー摂取量の減少を合わせて約7000 kcal が必要となる。1 か月で達成するには，1 日あたり約230 kcal の運動量または摂取エネルギーの減少が必要である。一般に，運動のみで体重を減量するよりも，食事改善と組み合わせた方が減量しやすく，内臓脂肪の減少量も大きい。

健康づくりのための身体活動量は，週に 4 メッツ・時程度の運動を目標としている。しかし内臓脂肪を確実に減少させるには，週に10メッツ・時程度かそれ以上の運動量が必要とされ，30分間の速歩を週 5 回行うとよい。食事摂取量を変えないまま週に10メッツ・時程度の運動量を負荷すると，1 か月で約 1 ～ 2 ％の内臓脂肪の減少が期待できる。

（3）健康づくりのための身体活動・運動ガイド

2006（平成18）年，厚生労働省は国民の健康づくりに向け，生活習慣病の予防に対する身体活動量や運動量，体力の基準値を「健康づくりのための運動基準2006」として，また，それを達成するための方法を「健康づくりのための運動指針2006（エクササイズガイド）」として策定した。2013（平成25）年には健康日本21（第 2 次）の開始に伴い，それぞれ**健康づくりのための身体活動基準2013**および**健康づくりのための身体活動指針（アクティブガイド）**として改訂された。改訂にあたり，従来の生活習慣病予防だけでなく，加齢に伴う生活機能低下予防のため，運動器症候群（ロコモティブシンドローム）や認知症の予防を含んだ内容となった。この身体活動基準や指針には，現在の身体活動量や体力の評価，それを踏まえた目標設定の方法，個人の身体特性および状況に応じた運動内容の選択，それらを達成するための方法が具体的に示されている＊。

さらに，2024（令和 6）年 1 月には，**健康づくりのための身体活動・運動ガイド2023**が公表された＊＊。ここではライフステージごと（成人，こども，高齢者）に身体活動・運動に関する推奨事項がまとめられている。また，WHO の「身体活動・座位行動ガイドライン」（2020年）を取り入れ，長時間連続した座位行動を中断する（30分ごとに 3 分程度立ち上がる）ことの重要性が述べられている（巻末資料 p.194参照）。

＊18～64歳の身体活動の基準は，3 メッツ以上の強度の身体活動を毎日60分（23メッツ・時/週）である。それは約6,000歩に相当し，日常の身体活動量にあたる2,000～4,000歩を加えると8,000～10,000歩となり，健康日本21（第 3 次）の目標とも整合がとれている。

＊＊アクティブガイドも改訂されるが，2024年 2 月現在未公表である。

3. 喫 煙 行 動

（1）喫煙の現状

1）習慣的に喫煙している者

　図5−8は，習慣的に喫煙している者の割合の年次推移である。習慣的に喫煙している者とは，たばこを「毎日吸っている」または「時々吸う日がある」と回答した者である*。わが国の**喫煙率**は，1966（昭和41）年の83.7%をピークに男女ともに減少傾向が続き，ピーク時の約1/4に減少している。しかし，世界的には決して低いとはいえず，若い世代の喫煙が多いことや受動喫煙防止対策の遅れが課題である。

　2019（令和元）年の国民健康・栄養調査によると，現在習慣的に喫煙している者の割合は16.7%であり，男女別でみると男性27.1%，女性7.6%で，この10年間ではいずれも有意に減少している（図5−8）。年齢階級別にみると，男性は40歳代が，女性では50歳代が最大である（図5−9）。

2）20歳未満の者の喫煙

　20歳未満の者の喫煙は，減少傾向を示している。「喫煙，飲酒等生活習慣の実態把握及び生活習慣の改善に向けた研究」（厚生労働科学研究費補助金）によると，2010〜2021（平成22〜令和3）年における喫煙率の推移は，中学1年男子（1.6%→0.1%），中学1年女子（0.9%→0.1%）であり，高校3年男子（8.6%→1.0%），高校3年女子（3.8%→0.6%）であった。20歳未満から喫煙を開始すると，悪性新生物など疾病に対するリスクが高く，ニコチン依存を形成しやすい。20歳未満の者に対する喫煙防止（防煙）や禁煙治療などの課題も多い。

3）禁煙意志の有無

　2019（令和元）年の国民健康・栄養調査によると，現在習慣的に喫煙している者のうち，たばこをやめたいと思う者の割合は26.1%であった。男女別にみると男性24.6%，女性30.9%であり，この10年間でみると女性では有意な増減はみられないが，男性では有意に減少した（図5−10）。常習的な喫煙者はニコチン依存症を形成し，禁煙の意志があってもやめられないことが多いことも影響している。

（2）喫煙の健康影響と社会的問題

1）たばこ煙に含まれる成分

　たばこ煙には約5,300種類の化学物質が含まれ，そのうち200種類以上が有害物質であると言われている。その1つは**一酸化炭素（CO）**であり，赤血球成分であるヘモグロビンの2価鉄に対して酸素の約200倍親和性が高い物質である。一酸化炭素はヘモグロビンと可逆的に結合し，ヘモグロビンの酸素運搬能を阻害して酸素欠

*2011，2012（平成23，24）年までは，これまでに合計100本以上，または6か月以上たばこを吸っている・吸っていた者のうち「この1か月間に毎日または時々たばこを吸っている」と回答した者を指した。

図5-8　現在習慣的に喫煙している者の割合の年次推移（20歳以上，2009～2019年）

資料　厚生労働省：令和元年国民健康・栄養調査

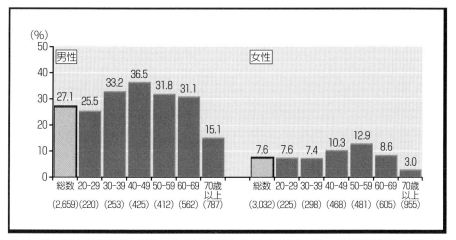

図5-9　現在習慣的に喫煙している者の割合（20歳以上，性・年齢階級別，2019年）

資料　厚生労働省：令和元年国民健康・栄養調査

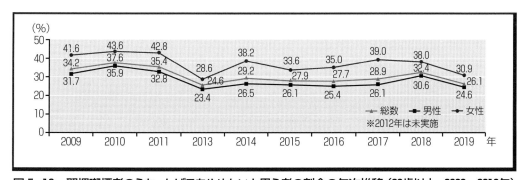

図5-10　習慣喫煙者のうち，たばこをやめたいと思う者の割合の年次推移（20歳以上，2009～2019年）

資料　厚生労働省：令和元年国民健康・栄養調査

乏症を引き起こす。呼気一酸化炭素濃度は，1日の喫煙本数とよく相関するため，禁煙外来では呼気一酸化炭素濃度測定が行われる。

　タールは，ヤニと呼ばれ，たばこのフィルターや歯などを黒く変色させ，発がん

●たばこの煙とダイオキシン●

　たばこの煙にはダイオキシン類が含まれ，濃度は一般ごみ焼却炉の濃度よりもはるかに高い。（ダイオキシン類の約90％は，一般ごみ焼却施設における炭素・酸素・水素・塩素を含むごみの低温燃焼により発生する。）毒性が強く，発がんプロモーション作用や催奇形性などが指摘されている。また，細胞内の核内受容体である芳香族炭化水素受容体（Ah受容体）に結合し，薬物代謝酵素であるCYP1Aの発現を誘導することが知られている。

性が指摘されている。また，ニコチンは中枢神経系のニコチン受容体に結合し，脳内報酬系からドーパミンの遊離を促進して，神経系に影響を及ぼすことで**ニコチン依存症**を引き起こす。

2）喫煙の健康影響

　喫煙は多くの疾患との関連が指摘されており，そのうち喫煙との関連が判明している**悪性新生物**も多い。非喫煙者と比較して喫煙者は悪性新生物による死亡率が高く，40歳以上の国民約26万人を対象に行われた「計画調査（1966～1981）」によると，咽頭がん（約32.5倍），肺がん（約4.5倍），食道がん（約2.2倍），膀胱がん（約1.6倍），胃がん（約1.5倍）である*。

＊年間の悪性新生物による死亡者数の約1/4は喫煙が原因と考えられ，禁煙すれば予防が可能である。

　喫煙は動脈硬化の促進因子であり，高血圧や虚血性心疾患（狭心症や心筋梗塞），脳血管疾患（脳梗塞や脳出血）などの**循環器疾患**への進行につながる。

　妊娠中の喫煙は胎児にも重大な影響を及ぼし，**低出生体重児**（2500g未満で生まれた児）のリスクを高める。喫煙には血管収縮作用があるため妊娠高血圧症を引き起こし，血液循環の悪化に伴い胎児に運ばれる栄養素が不足することが影響する。

　喫煙の健康への影響は，**ブリンクマン指数**によって予測することができる。ブリンクマン指数は，1日の喫煙本数に喫煙年数を掛けて算出する。例えば，1日40本を20年間喫煙している場合，ブリンクマン指数は $40 \times 20 = 800$ となる。表5－1のように，ブリンクマン指数は数値ごとに危険性が階層化され，禁煙治療における医療保険適用の要件にもなっている。

表5-1　ブリンクマン指数と疾病リスク

ブリンクマン指数	疾病リスク
400以上	肺がんが発生しやすく，厳重な注意が必要である
600以上	肺がん・COPDの高度な危険がある
1000以上	喫煙者における咽頭がん発病者の平均値
1200以上	肺がんに加え，咽頭がんの危険性が非常に高い

3）受動喫煙の影響

長期間にわたるたばこ煙の曝露は，慢性気管支炎や肺気腫を引き起こし，**慢性閉塞性肺疾患**（chronic obstructive pulmonary disease：**COPD**）へと進行する。「NICEスタディ（2001）」によると，わが国には40歳以上の人口の8.6%，約530万人のCOPD患者がいると推定される。COPD患者の90%以上は喫煙者であるが，約5%は長期間の受動喫煙者であるとされている。健康日本21（第2次）最終評価報告書によると，喫煙による超過死亡数は年間19万人であり，さらに**受動喫煙**による超過死亡数は約15,000人と推定されている。COPD患者の大多数が未診断，未治療の状態であるため，早期治療によりQOLを向上させること，禁煙により予防すること，受動喫煙対策が重要である。

（3）禁煙サポートと喫煙防止

喫煙対策の基本は，①20歳未満の者の喫煙防止（**防煙**），②受動喫煙の害を排除・減少させる環境づくり（**分煙**），③禁煙支援や節度ある喫煙（**禁煙支援・節煙**）である。健康日本21（第3次）においても喫煙対策は重要な課題であり，①成人の喫煙率の減少，②20歳未満の者の喫煙をなくす，③妊娠中の喫煙をなくす，④望まない受動喫煙がない社会の実現を目標にしている（巻末資料 p.191，193参照）。

20歳未満の者の喫煙は，成長期の心と体に重大な影響を及ぼすために**20歳未満の者の喫煙の禁止に関する法律**により禁じられ＊，20歳未満の者にたばこを販売した者に対しては罰則規定が盛り込まれている。2008（平成20）年，ICカード方式成人識別たばこ自動販売機が全国で導入され，自動販売機での購入には成人識別ICカード（taspo：タスポ）が必要になった。20歳未満の者を有害な喫煙から保護し，もし喫煙を始めた場合は早期に禁煙させ，治療することが必要である。

＊2022（令和4）年度から成人年齢が18歳以上となったのに伴い，法律名が「未成年者喫煙禁止法」から変更された。

厚生労働省は2013（平成25）年，禁煙希望者に対してより効果的な禁煙支援が行えるように，また職場の衛生管理者など多くの人がサポートできるように実践的にまとめた**禁煙支援マニュアル（第2版）**を公表した。2006（平成18）年には診療報酬改定により，新たにニコチン依存症管理料が新設され，禁煙治療に医療保険が適用されることとなった。

（4）受動喫煙防止

1）健康増進法の分煙規定

望まない受動喫煙を防止するため，多数の人が利用する施設の区分に応じて受動喫煙対策を諸外国並みに厳しくすることが求められた。2020（令和2）年4月から，**健康増進法**により学校や病院など多数の利用者がある公共施設では，施設管理者への受動喫煙防止対策の義務化が完全実施された＊。多くの施設において屋内が原則禁煙となり，屋内での喫煙には喫煙室の設置と標識掲示が義務づけられた。また，20歳未満の者は喫煙室への立入が禁止されている。

＊学校や病院など第1種施設は原則敷地内禁煙，工場やホテルなど第2種施設は原則屋内禁煙が義務づけられた。また，喫煙者にも公共の場での喫煙に対して罰則規定が盛り込まれた。

２）労働安全衛生法の分煙規定

労働者の受動喫煙防止のため，**労働安全衛生法**において事業者に受動喫煙防止対策を講じることが努力義務とされている。屋内を全面禁煙にして屋外喫煙所を設けることや十分な換気を行うことなどの対策が求められている。

（5）その他のたばこ対策

１）WHO の対策

WHO においても喫煙は NCDs のリスク要因と位置づけ，国際的に予防管理を求めることとした。たばこの消費・受動喫煙が，健康・社会・環境・経済に及ぼす破壊的な影響から，現在・将来の世代を保護するため，2005年に WHO による**たばこ規制枠組条約**（Framework Convention on Tobacco Control：FCTC）が発効し，世界初の公衆衛生分野における条約となった。①たばこ需要の減少目的の価格変更・課税，②公共の場での受動喫煙防止対策，③たばこの含有物規制，④たばこ製品パッケージの30％以上のスペースで健康警告の表示，⑤たばこ広告の原則禁止，⑥喫煙の健康影響への教育，⑦20歳未満の者への販売禁止などの内容が盛り込まれている。

WHO は，毎年5月31日を**世界禁煙デー**とし，厚生労働省は世界禁煙デーを初日とする1週間を**禁煙週間**と定めて啓発活動を実施している。

２）禁 煙 治 療

わが国では喫煙に伴うニコチン依存症に対する**禁煙補助薬**として，ニコチン製剤：①貼付剤（パッチ）（医療用・一般用（OTC））・②ガム（一般用），③バレニクリン（チャンピックス®）（医療用）の3種類が使用可能である（表5-2）。

表5-2　禁煙補助薬の種類と特徴

	貼付剤 （パッチ）	ガム	飲み薬 バレニクリン（チャンピックス®）
用法	1日1回1枚 貼付場所は毎日変える	喫煙したくなったとき，1回1個を30～60分かけてゆっくり噛む。 禁煙前の喫煙本数：使用個数 20本以下：4～6個/日 21～30本：6～9個/日 31本以上：9～12個/日 （1日最大24個まで） 禁煙に慣れてきたら個数を減らす 使用期間は3か月	次第に増量していく 1～3日目　0.5mg/回，1日1回 4～7日目　0.5mg/回，1日2回 8日目以降　1.0mg/回，1日2回 投与期間は12週間
特徴	・禁煙してから開始 ・妊婦は禁忌 ・食欲抑制効果 ・使用方法が簡単	・禁煙してから開始 ・妊婦は禁忌 ・食欲抑制効果 ・突然の喫煙欲求に対応可能	・禁煙開始日の1週間前から服用可能 （喫煙中にも服用可能） ・妊娠中も使用可能 ・ニコチンを含まない

表5-3　禁煙治療に医療保険が適用される条件

①ただちに禁煙することを希望していること
②ニコチン依存についてのスクリーニングテスト（TDS）の結果が5点以上（10点満点中）で，ニコチン依存症と診断されること
③ブリンクマン指数が200以上
④禁煙治療の標準手順書に沿った禁煙治療について説明を受け，その禁煙治療を受けることを文書により同意すること

初回の診察で以上の4つの条件をすべて満たすことを確認し，医師が禁煙治療が必要と認めた場合は医療保険適用となる
（35歳未満は③の要件が廃止され，若年者に対する禁煙治療が可能となった）

　バレニクリンは禁煙の意志を確認し，禁煙外来でニコチン依存症と診断後に処方される。①ニコチン切れ症状を軽くする，②禁煙中に喫煙した場合，おいしいと感じにくくさせる特徴がある*。

　喫煙によるニコチン依存症に対しては**禁煙外来**を受診し，**禁煙治療**を開始することが重要である。禁煙治療が医療保険適用となるには4つの条件がある（表5-3）。

4. 飲酒行動

（1）飲酒の現状

　2019（令和元）年の国民健康・栄養調査によると，飲酒習慣がある者（週に3日以上飲酒し，1日あたり1合以上を飲酒する者）の割合は20.5％であり，男女別では男性33.9％，女性8.8％で，いずれも横ばいの傾向が続いている。

　一方，生活習慣病のリスクを高める量（1日あたりの純アルコール摂取量が男性40ｇ以上，女性20ｇ以上*）を飲酒している者の割合の年次比較を図5-11に示したように，2019（令和元）年は男性14.9％，女性9.1％であり，年齢階級別にみると男性では40歳代が21.0％で最も高く，女性は50歳代が最も高く16.8％であった（図5-12）。

（2）飲酒の健康影響と社会的問題

1）アルコールの代謝

　アルコール（エタノール）の代謝は，主に肝臓で2つの特異的代謝酵素が関わる。エタノールは，肝細胞可溶性画分に存在する**アルコール脱水素酵素（ADH）**によりアセトアルデヒドに酸化される。さらにアセトアルデヒドは，肝ミトコンドリア画分に存在する**アルデヒド脱水素酵素（ALDH2）**により酢酸に酸化され，最終的にTCA回路に流入してエネルギー源として使われ，水と二酸化炭素になる（図5-13）。

　また習慣的な飲酒により，小胞体膜（肝ミクロソーム画分）に存在する薬物代謝酵素**シトクロムP450（CYP2E1）**の発現が誘導され，エタノールのもう1つの代謝経

*①の効果は，バレニクリンがニコチン受容体に結合し，ニコチンと比較して快楽を感じるドーパミンを少量放出させることで，イライラなどニコチン切れ症状を軽減することによる。②の効果は，ニコチンがニコチン受容体に結合することをブロックし，禁煙中の一服がおいしいという満足感を感じなくさせることによる。

*純アルコール量20gは清酒1合（180mL）に含まれる量であり，他にはビール・発泡酒中瓶1本（500mL），チュウハイ7度（350mL），ワイン2杯（240mL）の量にほぼ相当する。

⚡ **CYP2E1**
　肝ミクロソーム画分に存在するミクロソームエタノール酸化酵素系（MEOS）の本体である。

図5-11　生活習慣病のリスクを高める量を飲酒している者の割合の年次推移（20歳以上，2010～2019）

資料　厚生労働省：令和元年国民健康・栄養調査

図5-12　生活習慣病のリスクを高める量を飲酒している者の割合（20歳以上，性・年齢階級別，2019年）

資料　厚生労働省：令和元年国民健康・栄養調査

図5-13　アルコール（エタノール）の代謝

●メタノールの健康被害●

　粗悪な密造酒には，エタノールに構造が似たメタノール（CH_3OH）が混入することがある。もしメタノールを誤飲すると，ADH によりホルムアルデヒドに，次いで ALDH2によりギ酸に代謝される。ギ酸が視神経を傷害して失明を引き起し，ロシアなど諸外国で密造酒の飲酒による失明がたびたび報道されている。メタノールは多くの健康障害を引き起こすため，劇物に指定されている。

路が亢進する。お酒は練習すれば強くなると言われるのはこのためである。

　一方，大量の飲酒は健康に悪影響を及ぼす。肝臓でのエタノールの代謝に伴い，肝臓での**トリグリセリド**（中性脂肪）の合成が促進される。大量飲酒の場合，血中のトリグリセリドは飲酒量に比例して増加し，高トリグリセリド血症を引き起こして脂肪肝の原因となる。1000 mg/dL を超える重症の高トリグリセリド血症は**急性膵炎**のリスクとなる。また，アセチル CoA も過剰に生成され，TCA 回路へ流入する以外に**ケトン体**（アセト酢酸・β-ヒドロキシ酪酸・アセトン）に代謝され，**ケトアシドーシス**をきたす。

2）アルコール代謝能の遺伝的要因

　エタノールを代謝する ADH と ALDH2の酵素活性は，**個人差や人種差**が大きいことが知られている。日本人の約9割は欧米人に比べて ADH 活性が高い一方，約4割は ALDH2活性が低い。日本人は，この酵素活性の差により血中アセトアルデヒド濃度が高くなりやすく，飲酒後の悪酔い・二日酔いがもたらされることで，お酒が弱い要因になっている。アルコールパッチテストや遺伝子検査により，アルコールに対する適性を判定することができる。

3）飲酒の健康への影響

　アルコールは発がん因子として知られ，直接的な影響を受ける部位を中心に口腔がん・咽頭がん・食道がん・肝臓がんなどのリスクが上昇する。また肝炎や脂肪肝，肝硬変などの**アルコール性肝障害**の要因となる。アセトアルデヒドはミトコンドリアを傷害し，血中の m-AST（m-GOT）値が上昇する。

　多量の飲酒は，過剰なエネルギー摂取につながるうえ，肥満や糖尿病，脂質異常症などの生活習慣病や動脈硬化症による**循環器疾患**を発症するリスクを高める＊。

4）飲酒行動とその影響

　ストレスが多い者は，毎日の習慣的な飲酒や酒量の増加につながる傾向にある。長期間にわたる大量の飲酒により**アルコール依存症**を形成し，それは薬物依存などと比較しても依存性は強い（表5-4）。2020（令和2）年の患者調査によると，アルコール依存症の推計患者数は1万人を超え，総患者数は5.2万人と推計されている。また，2018（平成30）年の成人の飲酒行動に関する全国調査では，アルコール依存

＊習慣的な飲酒は痛風結節を引き起こす。ビールやレバー，白子などのプリン体が多い食品を摂取すると，キサンチンオキシダーゼによる尿酸への代謝が増加し，高尿酸血症へと進行する。足の親指の関節などで尿酸が析出し，激痛を伴う痛風結節を発症する。

表5-4　主な依存性物質の特徴

依存性物質	中枢作用	精神依存 （精神衝動的な欲求）	身体依存 （やめると禁断症 状が出る）	耐性 （次第に量が増える）
アルコール 催眠薬・抗不安薬	抑制	＋＋	＋＋＋	＋＋
覚せい剤	興奮	＋＋＋	＋	＋
大麻	抑制	＋＋	－	－

出典　田中千賀子，加藤隆一，成宮周編：NEW 薬理学（第7版），南江堂，2017

表5-5　エタノール血中濃度と中毒症状

血中濃度（mg/100 mL）	症状
50以下	脱抑制行為（行動活発・おしゃべり・興奮・自制心欠如など）
50〜200	情緒不安定・感覚機能低下・運動能力低下・思考判断力低下
200〜300	錯乱・視力障害・言語障害・記憶喪失
300〜350	昏迷・意識喪失
350〜600	昏睡・呼吸中枢麻痺・循環器不全・死亡

出典　田中千賀子，加藤隆一，成宮周編：NEW 薬理学（第7版），南江堂，2017

症の生涯経験者は54万人を超えるとの報告がある。

　血中アルコール濃度が上昇するにつれ，正常な身体機能が低下して健康に影響を及ぼす（表5-5）。飲酒による暴力や飲酒運転など日々飲酒に起因する事件・事故が報道されており，社会全体での適正な飲酒への取り組みが課題である。

（3）アルコール対策と適正飲酒

1）生活習慣病のリスクを高める量の飲酒

　健康日本21（第2次）では，生活習慣病のリスクを高める量を飲酒している者の割合の減少を目標とし，男性13％以下，女性6.4％以下を目標値としていた。しかし，2019（令和元）年では男性14.9％，女性9.1％，男女合わせた総数では11.8％であり，目標は未達成であった。最終評価では男性：変わらない，女性：悪化していると評価された。

◻機会飲酒
社交的な場など，機会があるときだけ飲酒すること。

　悪性新生物・高血圧・脳出血・脂質異常症など，飲酒に関連する多くの健康問題のリスクは，1日平均飲酒量とともにほぼ直線的に上昇することが多くの研究から示されており，飲酒量は少ないほどよい。一方，全死亡率・虚血性心疾患・脳梗塞については，飲酒量との関係が比例関係にあるとは限らない。しかし，男性は純アルコール44 g/日（日本酒2合/日）程度以上，女性は22 g/日（日本酒1合/日）程度以上の飲酒で非飲酒者や機会飲酒者に比べてリスクが高くなる。

　一般に女性は男性に比べ，肝臓や膵臓などに飲酒による臓器障害を発症しやすく，アルコール依存症に至る期間も短い。健康日本21（第3次）では，現行の目標

（男性：13%，女性6.4%）の達成をまずは目指し，2032（令和14）年度に男女合わせた総数で10%以下を達成することを目標としている（巻末資料 p.191参照）*。

2）20歳未満の者の飲酒

　20歳未満の者はアルコール分解能力が未発達であるため，アルコールの身体的・精神的な影響を大人よりも受けやすく，急性アルコール中毒に陥りやすい。飲酒開始年齢が早いほど将来のアルコール依存症や全身の臓器障害のリスクが高くなる。また脳の神経細胞に悪影響を及ぼし，記憶力や学習意欲など脳機能の悪化による学習成績の低下が判明している。このような医学的知見に基づき，20歳未満の者の飲酒は**20歳未満の者の飲酒の禁止に関する法律**で禁止されている*。

　20歳未満の飲酒の状況は，2010〜2017（平成22〜29）年において，高校3年男子（21.6%→10.7%），高校3年女子（19.9%→8.1%）であり，減少傾向にある。健康日本21（第2次）の最終評価では，現時点で目標値に達していないが，改善傾向にあると評価された。健康日本21（第3次）においても引き続き20歳未満の者に対する飲酒を0%にする目標が設定されている（巻末資料 p.191）。

3）妊娠中の飲酒

　妊娠中の飲酒は胎児に影響が大きく，**胎児性アルコール症候群**（FAS）による中枢神経系の異常，発育不全，容姿の異常などが発生する危険性がある。FAS が防止できる安全な飲酒量は不明であり，妊娠中または妊娠しようとしている女性には禁酒が求められる。妊娠中の飲酒は，2010〜2019（平成22〜令和元）年において，8.7%→1.0%であり減少傾向にある。妊娠中の飲酒0%の目標達成が見込まれている。

4）今後必要となるアルコール対策

　2010（平成22）年，WHO により**アルコールの有害な使用を低減するための世界戦略**が採択され，アルコール関連問題を低減するための具体的な対策が10分野に渡って示された。その後2013（平成25）年に，WHO は NCDs の予防とコントロールのため，「Global Action Plan 2013−2020」を策定し，アルコールの有害な使用を少なくとも10%削減することを掲げている。

　これを踏まえ，わが国でもアルコール健康障害対策のため，2013（平成25）年に**アルコール健康障害対策基本法**が成立した。アルコール健康障害とは，アルコール依存症および多量の飲酒，20歳未満の者の飲酒，妊婦の飲酒などの不適切な飲酒の影響による心身の健康障害をいう。アルコール健康障害は，本人の健康の問題にとどまらず，家族にも深刻な影響を及ぼし，重大な社会問題を生じさせる危険性が高い。アルコール依存症対策（専門医療機関の整備・保健所などでの相談や指導），貧困・低所得・孤独・高齢者など社会問題と関連する者への飲酒対策，20歳未満の者に対する自動販売機での販売禁止など，総合的な取り組みが重要である。

＊ WHO の飲酒ガイドラインでは，アルコールに関連するリスクが上昇する閾値を，男性は40 g/日，女性は20 g/日と定めている。先進諸国のガイドラインでは，許容飲酒量に男女差を設け，女性は男性の1/2〜2/3程度としている。

＊2022（令和4）年度から成人年齢が18歳以上となるのに伴い，法律名が「未成年者飲酒禁止法」から変更された。

5. 睡眠，休養，ストレス

（1）睡眠と生活リズム

　人は1日を約24時間のリズム（サーカディアンリズム：circadian rhythm）で生活する。身体にある**生体時計**は1日約25時間であるが，脳の視床下部にある視交叉上核と呼ばれる領域に時計遺伝子があり，光を認識することによって生体時計が調節される。夜型など日光にあたらない生活，夜遅くまで明るい照明やパソコンなどの強い光を見るような生活は，生体時計を乱して生活習慣病を引き起こす危険性を高める。朝，太陽の光を浴びることで毎日脳の生体時計を調節する必要がある。

　人は睡眠と覚醒を交互に繰り返して正常な精神活動を営むが，それには脳の意識水準を司る視床と脳幹網様体が重要である。末梢から感覚刺激が脳幹網様体に入ると多くのシナプスを通りながら視床で神経細胞（ニューロン）を交代し，大脳皮質に広く投射して意識水準を高めている。これは上行性脳幹網様体賦活系と呼ばれ，活性化により覚醒状態がもたらされ，抑制により睡眠が誘発される。

　睡眠は，脳波パターンの変化や眼球運動，筋緊張などを合わせて**レム睡眠**（REM：急速眼球運動）と**ノンレム睡眠**に分けられる。ノンレム睡眠は，全睡眠の70～80％を占め，睡眠深度から4相に分けられ，脳波は睡眠が深くなるにつれ高振幅徐波に変化する。筋肉は一定の活動状態にあり，寝返りが可能である。一方，レム睡眠は全睡眠の20～30％を占める。急速な眼球運動が起こり，筋肉は著しく弛緩する。脳波は低振幅速波の覚醒パターンを示すため，夢体験が高い確率で現れる。

（2）睡眠障害と睡眠不足の現状，睡眠ガイド

1）睡眠時間

　2019（令和元）年の国民健康・栄養調査では，1日の平均睡眠時間は「6時間以上7時間未満」の割合が最も高く，男性32.7％，女性36.2％である。「6時間未満」

●レム睡眠と夢●

　夢を見ている時の80％はレム睡眠である。レム睡眠時は，筋肉が弛緩して体に力が入らず，誰かに襲われる悪夢を見ても逃げたり殴ったり自分を防御する行動ができない。レム睡眠は明け方に多くなるが，若い時はノンレム睡眠の方が顕著である。一方で高齢者は，レム睡眠の方が強調され，睡眠時間は十分でも夢ばかり見て熟睡感が得られないことも多い。不安や恐怖などの悪い感情を司る大脳辺縁系の活動が相対的に活発になり，自分の病気や友人の死なども影響して悪夢が多くなる。運動はノンレム睡眠を深くしてレム睡眠を弱め，睡眠の質を改善させる効果が期待できる。

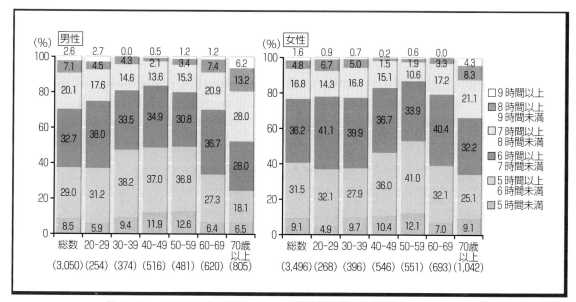

図 5 -14　1 日の平均睡眠時間（20歳以上，性・年齢階級別，2019年）

資料　厚生労働省：令和元年国民健康・栄養調査

図 5 -15　睡眠の質の状況（20歳以上，男女別，2019年）

資料　厚生労働省：令和元年国民健康・栄養調査

の割合は，男性37.5％，女性40.6％であり，性・年齢階級別では男女ともに50歳代で最も高く男性49.4％，女性53.1％である（図 5 -14）。また睡眠で休養が十分にとれていない割合は，2009～2018（平成21～平成30）年において18.4％→21.7％であり，有意に増加している。

2 ）睡 眠 の 質

　睡眠の質の状況（ 1 か月間に週 3 回以上あったこと）については，男女とも「日中，眠気を感じた」とする者が最も多く，男性32.3％，女性36.9％である（図 5 -15）。次いで，「夜間，睡眠途中に目が覚めて困った」とする者が多く，男性25.4％，女

性25.9%である。

3）健康づくりのための睡眠ガイド

睡眠による休養・心の健康づくりのための取り組みとして，2003（平成15）年に厚生労働省は「健康づくりのための睡眠指針〜快適な睡眠のための7箇条〜」を策定した。2013（平成25）年度から健康日本21（第2次）が開始され，睡眠の重要性を一層周知する必要から，2014（平成26）年に**健康づくりのための睡眠指針2014〜睡眠12箇条〜**として改訂された。さらに，2024（令和6）年2月には**健康づくりのための睡眠ガイド2023**が公表された（巻末資料 p.196）。

近年，24時間社会の拡大により，国民の睡眠を取り巻く環境は大きく変化した。睡眠不足は食事や運動などの生活習慣を乱し，高血圧や循環器疾患，メタボリックシンドロームなどの生活習慣病の危険性を高める＊。さらに，作業能率や生産性の低下をきたし，事故やヒューマンエラーにつながる危険性がある。疲労感や注意集中力低下，眠気や意欲減退，情緒不安定など心の健康にも強く影響する。また睡眠不足や不眠症には，**睡眠時無呼吸症候群**（SAS：睡眠時に呼吸停止や低呼吸になる疾病），**むずむず脚症候群**（下肢静止不能症候群：ふくらはぎや足先がむずむずする疾病），ナルコレプシー（日中に突然眠気に襲われる疾病）などの睡眠障害が存在する可能性がある。定期的な運動や規則正しい食生活などにより，よい睡眠による健康づくりを進めていかなければならない。

（3）休養の概念と休養指針

子どもから高齢者まで人が健康に生活するためには，栄養・運動面でバランスをとり，休養が日常生活に適切に取り入れられた生活習慣を確立することが重要である。そのため，休養の普及・啓発を目的として，厚生省（現・厚生労働省）は，1994（平成6）年に**健康づくりのための休養指針**を策定した（巻末資料 p.196）。

健康づくりのための休養には，「休む」ことと「養う」ことの2つの要素が含まれている。「休む」とは，仕事や活動によって生じた心身の疲労を回復し，元の活力ある状態に戻して健康を保つことである。「養う」とは，明日に向かっての鋭気を養い，身体的・精神的・社会的な健康能力を高めることである。

このような休養を達成するため，単に横になって過ごすのではなく，1日の中にリラックスする時間や自分を見つめる時間をもつことである。加えて，趣味やスポーツなどの楽しみや生きがいを見つけ，ボランティア活動やサークル活動など，社会活動に参加して様々なコミュニケーションを図ることも大切である。休暇を活かして疲れをとり，ゆったりとした時間を過ごして心身を調整し，生活の基盤である家族の関係を築いて将来へ備えることが真の休養につながる。健康日本21（第3次）では，睡眠時間が十分に確保できている者を2032（令和14）年度までに60％に増やす目標が加えられた。また，週労働時間60時間以上の雇用者の割合を2025（令和7）年度までに5.0％にまで減少させることとしている（巻末資料 p.190）＊。

＊レプチン（食欲抑制作用を有するホルモン）を低下させ，グレリン（食欲亢進作用を有するホルモン）を亢進するなど肥満を導く。また，前頭前野や大脳辺縁系の代謝活性を低下させ，コルチゾルの分泌を増加させて不安や抑うつなど心の健康にも影響を及ぼす。

（4）ストレスの概念とストレスマネジメント

1）ストレス

　アメリカの生理学者キャノン（W. B. Cannon）はホメオスタシス（生体恒常性）の概念を確立した。ホメオスタシスとは，生体が動的平衡により内外の様々な変化に応じ，形態や生理的状態を一定に保つことであり，体温や血圧，体液量や pH・浸透圧などの血液の性質など，生体の性状や性質，血糖値・血漿脂質量・血球数などの血液の成分などが一定範囲に保たれていることをいう。正常値から逸脱した場合はホメオスタシスを維持する機構に異常が生じたことになる。またストレスとは，ホメオスタシスを維持できず，生理機能の平衡状態に乱れを生じさせるような強い外部負荷であると提唱した。

　一方カナダの生理学者セリエ（H. Selye）は，1930年代にストレスを「外界からのあらゆる要求に対し，生体が起こす非特異的反応」と提唱した。寒暖や騒音，精神緊張など生体反応を引き起こす外部からの非特異的刺激をストレッサーと呼び，下垂体前葉－副腎皮質の内分泌系を中心とする全身性の反応をストレスと呼んだ。そして，このストレス反応が環境の変化に対する生体の防御反応として，短期的には適応的に働くことを見出した。セリエのストレス学説は生物学的性格が強いのに対し，その後の研究ではストレスを心理学的観点から捉えることが多くなった。

2）ストレスマネジメント

　ストレス反応の軽減を目的とした介入のことを**ストレスマネジメント**という。セリエは，内部環境の破壊を起こさない程度のストレス刺激に繰り返し曝露された生体では，曝露初期には強い生理機能の変化を起こすが，次第にこれらの反応が沈静化して生体活動の安定性を回復し，ストレスに対する抵抗性を獲得して適応するとした。ストレスに対する正しい知識や対処方法を身につけるなどのストレスマネジメントにより，強いストレス反応を受けないように調整することが可能である。健康日本21（第3次）では，気分障害・不安に相当する「心理的苦痛を感じている者」の割合を9.4％に減少させることを目標にしている（巻末資料 p.192参照）。

6. 歯科保健行動

（1）歯の健康と食生活

　歯の健康は食生活や QOL，健康寿命に大きく影響し，人生を決定づける要因の1つになる。歯の喪失で食事の咀嚼が困難になると食生活に大きな影響が生じる。また虫歯（う歯）や歯周病は全身の健康に悪影響を生じ，様々な疾患に対するリスクを高める。2019（令和元）年の国民健康・栄養調査によると，「何でもかんで食べることができる」者の割合と20本以上歯を有する者の割合は，60歳代から大きく低

図5-16　「何でもかんで食べることができる」者の割合と歯の保有状況（20歳以上，男女計・年齢階級別）

資料　厚生労働省：令和元年国民健康・栄養調査

下する（図5-16）。咀嚼能力の低下により食事内容に偏りが生じると，栄養の摂取状況にも影響する。歯の喪失が進むと食物繊維が豊富な野菜類や赤身肉など硬い食品を避け，炭水化物が多くて柔らかい食品を好む傾向にあり，栄養摂取に偏りが生じる。

　甘味食品や飲料の摂取は，う歯の発生に強く関係する。口腔内や歯の表面に残った糖質を**ミュータンス菌**が分解・発酵することで有機酸（乳酸など）が産生され，有機酸は歯の表面（エナメル質など）のカルシウムを溶かすことでう歯が発生する。そのため，適切な甘味食品や飲料の摂取習慣，および食後の正しい歯みがき・ブラッシング・歯間部の手入れが重要である。

　キシリトールなどの**糖アルコール**は，低カロリーでう歯になりにくい代用甘味料として用いられ，その機能性から特定保健用食品の認可を受けた食品もある。糖アルコールはアルドースやケトースのカルボニル基を還元して作られ，ブドウ糖（グルコース）やショ糖（スクロース）などと比較して，①う歯のリスクは低い，②吸収されにくいために低カロリー，③甘味度は同等かやや低いという特徴がある。

（2）歯・口腔と全身の健康

1）疫　　学

　歯科疾患は有病率が高く，2021（令和3）年の学校保健統計調査によると，う歯の有病率は幼稚園児・小学生では1位，中高校生では2位である（p.161参照）。2022（令和4）年の国民生活基礎調査では，通院者率の上位5傷病のうち，「歯の病気」は男性5位，女性4位である（図5-17）。また，2020（令和2）年度の国民医療

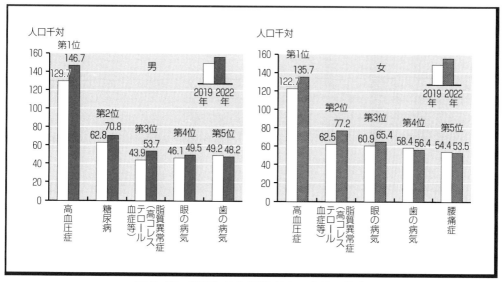

図5-17　性別にみた通院者率の上位5傷病

資料　厚生労働省：令和4年国民生活基礎調査

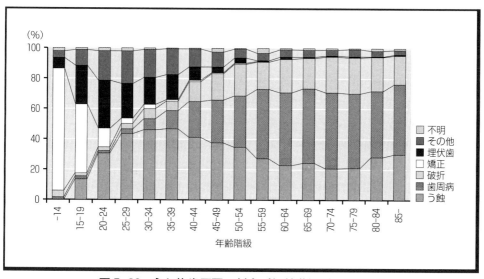

図5-18　主な抜歯原因の割合（年齢階級別，2018年）

資料　8020推進財団：平成30年永久歯の抜歯原因調査

費のうち，歯科診療医療費は7.0％を占めている。

2）歯の喪失

　う歯や歯周病を有する者が適切な処置を受けず，ケアを怠ると最終的には歯の喪
失を招く。2018（平成30）年の「永久歯の抜歯原因調査」（8020推進財団）によると，
抜歯原因の29.2％がう歯，37.1％が歯周病である。年齢別では30歳前後まではう歯
による抜歯の割合が増加，30歳代から50歳代にかけては歯周病による抜歯の割合が
増加し，それ以上の年代ではほぼ一定だった（図5-18）。

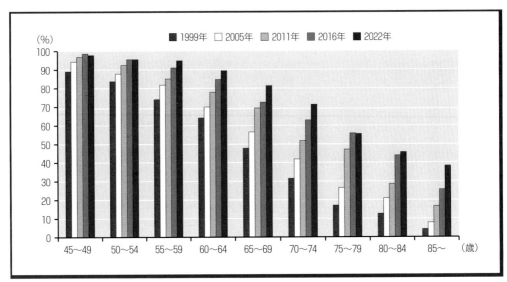

図5-19 20本以上の歯を有する者の割合の年次推移

資料 厚生労働省：令和4年歯科疾患実態調査

1989（平成元）年より80歳になっても自分の歯を20本以上残そうとする**8020**（ハチマルニイマル）**運動**が推進されている。「一生自分の歯で食べる」ことを目標にした標語であり，80は男女合わせた平均寿命，20は硬い食べ物も満足して食べるために必要な歯の本数を表している。2022（令和4）年の「歯科疾患実態調査」によると，8020達成者の割合は年々増加傾向にあり（図5-19），2022年には51.6%に達すると推計され，1人平均現在歯数についても80～84歳で15.6本，85歳以上で14.0本であり年々増加傾向にある。

3）う　歯

う歯は乳幼児期や学齢期に有病率が高いが年々減少傾向にあり，2022（令和4）年の歯科疾患実態調査によると，5歳児のう歯有病率17.6%，1人平均う歯数0.7本であり，10～14歳の永久歯のう歯有病率31.7%，1人平均う歯数は1本以下と改善している。一方で成人期のう歯の状況は，30歳以上のう歯有病率は90%以上に達し，45歳以上60歳未満では100%に近い。また，45歳以上の1人平均う歯数は10本を超え，緩やかな改善傾向を示してはいるが，なお今後の課題である。

年齢が高くなるにつれ，重度のう歯を治療してクラウンやブリッジなどで修復した歯が占める割合が高くなる*。これらは歯の神経を取る抜髄をした無髄歯であるため，有髄歯に比べて歯を失うリスクは高く，日々のメンテナンスが重要である。

4）歯　周　病

わが国では，歯周病の程度を表す指標として地域歯周疾患指数（CPI）が用いられている。4mm以上の歯周ポケットをもつ者の割合は，年齢とともに増加し，25歳以上で30%以上，65歳以上では半数を超える（図5-20）。

歯周病は全身の疾患とも関連する。動脈硬化に伴う心疾患や脳血管疾患は，飲酒

*成人では，過去に治療歴がある歯に二次的に発生する二次う歯の割合が増加し，高齢者では，歯肉の退縮により露出した歯根面に発生する根面う歯の割合が顕著に高くなる。

□ CPI
専用に開発されたプローブを使用して歯周ポケットの深さを測定し，歯肉出血や歯石，歯周ポケットの深さにより評価する。

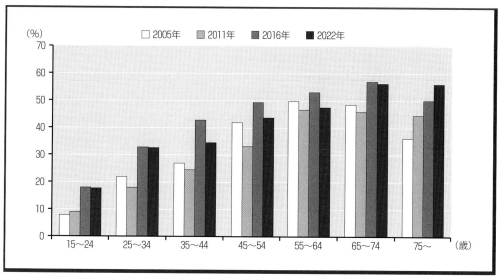

図5-20　4mm以上の歯周ポケットを有する者の割合の年次推移
資料　厚生労働省：令和4年歯科疾患実態調査

や喫煙，メタボリックシンドロームなどの生活習慣に加え，歯周病も発症リスクを高める。歯周病菌が血流に乗り，全身に移行すると血管内皮細胞に付着，侵入して炎症を招いて動脈硬化症を引き起こす＊。

歯周病は糖尿病の合併症に位置づけられ，互いに負の影響を及ぼし合う。炎症した歯肉から TNF-α や IL-1 などの炎症性サイトカインが全身に放出され，インスリン抵抗性が高まって糖尿病が悪化する。糖尿病の悪化は歯周病のさらなる悪化を招き，サイトカインを大量に放出するようになるという悪循環に陥る。

高齢者の**誤嚥性肺炎**の原因菌の多くは歯周病菌であると指摘されている。肺や気管への食べ物の流入は咳により防止されるが，高齢者はこの機能が衰えるために誤って肺や気管への流入が生じる。この時，食べ物と一緒に口腔内の細菌も気管から肺に流入し，免疫力が弱い高齢者は誤嚥性肺炎を発症する。そのため，予防には口腔ケアと歯周病コントロールが重要となる。

（3）歯科口腔保健行動

1）う歯予防対策

フッ化物は歯のエナメル質を強化し，酸に溶けにくくするため，フッ化物の使用は歯質の強化対策としてう歯予防に効果的である。

フッ化物洗口は厚生労働省の「フッ化物洗口ガイドライン」で推奨され，4歳から14歳までの期間に実施することが特に効果があるとされている＊。この他全ての世代で実施できるセルフケアとして，豊富な種類のフッ化物配合歯磨き剤が世界的に使用されている。また海外では広く水道水フッ化物濃度調整（**水道水フロリデーション**）が実施されているが，日本では未実施である。

＊炎症やサイトカイン産生などが惹起されると，マクロファージが集積し，歯周病菌や壊死細胞，LDL コレステロールなどを貪食して泡沫細胞となり，最終的にアテローム性プラークが形成される。

＊洗口液で約30秒間ブクブクうがいをして全ての歯にまんべんなく洗口液がゆきわたるように行い，洗口後30分間は飲食物をとらないようにする。

　一方，小児に対するう歯の予防対策として**シーラント**が行われており，歯ブラシが届きにくい奥歯の噛み合わせ部分の溝に対し，フッ素を配合した樹脂を埋めてう歯になりにくくする処置がとられている。

2）歯周病予防対策

　歯周病の予防には口腔清掃をこまめに行い，口腔内を清潔に保ってプラーク（歯垢）コントロールや歯周病菌を除去することが重要である。日々のセルフケアでは，歯ブラシを的確に使用したブラッシング，およびデンタルフロスや歯間ブラシを使用した歯周病の好発部位である歯間部清掃を行う方法が効果的である。

　しかし，セルフケアだけでは全ての汚れを落としきれないため，歯の表面にプラークや石灰化した歯石が蓄積・沈着する。歯科医院などの医療機関による専門的なケアとして専門的歯面清掃・歯石除去（PMTC）が普及しており，定期的に歯面清掃やフッ化物歯面塗布を受けるとよい。

（4）歯科口腔保健対策

　わが国では歯科保健の状況を把握するため，1957（昭和32）年から6年ごとに「歯科疾患実態調査」が実施され，歯科保健医療対策の基礎資料として活用されている＊。歯科保健対策は，従来はう歯の予防が中心だったが，近年は歯周疾患に対しても重点が置かれている。加えて，高齢者や寝たきり者に対する口腔ケアの重要性が認識されている。

＊2016（平成28）年の同調査より5年ごとに実施される。

　2011（平成23）年に**歯科口腔保健の推進に関する法律**が施行され，生涯を通じた歯科疾患の予防，口腔機能の維持や向上などの具体的な目標値を定め，口腔の健康保持に関する総合的な施策が推進されている。ライフステージに応じた歯科保健対策が実施され，①幼児期は歯口清掃の指導，②学齢期は永久歯う歯の予防や早期治療，③成人期は歯周疾患の早期治療，④高齢期は8020運動の推進である。

　歯科疾患の予防や早期治療の定着，および正しい知識の普及・啓発などを目的とし，2013（平成25）年から毎年6月4日から10日までを**歯と口の健康週間**（2012年までは歯の衛生週間と呼んだ）と定めて運動を実施している。

　母子歯科保健対策である1歳6か月児，3歳児の歯科健康診査により，乳幼児や妊産婦に対する口腔診査・保健指導が実施され，1人あたりの平均う歯数は減少傾向を示している。

演習課題

❶ 生活習慣病は，私たちの生活習慣とどのように関係しているか考えよう。

❷ 健康日本21（第2次）の目標達成状況と，健康日本21（第3次）の取り組みや目標値について調べよう。

❸ 健康づくりのための身体活動・運動ガイド2023を調べ，健康づくりにはどのような身体活動が必要か考えよう。

❹ 喫煙がもたらす健康への悪影響と，わが国での喫煙対策について調べよう。

❺ 飲酒がもたらす健康への悪影響と，適正な飲酒に向けての対策について調べよう。

❻ 休養の重要性について調べよう。

❼ 歯科保健行動にはどのようなものがあるか。う歯・歯周病それぞれについて調べよう。

参考文献
・厚生労働省：健康日本21（第3次）の推進のための説明資料，2023
・厚生労働省：国民健康・栄養調査報告，2019
・厚生労働省：歯科疾患実態調査，2022
・厚生労働省：健康づくりのための身体活動基準2013
・厚生労働省：健康づくりのための身体活動・運動ガイド2023，2024
・厚生労働省：健康づくりのための睡眠指針2014
・厚生労働省：健康づくりのための睡眠ガイド2023，2024
・厚生労働統計協会：国民衛生の動向2023/2024，2023
・古野純典編：社会・環境と健康（改訂第7版），南江堂，2022

第6章 主要疾患の疫学と予防対策

　健康寿命の延伸のためには，生活習慣病はもちろんであるが，精神疾患，虐待の問題など社会全体として取り組んでいかなければならない課題も多い。

　本章では，がん，循環器疾患，代謝疾患，骨・関節疾患，感染症，精神疾患，その他の疾患（腎臓疾患，呼吸器疾患，認知症），自殺，不慮の事故，虐待，暴力を取り上げた。これらの概要，疫学等についてまとめ，予防対策等について考えることをねらいとする。

Key Words　がん対策　がん検診　高血圧　脳血管疾患　心疾患　メタボリックシンドローム　糖尿病　脂質異常症　骨粗鬆症　感染症　自殺　不慮の事故

1. が　　ん

　日本において，がん（**悪性新生物**）の死因順位は，1981（昭和56）年から40年以上も第1位を占めており，国民の健康における重要課題として対策が進められてきた。がんの死亡数と罹患数は，人口の高齢化を主な要因としてともに増加し続けており，がんによる死亡者数は年間約38万人で，総死亡の約30％を占めており，日本人の3人に1人はがんで死亡することとなる。

　日本人のがんの主な原因として，喫煙（男性：約23.6％，女性：約4.0％）と感染（男性：約18.1％，女性：約14.7％）があげられ，その他のもの（飲酒，食物・栄養，身体活動，体格，化学物質，生殖要因とホルモン）は，日本や海外の研究結果から比較的小さいと報告されている。

　がん死亡を防ぐために重要なのは，がんの早期発見である。そのためには，自覚症状がなくても定期的に有効ながん検診を受けることと，自覚症状がある場合にはいち早く医療機関を受診することが重要である。

（1）主要部位のがん

　日本人のがん全体の年齢調整死亡率は，男女とも1990年代半ばをピークに減少している。がんの部位別に推移をみると（図6‐1）1990年代半ばまで男女とも長らく死因の第1位であった胃がん死亡率が食生活の変化，医療技術の進歩による早期発見・早期治療などにより，1960（昭和35）年以降大きく減少している。男性では，1990年代半ばまで増加傾向にあった肺，肝臓，大腸，前立腺がんも近年では横ばいから減少傾向に転じている。女性では，1970年以降増加傾向を示している乳がんが

図6-1　部位別年齢調整がん死亡率（人口10万対）の推移

注）肺がんは，気管，気管支のがんを，子宮がんは子宮頸がん，体がんを含む。大腸がんは結腸と直腸Ｓ字結腸移行部および
　　直腸がんの計。年齢調整死亡率算出は「平成27年モデル人口」（昭和60）によっている。

2016（平成28）年に死因の第1位となり，僅差で大腸がんが続いている。また子宮
がんは，生活面での衛生環境の改善による子宮頸がんの減少や，早期発見・早期治
療により，1960年代と比較すると大きく減少していたものの，近年は増加傾向と
なっている。

（2）がん対策

1）がん対策の経緯とがん対策基本法，がん対策推進基本計画

　1953（昭和28）年にがんが結核を抜いて，死因の第2位となったことから，日本
のがん対策が始まり，1983年に老人保健事業として胃・子宮頸がん検診が国レベル
の施策として導入されたことから本格的となった。

　その後，がん対策をより一層推進することを目的としてがん対策基本法（2006
（平成18）年）が制定され，本法律に基づき，2007（平成19）年にがん対策推進基本
計画を策定し，少なくとも6年ごとに見直しを行い，がん対策がなされてきた。本
法律では，関係者（国，地方公共団体，医療関係者，国民等）の責務を明らかにすると
ともに，国によるがん対策推進基本計画の策定および都道府県によるがん対策推進
計画の策定を義務付けている。2023（令和5）年度には2028（令和10）年度までの6
年間を実行期間とした第4期がん対策推進基本計画が策定された。本計画では，全
体目標を「誰一人取り残さないがん対策を推進し，全ての国民とがんの克服を目指
す」と定め，計画の骨格は第3期基本計画の構成である①がん予防，②がん医療，
③がんとの共生の3つの柱を維持したうえで，分野別施策と個別目標を明確化し，
評価にあたってはPDCAサイクルの実効性を確保するため，ロジックモデルを活

用すると定めている。また，新たに「①から③を支える基盤整備」として，全ゲノム解析等の新たな技術を含むさらなる「研究の推進」や，がん医療現場を担う医療従事者やビッグデータ解析スペシャリストの「人材育成」，児童生徒や職場，国民への「教育・普及啓発」，がん登録の利活用の推進，患者・市民参画の推進，デジタル化の推進などに取り組むとしている。

2）がん登録

がん登録について，第4期では「①から③を支える基盤整備」として「がん登録の利活用の推進」が定められた。

がん登録等の推進に関する法律（がん登録推進法）は，がん対策に必要なデータを得ることを目的として，2013（平成25）年12月に成立し，2016（平成28）年1月1日より施行された。本法律施行に伴い，国が中心になって全国がん登録が実施されるとともに，全病院と一部の診療所に罹患情報の届出が義務づけられ（患者の同意は不要），生存率等の正確な情報が得られるようになる（院内がん登録）。また，それらの情報が都道府県を通じて国立がん研究センターへ提出され，保健・医療分野のデジタル化に関する他の取り組みとも連携し利活用されることで，より正確なデータに基づいたがん対策の実施，がん患者とその家族への適切な情報提供が期待される。

3）がんと就労

③「がんとの共生」では，「がんになっても安心して生活し，尊厳をもって生きることのできる地域共生社会を実現することで，全てのがん患者とその家族等の療養生活の質の向上を目指す」とし，具体的には相談支援と情報提供体制の充実について定めている。また，患者の心身の痛みなどを和らげる「緩和ケア」の拡充として，治療に伴う見た目の変化に対処する「アピアランスケア」への対応も新たに盛り込んだ。

がん医療の進歩により，がん患者・経験者が長期生存し，働きながらがん治療を受けられる可能性が高まっており，がん患者の離職防止や再就職のための就労支援を充実させていくことが強く求められている。

就職支援事業等としては，拠点病院や小児がん拠点病院等のがん相談支援センターでの相談支援に加え，転職や再就職の相談に対応するため，がん患者等の就職支援に対応する専門相談員である「就職支援ナビゲーター24」を公共職業安定所（ハローワーク）に配置し，拠点病院等と連携し取り組んできた。

復職支援としては，個々の患者ごとの治療と仕事の両立に向けたプランの作成支援，患者の相談支援および主治医や企業・産業医と復職に向けた調整の支援を行う「両立支援コーディネーター」を拠点病院等に配置し，主治医等，会社・産業医および「両立支援コーディネーター」による，患者への「トライアングル型サポート体制25」の構築に取り組んできた。2019（令和元）年には全ての労災病院および各都道府県の産業保健総合支援センターに両立支援コーディネーターを配置し，特に

表6-1　がん検診の種類

種類	検査項目		対象年齢	受診間隔
胃がん	問診および	胃部X線検査または胃内視鏡検査	50歳以上[*1]	2年に1回[*1]
子宮頸がん		視診，子宮頸部の細胞診および内診（双合診）	20歳以上	2年に1回
肺がん		胸部X線検査，必要に応じて[*2]喀痰細胞診	40歳以上	年に1回
乳がん		乳房X線検査（マンモグラフィ）		2年に1回
大腸がん		便潜血検査（免疫便潜血検査2日法）		年に1回

*1　当分の間，胃部X線検査については40歳以上および年1回実施可
*2　喫煙指数（ブリンクマン指数）＝1日の喫煙本数×喫煙年数が600以上の者

中小企業等における両立支援の充実に向けた社内制度導入や教育等についての具体的な支援を実施している。

（3）がん検診

　厚生労働省は，がん検診の適切な実施方法などに関する指針として「がん予防重点健康教育及びがん検診実施のための指針」を示しており，市町村はこれに基づき健康増進法に基づく健康増進事業の一環として5つのがん（胃，子宮，肺，乳，大腸）検診を努力義務として行っている（表6-1）。

　がん検診の受診率向上に向けて，国は，これまで，対象者一人ひとりへの個別受診勧奨・再勧奨の推進や，子宮頸がん検診・乳がん検診の受診クーポン券の配布等に取り組んできた。がん検診の受診率は，いずれの検診においても増加傾向であり，第3期基本計画における目標の50％を2019年時点で，男性の肺がん検診は達成できたことから，さらなる受診率向上を目指し，指針に基づく全てのがん検診の受診率の目標を50％から60％に引き上げることとした。また，がん検診の精度管理を向上させるとともに，精密検査受診率90％を目指す目標については継続している。

2. 循環器疾患

　脳梗塞と脳出血などの脳血管疾患（脳卒中）と，急性心筋梗塞などの虚血性心疾患に代表される心疾患を含む循環器疾患は，がんと並んで日本人の主要死因であり，世界的にみると死因トップの疾患である。また，脳血管疾患は重度の要介護状態に至る原因として認知症と並んで最大の原因となっており，社会的な影響力，医療費への負担が大きい疾患群である。

　厚生労働省の人口動態統計による脳血管疾患，心疾患の年齢調整死亡率は，男女とも近年順調に減少している（図6-2）。

　循環器疾患の危険因子としては，高血圧，脂質異常症（特に高LDLコレステロー

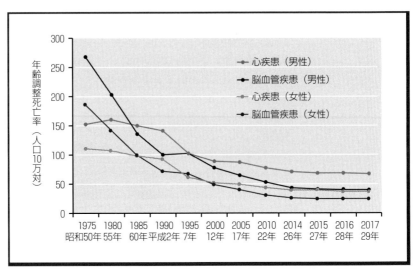

図6-2　脳血管疾患および心疾患の年齢調整死亡率（人口10万対）の推移

資料　厚生労働省　人口動態統計

ル血症），喫煙，糖尿病等があり，これらの因子を適切に管理することで，循環器疾患を予防することが重要である。

　健康日本21（第3次）でも，脳血管疾患・虚血性心疾患の発症リスクの低減を目指し，高血圧，脂質異常症，糖尿病，喫煙の4つの危険因子について改善する方向が示されている。健康日本21（第3次）における循環器疾患に関連する予防目標としては，①脳血管疾患と虚血性心疾患の各年齢調整死亡率の減少，②高血圧の改善（収縮期血圧の平均値の低下），③脂質（LDLコレステロール）高値者の減少，④メタボリックシンドロームの該当者及び予備群の減少，⑤特定健康診査の実施率の向上，⑥特定保健指導の実施率の向上の6項目を設定している（巻末資料p.190参照）。

（1）高　血　圧

　高血圧は，脳血管疾患や虚血性心疾患，慢性心不全などあらゆる循環器疾患の危険因子であり，日本人の循環器疾患の発症や死亡に対して大きな人口寄与危険割合を示し，他の危険因子と比べるとその影響は大きい。また，正常血圧と高血圧間の領域（正常高値血圧と高値血圧）の循環器疾患発症数への寄与も非常に大きい。成人における高血圧の基準は，疫学研究の成果によって決められてきた（表6-2）。

　国内外の多くの疫学研究により，血圧値が高いほど**脳血管疾患**と虚血性心疾患の罹患率が上昇することが報告され，血圧と循環器疾患の関連は"lower the better"と考えられる。このことから，健康日本21（第3次）においては，「高血圧の改善（循環器病の発症リスクと最も関連が強い収縮期血圧の平均値の低下）」を指標として掲げ，国民集団全体とした場合，平均血圧レベルを下げるという目標設定となっている（巻末資料p.191参照）。

表6-2　成人における血圧値の分類

分類	診察室血圧 （mmHg）			家庭血圧 （mmHg）		
	収縮期血圧		拡張期血圧	収縮期血圧		拡張期血圧
正常血圧	<120	かつ	<80	<115	かつ	<75
正常高値血圧	120〜129	かつ	<80	115〜124	かつ	<75
高値血圧	130〜139	かつ／または	80〜89	125〜134	かつ／または	75〜84
Ⅰ度高血圧	140〜159	かつ／または	90〜99	135〜144	かつ／または	85〜89
Ⅱ度高血圧	160〜179	かつ／または	100〜109	145〜159	かつ／または	90〜99
Ⅲ度高血圧	≧180	かつ／または	≧110	≧160	かつ／または	≧100
（孤立性）収縮期高血圧	≧140	かつ	<90	≧135	かつ	<85

出典　日本高血圧学会：高血圧治療ガイドライン2019

　高血圧は，腎臓病あるいはホルモン異常の疾患等により血圧が高くなる二次性高血圧（全体の10％未満）と，遺伝および生活習慣によって起こる本態性高血圧（90％以上）に分けられる。後者の原因となる生活習慣としては，食塩，エネルギー，アルコールの過剰摂取，カリウム不足，肥満（内臓脂肪型），運動不足，喫煙，心理的ストレスなどがあげられる。

（2）脳血管疾患

1）脳　梗　塞

　脳梗塞は，脳の血管が血栓によって閉塞し，そこから先へ酸素や栄養が供給されなくなり，脳の組織が破壊される疾病である。脳の血管が動脈硬化を起こし細くなり，血流が途絶える場合を**脳血栓**といい，心臓や頸部の動脈にできた血栓（血塊）がはがれて，脳の血管につまる場合を**脳塞栓**という。脳血栓は主に高齢者に起こり，知覚障害・運動障害・意識障害などが徐々に進行する。脳塞栓は，突然に半身の麻痺やけいれんによって始まることが多い。

2）脳　出　血

　脳出血は，脳の血管が動脈硬化によって脆くなっているときに血圧が高くなると，動脈が破れて脳の中で出血することである。脳出血が起こると突然意識を失って倒れ，深昏睡に陥り半身麻痺を生じる場合が多い。

3）くも膜下出血

　くも膜下出血は，脳の表面を走る主幹脳動脈で，血管の一部が瘤状に膨れた脳動脈瘤が破れて症状が出現する。動脈瘤が破裂すると，脳の表面を覆うくも膜という薄い膜の内側に出血する。くも膜下出血は脳血管疾患の中では死亡率が高く，重症な病態である。

（3）心　疾　患

　心疾患には，虚血性心疾患（心筋梗塞，狭心症），慢性リウマチ性心疾患，心不全などが含まれ，最も重要なのは**虚血性心疾患**である。

　虚血性心疾患の３大危険因子は，高血圧，喫煙，**脂質異常症**と言われている。動脈硬化性疾患予防ガイドライン2022年版によると，脂質異常症については，空腹時採血で高 LDL コレステロール血症140mg/dL 以上，低 HDL コレステロール血症40mg/dL 未満，高トリグリセライド血症150mg/dL（または随時175mg/dL）以上，高 non-HDL コレステロール血症175mg/dL 以上の管理目標が提示されている。しかし，健康日本21（第３次）では集団としての目標の見地から，他の危険因子を保有していない一般的な者の管理目標値（総コレステロール240mg/dL，LDL コレステロール160mg/dL）を参考にすべきとしている。

3. 代 謝 疾 患

（1）肥満，メタボリックシンドローム

　肥満は，BMI（体重 kg/身長 m²）を指標とし，日本肥満学会が18.5未満を低体重，18.5〜25未満を普通体重，25以上を肥満とした。肥満は体内の脂肪組織が過剰に蓄積された状態であり，肥満のうち，関連した健康障害を合併しているか，その合併のリスクが高い場合で，医学的に減量が必要な病態を**肥満症**としている。

　肥満は，高血圧，糖尿病，脂質異常症，虚血性心疾患，脳梗塞，高尿酸血症，睡眠時無呼吸症候群などのリスク因子であり注意が必要である。

　また，**皮下脂肪型肥満**（下半身肥満）と**内臓脂肪型肥満**（上半身肥満）があり，内臓脂肪型肥満の方が健康障害を併発するリスクが高いといわれている。

　肥満予防としては，肥満になる原因を考える必要がある。最も重要なものは摂取エネルギーと消費エネルギーのバランスであり，具体的には食べ過ぎと運動不足となる。まず，自分の適正カロリーを意識し，体重の管理を実行していくことが重要であるが，やはり自分の健康は自分で作り上げていくという意識が基本になる。

　メタボリックシンドローム（内臓脂肪症候群）は，内臓脂肪の蓄積がさまざまな病態の基礎となるため，表６-３の診断基準が2005（平成17）年に提唱された。

　メタボリックシンドロームは内臓脂肪蓄積による**インスリン抵抗性**から，糖尿病，高血圧症，脂質異常症のリスクが増し，心筋梗塞や脳梗塞などの疾患に結びつく。内臓脂肪は皮下脂肪と異なり比較的容易に運動により燃焼できるので，有酸素運動を中心とした運動を生活に取り入れることにより予防することが大切である。

　メタボリックシンドローム対策としては，特定健康診査・特定保健指導の中で，積極的支援レベル，動機づけ支援レベル，情報提供レベルなどに判定され，それぞ

表6-3　メタボリックシンドローム診断基準

ウエスト周囲径	男性≧85cm　　　女性≧90cm （内臓脂肪面積：男女とも100cm²に相当）		
上記に加え以下のうち2項目以上			
血中脂質	中性脂肪≧150mg/dL　かつ/または　HDL コレステロール＜40mg/dL		
血　圧	収縮期血圧≧130mmHg　かつ/または　拡張期血圧≧85mmHg		
血　糖	空腹時血糖≧110mg/dL　または　HbA1c ≧5.5%		

図6-3　肥満者の割合の推移（20歳以上）

資料　厚生労働省：国民健康・栄養調査

れの支援を受ける中で改善，予防を行っていくことが実施されている。

　2019（令和元）年国民健康・栄養調査によれば，20歳以上が対象で，肥満者の割合は男性31.8%，女性21.6%，年齢別では男性が40歳代で最も割合が高く39.7%であり，女性は60歳代で28.1%であった（図6-3）。10年前，20年前の比較では，男性は20年前よりも肥満者の割合は増加しているが，10年前との比較では大きな変化はみられない。女性は40歳代以上で減少しているものの，大きな変化はみられない。

　一方「やせ」の者の割合は，全体で男性4.4%，女性11.8%と，肥満と比較して女性の「やせ」の者が多い傾向にあり，特に20歳代女性では20.7%にのぼる。40歳代男性の肥満者と20歳代女性の「やせ」の者の割合の10年間の推

図6-4　40歳代男性の肥満者および20歳代女性の「やせ」の者の割合の推移

資料　厚生労働省：国民健康・栄養調査

図6-5　メタボリックシンドロームが強く疑われる者および予備群の割合
　　　　　　　　　　　　　　資料　厚生労働省：令和元年国民健康・栄養調査

移は図6-4のとおりである。男性の肥満者の割合はわずかに増加傾向がみられ，女性の「やせ」の者の割合は増減を繰り返しているものの，大きな変化はみられていない。

　健康日本21（第3次）では，若年女性のやせの減少としてBMI18.5未満の20歳～30歳代女性の割合を2032（令和14）年度に15％にすることを目標としている。

　メタボリックシンドロームについては，2019年国民健康・栄養調査によれば，図6-5に示したように，総数では，「強く疑われる者」の割合は男性28.2％，女性10.3％であり，「予備群と考えられる者」の割合は男性23.0％，女性7.2％であった。40～74歳では，「強く疑われる者」の割合は男性29.8％，女性9.5％であり，「予備群と考えられる者」の割合は男性24.7％，女性7.2％であった。

（2）糖　尿　病

　糖尿病は，インスリンの作用不足による慢性の高血糖を主徴とする疾患である。インスリンの作用不足の原因として，インスリンの分泌が障害される場合と，**インスリン抵抗性**のために作用が障害される場合がある。

　糖尿病は，**1型糖尿病**，**2型糖尿病**，その他の糖尿病および**妊娠糖尿病**に分類される。1型糖尿病は自己免疫により膵臓のβ細胞が破壊され，インスリンの分泌が障害されて発症する。2型糖尿病はインスリン分泌障害とインスリン抵抗性が原因となり，特にインスリン抵抗性が重要である。原因としては遺伝要因に加え脂肪細胞が分泌する腫瘍壊死因子（TNF-α）がインスリン抵抗性を引き起こすといわれており，日本人の糖尿病の95％以上がこの型である。

　主な症状は口渇，多飲，多尿，体重減少などであるが，特に合併症に注意を要する。急性の合併症としては，薬物療法中にみられる低血糖，ケトアシドーシスによ

図6-6　糖尿病が「強く疑われる人」および「可能性が否定できない人」の割合の推移

資料　厚生労働省：国民健康・栄養調査

る糖尿病性昏睡がある。ケトアシドーシスはインスリンが絶対的に不足している1型糖尿病で生じやすい。慢性の合併症としては，細小血管障害として，糖尿病性神経障害，糖尿病性網膜症，糖尿病性腎症があり，3大合併症といわれている。神経障害は末梢神経にみられる多発神経障害であり，糖尿病性網膜症は失明の主な原因となっている。また糖尿病性腎症は人工透析の最も多い原因となっている。

　予防対策としては，特に2型糖尿病の場合摂取エネルギーが過剰にならないようにすることが重要で，そのためにバランスのとれた食事を摂取することを心がけ，運動不足にならないようにすることが大切である。

　食事の摂取方法にも工夫が必要である。ペットボトル症候群といわれる清涼飲料水の摂取過多によるエネルギー過剰，間食摂取による高血糖状態の持続，また炭水化物を中心に早食いすることによる膵臓の負担等が考えられる。三食規則正しく，ゆっくりと咀嚼し，バランスのとれた食事と適度な運動が予防には大切である。

　2019（令和元）年国民健康・栄養調査によれば，「糖尿病が強く疑われる人」「糖尿病の可能性が否定できない人」を合わせると，男性32.1%，女性23.7%であった（図6-6）。2002（平成14）年，2009（平成21）年，2019年の年次推移では，いずれの年も50歳代から増加し始めており，2002年と比較すると，「糖尿病が強く疑われる人」は男性，女性ともに増加傾向にある。

　また「糖尿病の可能性が否定できない人」では，男女ともに2009年に比較すると減少傾向にある。

　糖尿病の受療率は図6-7のように推移している。2020（令和2）年における人口10万人当たりの入院受療率は12，外来受療率は170であり，特に外来受療率では1984（昭和59）年の89からほぼ倍増している。糖尿病は近年増加が著しいが，肥満やメタボリックシンドロームが大きく関与しており，生活習慣を適正にすることが

図6-7　糖尿病受療率（10万人対）の推移

資料　厚生労働省：患者調査

求められている。健康日本21（第3次）では，糖尿病有病者の増加の抑制として2032（令和14）年度に1,350万人を目標としている（巻末資料 p.183参照）。

（3）脂質異常症

　脂質異常症は，血液中の脂質が過剰であったり，不足している状態をいい，動脈硬化性疾患の最大の危険因子の一つである。1980年代は総コレステロールを中心に診断，管理目標が立てられていたが，2007（平成19）年から動脈硬化学会の診断基準から総コレステロールが外され，LDLコレステロールが重要視されるようになった。（動脈硬化性疾患予防ガイドライン2022年版の診断基準は p.92参照）脂質異常症は，心筋梗塞や脳梗塞につながる原因であるが，自覚症状がほとんどないことが問題である。

　予防対策としては，脂肪の摂取のみでなく，炭水化物はトリグリセリド（中性脂肪）として蓄えられるので，脂肪の摂取と同時に炭水化物の摂取量にも注意する必要がある。基本的に適正な体重を維持し，三食バランスのとれた食事を摂取し，適度な運動によって筋肉量を維持し脂肪の蓄積を防ぐなど，生活習慣によって予防することが重要である。

　2019（令和元）年国民健康・栄養調査によれば脂質異常症が疑われる人は，総数で男性25.0%，女性23.2%，最も割合の高い年代は男女とも，70歳以上で32.9%，40.8%であった（図6-8）。2016（平成28）年からの推移では，男女とも50歳代から増加している。

図6-8　脂質異常症が疑われる人の割合の推移

資料　厚生労働省：国民健康・栄養調査

 4. 骨・関節疾患

（1）骨粗鬆症・骨折

　骨粗鬆症は骨量が減少し，骨の微細構造が障害され，骨の脆弱性が増し，骨折が起こりやすくなる疾患である。骨粗鬆症の予防は骨折の予防でもある。特に高齢者にとって骨折は寝たきりにつながりQOLの低下をもたらす。

　骨粗鬆症は，**原発性骨粗鬆症**と**続発性骨粗鬆症**に分類される。原発性骨粗鬆症には閉経後骨粗鬆症，老人性骨粗鬆症があり，続発性骨粗鬆症には内分泌性，栄養性，薬物性などがある。生活習慣病として通常は原発性の予防が重要である。

　原発性骨粗鬆症の診断基準によれば，骨量が若年成人の平均値（20〜44歳における骨量の平均値）の70％以下または−2.5SD以下であると骨粗鬆症と診断される。

　一般的に使われている骨量・骨質の測定法には，X線を用いる方法（DXA法，SXA法），X線フィルムの濃度を定量する方法（MD法），CTを用いる方法（QCT法），超音波を用いる方法（QUS法），骨代謝マーカーを用いる方法などがある。

　骨粗鬆症は，さまざまな原因が複雑に関与しているが，取り除くことが可能なリスク因子としては，カルシウム不足，ビタミンD不足，ビタミンK不足，極端な食事制限，低体重，運動不足，喫煙，過度の飲酒などがあげられる。

　図6-9に年齢による骨量の変化を示した。この図から予防の考え方としては，①思春期から20歳代の急激に骨量が増加する時期に骨量を増加させること。②男女とも40歳くらいまで骨量は保たれるが，この時期の骨量を高く，長く保つこと。③

◘ SD
　stndard devi-sion：標準偏差。
◘ DXA
　dual energy X-ray absorptiome-try の略。
◘ SXA
　single energy X-ray absorptio-metry の略。
◘ MD
　microdensitom-etry の略。
◘ QCT
　quantitated co-mputed tomogra-phy の略。
◘ QUS
　quantitative ul-trasound の略。

図6-9 年齢による骨量の変化

40歳過ぎた頃（女性は特に閉経後）の骨量の減少を抑えることである。

　骨粗鬆症による**骨折**は大腿骨近位部，脊椎椎体の圧迫骨折，橈骨遠位部の骨折が多くみられる。高齢者の骨折は寝たきりに結びつくので注意が必要である。寝たきりの原因としては脳血管疾患に次いで多くなっている。

　骨粗鬆症の診断基準によると，骨粗鬆症推計患者数は40歳以上の女性で約980万人，男性では約300万人，計1,280万人と見積もられている。骨粗鬆症の特徴として，男性より女性の方が多く，これは女性の方が骨量そのものが少ないことに加え，骨代謝に関与しているエストロゲンが閉経後に減少することによる。骨の密度および構造の障害と骨折の患者調査による総患者数の推移を図6-10に示した。骨の密度および構造の障害では，男女とも2017年に比較して2020年ではいずれも増加しているが，女性の増加が目立っている。

　健康日本21（第3次）では，骨粗鬆症の受診率の向上として，2032年度に受診率

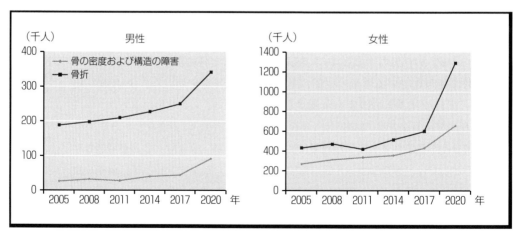

図6-10 骨の密度および構造の障害，骨折の総患者数（千人）の推移

資料 厚生労働省：患者調査

15%を目標としている（巻末資料 p.192参照）。

（2）変形性関節症などの関節疾患

　関節は骨と骨，骨と軟骨を結ぶ構造体であり，**関節疾患**は外傷や高齢者にみられる変形性のものや，感染症やリウマチなどによる炎症性のものとに大別される。

　患者調査による関節症の総患者数は，2017年男性32万3,000人，女性110万8,000人に対し，2020年男性52万1,000人，女性155万5,000人と，女性の方が男性の3倍ほど多く，男女とも近年増加傾向が認められる。

　関節リウマチは，全身性の慢性炎症疾患であり，関節の滑膜を中心に炎症を起こす疾患で，指節関節，肘，膝，足首，脊椎に好発する。初期の症状としては関節の腫脹，疼痛，熱感などである。あらゆる年齢層で発症するが，通常20歳代で発症し，70歳代まで加齢とともに増加する。男女比は約1：3で女性に多い。原因は不明であるが遺伝的要因，感染，免疫機構の異常などが関与するといわれている。

　変形性関節症は，関節軟骨の変性，破壊によるもので，膝関節，股関節，脊椎などに好発する。特に膝関節に起こるものは，変形性膝関節症といわれ中年以降の肥満女性に多発している。初期の症状としては運動痛であり，関節内に滲出液が貯留し，可動域が次第に減少する。原発性のものの原因は不明であるが，加齢による関節軟骨の変性，過度の使用などが考えられ，リスク因子としては肥満，膝の周囲の筋肉特に大腿四頭筋の低下などがある。

（3）ロコモティブシンドローム（運動器症候群）

　ロコモティブシンドロームとは，運動器の障害により要介護になるリスクの高い状態になることをいう。特に加齢による筋力の低下や持久力の低下，バランス能力の低下などが原因となるほか，骨粗鬆症や変形性膝関節症，関節リウマチなどの疾患によって関節可動域が制限されたり，筋力が低下したりすることなどが原因となる。要介護状態になる主要な原因であり，健康寿命の延伸のためには予防，早期発見・早期治療が重要である。

　健康日本21（第3次）では，ロコモティブシンドロームの減少として，足腰に痛みのある高齢者（65歳以上）の人数を，2032年度に人口千人当たり210人にすることを目標としている（巻末資料 p.192参照）。

5. 感　染　症

（1）感染症とは

　感染とは，病原体が宿主の中に入って一定量以上に増殖することをいい，感染によって引き起こされた臨床的に所見が認められる疾患を**感染症**という。

公衆衛生の歴史の中で，感染症は最も恐れられてきた疾患であるが，近年の抗生物質（抗生剤）を始めとした医学の進歩や上下水道の整備などの環境衛生の発達などによって，一時期のように猛威をふるう場面は少なくなった。しかし，社会での人類の営みが複雑になるに伴い，薬剤耐性菌の出現，再興感染症，日和見感染症など様相を変えながら，現代でも人類の生命を脅かす存在として注目を集めている。

（2）感染症の成立

感染症は，**感染源**，**感染経路**，**感受性者**の3つの要素が結びつかないと成立しない。例えば経口感染症の場合，病原菌と感受性者が存在しても，その病原菌を口へ運ばなければ感染症にはならない。したがって感染症対策を考える場合，感染症の性質によって，感染源対策，感染経路対策，感受性者対策を行うことで効果的に感染症を予防することができる。

感染が成立してもすぐに症状が出るわけではない。病原体に感染してから症状が出るまでの期間を**潜伏期**という。潜伏期は，感染症によってさまざまである。また，感染が成立しても必ずしも症状が出ない場合もある。それを**不顕性感染**といい，**保菌者（キャリア）**となって病原体を排出するので公衆衛生上問題となる。不顕性感染に対して感染後発症する場合を**顕性感染**という。

また，普段は症状を発症させないが，他の疾病に罹患していたり，薬剤，手術などのために感受性者の抵抗力が低下している場合に感染，発症を起こすことを**日和見感染**という。エイズ患者でみられるカポジ肉腫，カリニ肺炎，悪性腫瘍の化学療法中にみられるサイトメガロウイルス感染症などがある。

1）感　染　源

ヒトや動物に感染を起こさせるものを感染源といい，細菌，原虫，スピロヘータ，リケッチア，真菌，ウイルスなどがある。ヒトや動物も感染源となり得るので注意が必要である。またネズミ，ウシ，ブタ，イヌなども感染源となる。

主な感染症の病原微生物（病原体）は表6-4のとおりである。

2）感　染　経　路

病原体が感受性者に伝播される経路をいう。感染経路は表6-5のように分類される。飛沫感染は，患者の咳やくしゃみ等から排出された微生物が飛散し，直接他人の粘膜に付着することで感染が成立するもので，飛沫核（空気）感染は飛沫として空気中に飛散した病原体が，水分が蒸発し軽い微粒子となって長時間浮遊し，それを他人が吸い込むことによって感染が成立するものである。

3）感　受　性　者

感染源がヒトに侵入してもすべてに感染が起こるわけではない。感受性者の抵抗力，例えば**免疫**がある場合は，病原体が侵入してもその増殖を阻止することができ，この場合は病原体に対する感受性がないことになり，感染症は成立しない。免疫は病原体に対して特異的な防御作用を示す抗体や細胞を保有することによる抵抗

表6-4　主な感染症の感染源

病原微生物	主な感染症
細　菌	コレラ，細菌性赤痢，ペスト，腸チフス，ジフテリア，結核など
ウイルス	日本脳炎，急性灰白髄炎（ポリオ），麻しん，インフルエンザ，エイズなど
クラミジア	オウム病，トラコーマなど
リケッチア	発疹チフス，つつが虫病など
真　菌	カリニ肺炎など
スピロヘータ	ワイル病，梅毒など
原　虫	アメーバ赤痢，トキソプラズマ，マラリアなど
寄生虫	フィラリア，エキノコックスなど

表6-5　感染経路と主な感染症

感染経路			主な感染症
直接感染	直接接触感染	生殖器，皮膚，血液など	性病，エイズなど
		土壌，水	破傷風，炭疽など
		咬傷	狂犬病など
	飛沫感染	くしゃみ，せきなど	インフルエンザ，SARSなど
	垂直（母子）感染	経胎盤，経産道	梅毒，風しん，B型肝炎，エイズなど
間接感染	媒介物感染	注射針，寝具，便など間接接触	B型肝炎，エイズなど
		食物など（経口感染）	赤痢など多くの消化器系感染症
		水系（経口感染）	赤痢など多くの消化器系感染症
	飛沫核（空気）感染	飛沫の浮遊物	麻しん，結核，水痘など
	じんあい（空気）感染	土壌，ほこりなど	レジオネラなど
	媒介動物感染	ハエ，ゴキブリなど	消化器系感染症
		カ，シラミなど（経皮感染）	日本脳炎，マラリア，チフスなど

力である。ヒトが病原体に感染した場合，症状の有無にかかわらず免疫が成立する。これを**自然能動免疫**という。一方病原体の分画，毒性を減弱させたもの，または変形させたものを人工的にヒトに接種して成立する免疫を**人工能動免疫**といい，予防接種がこれにあたる。

（3）感 染 症 法

　「感染症の予防及び感染症の患者に対する医療に関する法律」（感染症法）によれば，現在感染症は表6-6のように分類されている。

　1〜4類，新型インフルエンザ等感染症を診断した医師はただちに，また5類感染症のうち全数把握対象疾患については7日以内に，最寄りの保健所長を経由して都道府県知事に届け出なければならないことになっている。

表 6-6 感染症法による感染症の分類

類型	感染症	性　格
1類	エボラ出血熱，クリミア・コンゴ出血熱，痘そう，南米出血熱，ペスト，マールブルグ病，ラッサ熱	感染力，罹患した場合の重篤性等に基づく総合的な観点からみた危険性が極めて高い感染症
2類	急性灰白髄炎，結核，ジフテリア，重症急性呼吸器症候群（SARS），中東呼吸器症候群（MERS），鳥インフルエンザ（H5N1），鳥インフルエンザ（H7N9）	感染力，罹患した場合の重篤性等に基づく総合的な観点からみた危険性が高い感染症
3類	コレラ，細菌性赤痢，腸管出血性大腸菌感染症，腸チフス，パラチフス	感染力，罹患した場合の重篤性等に基づく総合的な観点からみた危険性が高くないが，特定の職業への就業によって感染症の集団発生を起こし得る感染症
4類	E型肝炎，A型肝炎，黄熱，Q熱，狂犬病，炭疽，鳥インフルエンザ（鳥インフルエンザ（H5N1, H7N9）を除く），ボツリヌス症，マラリア，野兎病，その他	動物，飲食物等の物件を介して人に感染し，国民の健康に影響を与えるおそれのある感染症（人から人への感染はない）
5類	インフルエンザ（鳥インフルエンザ及び新型インフルエンザ等感染症を除く），新型コロナウイルス感染症，ウイルス性肝炎（E型肝炎及びA型肝炎を除く），クリプトスポリジウム症，後天性免疫不全症候群（AIDS），性器クラミジア感染症，梅毒，麻しん，メチシリン耐性黄色ブドウ球菌感染症，その他	国が感染症発生動向調査を行い，その結果等に基づいて必要な情報を一般国民や医療関係者に提供・公開していくことによって，発生・拡大を防止すべき感染症
新型インフルエンザ等感染症	新型インフルエンザ 再興型インフルエンザ 再興型コロナウイルス感染症	新たに人から人に伝染する能力を有することとなったウイルスを病原体とするインフルエンザ（新型），かつて世界的規模で流行したインフルエンザであって，その後流行することなく長期間が経過しているものが再興したもの（再興型）。両型ともに，全国的かつ急速なまん延により国民の生命・健康に重大な影響を与えるおそれがあると認められるもの
指定感染症	政令で1年間に限定して指定される感染症	既知の感染症の中で上記1～3類，新型インフルエンザ等感染症に分類されない感染症で1～3類に準じた対応の必要が生じた感染症
新感染症	［当初］都道府県知事が厚生労働大臣の技術的指導・助言を経て個別に応急対応する感染症 ［要件指定後］政令で症状等の要件指定をした後に1類感染症と同様の扱いをする感染症	人から人に伝染すると認められる感染症であって，既知の感染症と症状が明らかに異なり，その伝染力，罹患した場合の重篤度から判断した危険性が極めて高い感染症

（4）主要な感染症

1）結　核

　結核は，結核菌による感染症であり，いずれの臓器にも病巣を形成するが，わが国では肺，気管支に病巣を形成する肺結核が約90％を占める。1935（昭和10）年から1950（昭和25）年まで死因の第1位を占めていたが，その後減少し2017（平成29）年では第30位になっている。新登録結核患者数は，減少傾向にはあるものの2021年に11,519人が登録されている。1997（平成9）年頃から新登録患者数が上昇し1999（平成11）年には「結核緊急事態宣言」が出された。患者は，高齢者が多いことが特徴であるが，外国人や住所不定者の患者の増加の問題も抱えている。

　結核対策としては，2006（平成18）年に結核予防法が感染症法に統合された。予防接種はツベルクリン反応検査が廃止され，2013（平成25）年の予防接種法の改正により，生後1歳に至るまでの間にBCG直接接種が行われている。定期健康診断は，事業所，学校，施設ではその長が，一般住民については市町村長が実施義務者となっている。また，一律の定期健康診断から，医療従事者や学校関係者など発症すると感染源となりやすい人や高齢者など，発症頻度が高いハイリスク層への検診が重視されるようになった。2003（平成15）年の「日本版21世紀型DOTS戦略推進体系図」によれば，患者への服薬管理を確実に行い治療に結びつける **DOTS（直接監視下短期化学療法**）事業が推進されている。

2）エイズ（後天性免疫不全症候群）

　エイズは，HIV（ヒト免疫不全ウイルス）による感染症で，細胞性免疫の不全を引き起こす疾病である。HIVに感染すると多くの場合症状もなく経過し，10年程度経過した後にエイズ関連症候群として発熱，リンパ節腫脹などで発症し，免疫不全状態が進行するとカリニ肺炎やカポジ肉腫などを発症する。HIV感染者，エイズ患者数の推移を表6-7に示した。感染は血液などを介する直接感染で，同性間の性的接触，異性間の性的接触が主な感染経路である。現在のわが国での患者の90％以上が男性であり，そのうち約80％が性的接触が原因である。

表6-7　わが国のHIV感染者およびエイズ患者報告数の推移　（人）

	HIV感染者数	エイズ患者数
1990年	66	31
1995年	277	169
2000年	462	329
2005年	832	367
2010年	1,075	469
2015年	1,006	428
2020年	750	345

資料　厚生労働省エイズ動向委員会：エイズ発生動向報告

　世界では，2020年の新規HIV感染者は150万人，エイズによる死亡者は年間69万人と推定されている。エイズ対策としては，検査相談体制の充実，医療体制の構築，青少年への学校における教育などが実施されている。また，WHOは12月1日を世界エイズデーとして啓発活動を行っている。

3）インフルエンザ

　インフルエンザウイルスによる急性呼吸器感染症である。発熱，悪寒，頭痛，筋肉痛などの症状が現れる。インフルエンザウイルスにはA，BおよびC型があり流行はAおよびB型ウイルスによって引き起こされる。A型の場合，赤血球凝集素（HA）とノイラミニダーゼ（NA）によってさまざまな組み合わせの抗原型が存在し，世界的な流行としては1918年のスペインインフルエンザ，1957年のアジアインフルエンザ，1968年の香港インフルエンザがある。2003年頃からアジアを中心にして家禽のインフルエンザ（H1N1）の人への感染が報告され，鳥インフルエンザ（H5N1）が2類感染症に位置づけられた。また，2009年から新型インフルエンザ（H1N1）がブタ由来のインフルエンザとしてメキシコで発生し，感染がわが国でも大きな社会問題となった。しかし，その後沈静化しインフルエンザ（H1N1）2009として，通常の季節性インフルエンザとして位置づけられた。

　インフルエンザは，抗原が多数存在するばかりでなく，鳥や豚などの鳥類・哺乳

類にも感染し，感染を繰り返しているうちに抗原型が変異するので，新しい型のウイルスの出現によって大きな流行を繰り返す危険性がある。

2013（平成25）年になり，中国において**鳥インフルエンザ**（H7N9）が発生した。このウイルスは従来ヒトへの感染が確認されていなかったウイルスであるが，このときにはヒトへの感染が明らかとなり，死者が発生するなど大きな問題となった。2014（平成26）年の改正において，2類感染症に位置づけられ，入院措置等の法的根拠が整備され，発生直後の対策が強化された。

4）新型コロナウイルス感染症（COVID-19）

2019年12月中国の武漢市から始まった新型コロナウイルス感染症は，世界的な流行となり，2020年1月WHOは「国際的に懸念される公衆衛生上の緊急事態」であると宣言した。わが国では新型コロナウイルスを感染症法の指定感染症（2類相当），および検疫法に基づく検疫感染症に指定した。感染の拡大は医療体制の逼迫にとどまらず，社会，経済の営みにも大きな影響を与えた。その後発生はピークと収束を繰り返したが，2023（令和5）年5月，陽性者の自宅待機や入院勧告などの強力な措置を行うほど健康に重大な影響を及ぼすことは少ないと判断され，感染症法に基づく5類感染症に変更された。同時期WHOは宣言を終了する旨の発表を行った。今後は，新興感染症の発生に備え，感染拡大時には通常の医療がおろそかになることなく，迅速で的確な医療体制を確保することが求められる。

（5）検疫と予防接種

海外渡航が便利になり，海外からの感染症の輸入には絶えず警戒が必要である。航空機や船舶を介して国内に感染症が持ち込まれることを防ぐために検疫法が制定されている。その対象の疾病として，エボラ出血熱，クリミア・コンゴ出血熱，ペスト，マールブルグ病，ラッサ熱，南米出血熱，痘そうの1類感染症の他，マラリア，デング熱，新型インフルエンザ等感染症，鳥インフルエンザ（H5N1），チクングニア熱が定められている。2014年には鳥インフルエンザ（H7N9），中東呼吸器症候群（MERS）が，2016年にはジカウイルス感染症が追加された。

予防接種は，感受性者対策として最も有効な予防手段である。天然痘の根絶をはじめ多くの感染症予防に大きな成果をあげてきた。1948（昭和23）年に制定された予防接種法は，1994（平成6）年の改正により，「受けるよう努めなければならない」という努力義務規定となっている。2013年4月には，①予防接種施策の総合的な推進を図るため，厚生労働大臣は，予防接種に関する基本的な計画を策定すること，②A類疾病（従前は一類疾病）にHib感染症，小児の肺炎球菌感染症，ヒトパピローマウイルス感染症を追加，③B類疾病（従前は二類疾病）には政令で疾病が追加できること，④副反応の報告の義務化などの法改正が行われた。また，2020年の予防接種法の改正では，新型コロナウイルスワクチンについて，厚生労働大臣が市町村長に接種の指示ができること，全額国庫負担で行うこととなり，2022年の予

防接種法の改正では国が接種費用の全額を負担する臨時接種類型の見直し，予防接種事務のデジタル化としてデータベースの整備などが行われた。

現在行われている定期の予防接種の対象疾病を表6-8に示した。

現在行われている定期の予防接種の対象疾病は，A類疾病として，ジフテリア，百日せき，破傷風，急性灰白髄炎（ポリオ），麻しん，風しん，日本脳炎，結核（BCGワクチン），Hib感染症，肺炎球菌感染症（小児がかかるものに限る），ヒトパピローマウイルス感

表6-8　予防接種法における定期の対象疾病（ワクチンの種類）

	生ワクチン	不活化ワククチン
A類疾病	結核（BCG） 麻しん 風しん 水痘 ロタウイルス 感染症	急性灰白髄炎（ポリオ） 百日せき ジフテリア 破傷風 日本脳炎 Hib感染症 肺炎球菌感染症（小児） ヒトパピローマウイルス感染症 B型肝炎
B類疾病		インフルエンザ 肺炎球菌感染症（高齢者）

染症，水痘，B型肝炎，ロタウイルス感染症がある。B類疾病としてインフルエンザ（高齢者），肺炎球菌感染症（高齢者）がある。ワクチンには，生ワクチンと不活化ワクチンが用いられる。生ワクチンは，毒性を弱めた細菌やウイルスから作られるもので，麻しん，風しん，BCGワクチンに用いられている。不活化ワクチンは，細菌やウイルスを死滅させ免疫に必要な部分を取り出して作るもので，ジフテリア，百日せき，破傷風，日本脳炎，Hib感染症，小児肺炎球菌感染症，ヒトパピローマウイルス感染症，インフルエンザ，急性灰白髄炎，B型肝炎に用いられている。急性灰白髄炎は生ワクチンが用いられていたが，副反応の問題もあり2012（平成24）年から不活化ワクチンが用いられるようになった。

A類疾病は，集団に免疫状態を形成することによって，予防接種が受けられない対象も集団によって守るという集団予防に比重を置いた疾病であり，B類疾病は，あくまでも個人に免疫を付与することによって，免疫が付与された個人を守るという個人予防を目的としたものである。

予防接種はまれにではあるが，副作用が生じることがあり，予防接種法による救済制度が適用される。

6. 精神疾患

精神疾患患者数は，患者調査によれば受療率では外来患者が増加傾向にあり，悪性新生物より多い。また，総患者数でその内訳をみると気分障害，統合失調症，神経症性障害が多い（表6-9）。

精神障害者の医療については入院医療，通院医療が行われている。入院医療については精神保健及び精神障害者福祉に関する法律（**精神保健福祉法**）で，通院医療については**障害者の日常生活及び社会生活を総合的に支援するための法律**（**障害者総合支援法**）により行われている。

表6-9　精神障害者（総患者数）の推移　　　　　　　　　　　　　　　　　（単位　千人）

精神障害の種類	2008年	2011年	2014年	2017年	2020年
気分［感情］障害（躁うつ病を含む）	1041	958	1116	1276	1721
統合失調症，統合失調症型障害及び妄想性障害	795	713	773	792	880
神経症性障害，ストレス関連障害及び身体表現性障害	589	571	724	833	1243
血管性及び詳細不明の認知症	143	146	144	142	211
アルコール使用（飲酒）による精神及び行動の障害	50	43	60	54	60
その他の精神作用物質使用による精神及び行動の障害	16	35	27	22	29
その他の精神及び行動の障害	164	176	335	330	805

資料　厚生労働省：患者調査

図6-11　精神および行動の障害受療率（10万人対）の推移

資料　厚生労働省：患者調査

表6-10　各種入院形態

入院形態	概　要
任意入院	書面による患者本人の同意が必要。
措置入院	自傷他害の恐れがある患者の場合，2名以上の精神保健指定医が診察し一致した場合に都道府県知事が指定病院に強制的に入院させる制度。
医療保護入院	精神保健指定医が診察し，入院の必要性が認められ保護者の同意があれば本人の同意がなくても精神科病院の管理者が強制的に入院させる制度。
緊急措置入院	自傷他害の恐れが著しく高く急速を要する患者の場合，1名の精神保健指定医の診察で都道府県知事が強制的に入院させる制度。入院期間は72時間までとする。
応急入院	急速を要する場合，1名の精神保健指定医の診察で指定病院の管理者が，本人，保護者の同意なく強制的に入院させる制度。入院期間は72時間までとする。

表6-11　入院形態別入院患者数の推移　　　　　　　　　　　（単位：人）

	2016年	2017年	2018年	2019年	2020年
任意入院	153,512	150,722	147,436	141,818	136,502
医療保護入院	129,593	130,360	130,066	127,429	130,232
措置入院	1,523	1,621	1,530	1,585	1,494
その他	1,778	829	828	860	852

資料　厚生労働統計協会：国民衛生の動向

　入院形態には，任意入院と強制入院（措置入院，医療保護入院，緊急措置入院，応急入院）がある。入院形態とその概要を表6-10に，入院形態別の入院患者数の推移を表6-11に示した。

（1）主要な精神疾患

1）気分障害

　気分が沈んだり高揚したりすることは日常で普通に起こるが，その程度が強く持続時間が長く，自分でコントロールできなくなるのが**気分障害**である。自殺の誘因になったり，就労，就学が困難になったりするので対策は大切である。うつ病，躁状態とうつ状態が出現する**躁うつ病**（双極性障害），軽いうつや躁の状態が持続する**持続性気分障害**などがある。

2）統合失調症

　統合失調症の多くは青年期に発症し，明らかな男女差はみられない。年間1万人当たり1～4人程度が発症している。幻覚，妄想などの陽性症状と感情鈍麻，引きこもりなどの陰性症状などの症状を示す。

　被害妄想，誇大妄想，宗教妄想などの症状が急激に始まる妄想型，意欲低下が主症状で談話の内容にまとまりがとぼしくなる連合弛緩が著しい破瓜型，大声をあげて動き回ったり，暴力や自傷もみられる緊張型がある。

3）神経症性障害

　神経症性障害は，大きなストレスや，持続的なストレスにさらされたときに起こる不適応反応である。数か月で軽快する場合もあるが長期化する例が多い。支持療法，精神分析療法，森田療法，行動療法などの精神療法や薬物療法がある。

　通常は危険な状況ではないのに，極度の恐怖を感じ，不安を生じる恐怖症性不安障害（高所恐怖，赤面恐怖など），対象のはっきりしない恐れの感情で，ひどい場合は現実に対処することが困難となる不安障害（パニック障害等），自分の意志に反して浮かんでくる概念（強迫観念）で苦しむ強迫性障害などもある。

　また，重度ストレス反応には，大きな災害や事故等の強いストレスに対して抑うつや不安，頻脈，発汗などが生じる一過性の障害である急性ストレス反応と，強い精神的，身体的ストレスに対する遅延した反応で，通常の場合数週間から数か月を経て生じる外傷後ストレス障害（**PTSD**：post-traumatic stress disorder）がある。

（2）精神保健対策

　精神障害者については，その適切な医療，保護また発生予防のために1950（昭和25）年に精神衛生法が制定された。1987（昭和62）年に名称が精神保健法となり，現在は精神保健及び精神障害者福祉に関する法律（精神保健福祉法，1995年）に改正され，精神保健行政の最前線として保健所を位置付け，技術指導援助機関として精神保健福祉センターが設置されている。また，精神障害者保健福祉手帳が交付され地域社会への復帰の促進が図られている。

わが国では，従来から入院中心の医療体制がとられており，精神病床数も増加してきたが，地域でケアをするという流れの中で，先に図6-11で示したように，1993年頃から入院患者の減少がみられていたが，2014年以降は増加傾向にある。平均在院日数は依然として「精神及び行動の障害」が最も長い。

（3）認 知 症

認知症は，脳の機能が障害されることで起こり，生活にさまざまな支障が生ずる状態である。厚生労働省の試算では，2025（令和7）年には675万人～730万人になるとしている。

原因にはさまざまあるが，脳細胞がびまん性に萎縮していく変性疾患には，アルツハイマー病，レビー小体病，前頭・側頭型認知症などがあり，脳梗塞や脳出血などのために脳細胞が壊死をする脳血管性認知症がある。このうち最も多いのが**アルツハイマー病**である。

世帯構造が変化し，単独世帯が増加している今日，独居高齢者の認知症の発症が危惧されている。適切な生活習慣を身に付けることによって，発症を予防することが重要である。

厚生労働省は2015年「認知症施策推進総合戦略」（新オレンジプラン）を公表し，2019年には政府として「認知症施策推進大綱」をとりまとめた。この大綱では「共生」と「予防」を車の両輪と位置付けた。また，2023年「**共生社会の実現を推進するための認知症基本法**」が成立した。本法律は認知症の予防を推進しながら認知症の人が尊厳を保持しつつ社会の一員として尊重される社会の実現を図るために必要な事項を定め，推進することを目的としている。できる限り住み慣れた地域のよい環境で自分らしく暮らし続けることができるために，今後ますます地域社会の取り組みが大切になると考えられる。

◖**アルツハイマー病**
　記憶障害，見当識障害（日付や自分の居場所がわからない等の状態）。女性に多い。

◖**レビー小体病**
　初期の段階で幻視がみられる。うつ症状がみられることもある。男性に多い。

◖**前頭・側頭型認知症**
　異常な行動がみられ，同じ行動を繰り返すことも多い。時に反社会的な行動もあり，若年者の発症もみられる。

◖**脳血管性認知症**
　物忘れや計算はできないが，判断はできるといったようなまだら認知症状となる。感情のコントロールができにくい。男性に多い。

7. その他の疾患

（1）CKD（慢性腎臓病）

わが国における腎疾患患者は年々増加傾向にあり，2022年の死因順位で腎不全は第8位である。日本腎臓学会によれば**慢性腎臓病（CKD）**は腎臓の障害（たんぱく尿など），もしくは糸球体ろ過量（GFR）60mL/分/1.73m^2未満の腎機能低下が3か月以上持続するものとされる。現在は末期腎不全による透析患者が増加しており，成人の約13％がCKD患者といわれている。日本透析医学会によれば慢性透析患者数は2021年に34万9,700人で，原因とされる疾患の第1位は糖尿病性腎症（39.6％）で，次いで慢性糸球体腎炎（24.6％）となっている。CKDは透析患者になるリスクのみでなく心血管疾患のリスクが高くなり，1次予防，2次予防が大切である。

（2）呼吸器疾患

肺炎は，原因微生物によって**細菌性肺炎**と**非定型肺炎**（ウイルス肺炎，マイコプラズマ肺炎，クラミジア肺炎など）に分類される。細菌性肺炎の原因は，肺炎球菌によるものが最も多く，咳嗽，膿性痰，胸痛，呼吸困難がみられる。肺炎気管支炎としての死因順位は，人口10万人対の死亡率として1975（昭和50）年から（肺炎としては1995（平成7）年から）2010（平成21）年まで第4位であったが，2011〜2016年までは脳血管疾患を抜いて第3位となった。2017年から誤嚥性肺炎が別の計上となったため，2022年の肺炎の死因順位は第5位となっている。

慢性閉塞性肺疾患（COPD）は，喫煙などのような有害な物質の吸引によって肺に炎症反応が起こり，不可逆的な気流の制限が進行性に起こる疾患である。COPDのリスクの80〜90％を喫煙が占める。40歳以上で喫煙歴がある場合に発症し，慢性的な咳嗽，喀痰，労作性呼吸困難がみられる。1秒率の低下を特徴とする。死因順位では1999（平成11）〜2009（平成21）年まで第10位であった。2010年に肝疾患を抜いて第9位となったが，2014年以降は順位を下げている。健康日本21（第3次）ではCOPDの死亡率の減少として，2021年の死亡率，人口10万人当たり13.3を，2032年度に10.0にすることを目標としている（巻末資料 p.192参照）。

◑**1秒率**
　呼吸機能検査の一つ。

（3）肝　疾　患

肝疾患は肝がん，肝硬変，ウイルス性肝炎，脂肪肝などがあるが，肝がんおよび肝硬変は疾病の終末期状態である。わが国の肝硬変の約80％が**肝炎ウイルス**の持続感染（そのうちC型が約80％，B型が約20％），約15％が脂肪性肝疾患，その他として胆汁うっ滞，代謝性，自己免疫性などがあるが，肝がんの約80％が肝硬変を合併している。これらの疾患にならないためにも，ウイルス性肝炎と脂肪肝の早期発見，早期治療が重要である。

1）ウイルス性肝炎

原因ウイルスとして，A型，B型，C型，D型，E型が知られているが，C型とB型は慢性化することから特に注意が必要である。感染の危険性が高いと考えられるのは，薬物乱用者の注射器，入れ墨，ピアスなどの器具の消毒の不十分なことがあげられる。B型に関してはこのほか，母子感染や性行為感染も注意が必要である。

2010（平成22）年に**肝炎対策基本法**が施行され，2011（平成23）年に肝炎対策の推進に関する基本的な指針が策定された。

2）脂　肪　肝

肝重量の5％，組織学的には肝細胞の1/3以上に脂肪化が認められる場合をいう。原因として過栄養やアルコールの多飲によるものが従来から問題となっていたが，近年過栄養やアルコールが原因ではない脂肪肝が重要となっている。

脂肪肝の中で大量の飲酒が原因ではない脂肪肝を**非アルコール性脂肪性疾患**：

NAFLD（non-alcoholic fatty liver disease）といい，そのうち炎症や繊維化がみられ，肝炎ウイルスの関与やその他の肝疾患が除外できるものを**非アルコール性脂肪肝炎：NASH**（non-alcoholic steatohepatitis）という。インスリン抵抗性がみられ，メタボリックシンドロームとの関連性が深いと考えられる。

3）肝 硬 変

慢性的な肝障害で硬度の繊維化が認められる。臨床的には門脈圧亢進，食道静脈瘤，末期には肝性脳症，羽ばたき振戦なども出現する。

4）肝 が ん

基本的に肝硬変の症状が出現する。腫瘍によって上腹部痛や肝腫大がみられる。下肢の浮腫や低血糖もみられる。

（4）アレルギー疾患

　アレルギー疾患は，患者が多数存在し，急激な症状の悪化を繰り返したり，生活の質が損なわれ，私たちの生活に多大な影響を及ぼしていることから，2014（平成26）年，**アレルギー疾患対策基本法**が公布された。この法律では，アレルギー疾患を気管支ぜん息，アトピー性皮膚炎，アレルギー性鼻炎，アレルギー性結膜炎，花粉症，食物アレルギーその他政令で定めるものと定義している。

　対策の基本理念として，重症化の予防および症状の軽減，医療の均てん化の促進，生活の質の維持向上，研究の推進を柱として施策を掲げている。

　図6-12に患者調査によるアレルギー性鼻炎，ぜん息，アトピー性皮膚炎の総患者数の年次推移を示した。いずれの疾患も近年増加傾向にあり，特に2020年の増加は著しい。

（5）難 病 対 策

　難病は，原因不明で治療法が確立されていないため，患者は長期療養を強いられ大きな負担となっていた。そのため56の疾患については特定疾患治療研究事業の中で，法律によらない研究事業として国が治療費を助成してきた。しかし，難病はこれらの疾患以外にも多くあり，より一層の充実した難病対策のため，2017（平成27）年1月に**難病の患者に対する医療等に関する法律（難病法）**が施行され，対象疾患は338疾患（2021年11月）となっている。

　難病法（p.178）で規定している難病のうち「患者数が本邦において一定の人数に達せず，客観的な診断基準が定まっている

図6-12　アレルギー性鼻炎，ぜん息，アトピー性皮膚炎総患者数　　資料　厚生労働省：患者調査

 もので，患者の置かれている状況からみて良質かつ適切な医療の確保を図る必要性が高いものとして，厚生労働大臣が厚生科学審議会の意見を聞いて指定するもの」を**指定難病**といい医療費助成対象となっている。難病法では，基本方針の策定，難病にかかる新たな公平かつ安定的な医療費助成の制度の確立，難病の医療に関する調査および研究の推進，療養生活環境整備事業の実施などがうたわれており，難病対策の充実が期待される。

8. 自殺，不慮の事故，虐待，暴力

（1）自　　殺

　警察庁の自殺統計*によれば，自殺者数は1998（平成10）年以降毎年3万人前後で推移していたが，2022（令和4）年は21,881人で2012（平成24）年から10年続けて3万人を下回り減少している。性別では，男性14,746人で67.4%を占めた。自殺者数の年次推移をみると，図6-13に示したように1983（昭和58）年頃小さなピークがあり，1997（平成9）年から1998（平成10）年にかけて大きく増加している。急増の原因については，バブル経済の崩壊とされているが，その後数年は高水準で推移しており，はっきりした原因はわかっていない。しかし，少なくとも図6-14に示したように，この増加は特に中高年男性の経済・生活問題による自殺が増加したことによると考えられる。

　原因動機別自殺者数は，警察庁の統計によると健康問題が2022年で12,774人と最も多く，次いで家庭問題4,775人となっている。

（2）不慮の事故

　ここ数年毎年4万人弱の死亡者が出ていたが，2022年では4万3,357人の死亡者，死亡率は35.5（10万人対）で，死因順位の第7位であった。種類別でみると転倒・転落・墜落が最も多く，窒息，溺死・溺水，交通事故が次いで多くなっている。年齢階級別にみると，死亡率は5〜19歳で高く，交通事故による死亡は，構成割合からすると15〜24歳で最も高い。また，窒息は0歳で最も高い割合となっている。

（3）虐待，暴力

　虐待，暴力は，子どもの虐待ばかりでなく，家庭内暴力，セクシャルハラスメント，いじめ，高齢者の虐待などさまざまな場面で深刻な問題を生じる。これら人格や尊厳を傷つける行為は自殺に結びついたり，心に大きな傷を生じることになる。これらの問題の解決が困難な理由の一つに，密閉性の高さがあげられる。

　特に子どもの虐待は，成長や発達を大きく阻害するため，社会としても重要な課題である。子どもの虐待防止について**「児童虐待の防止等に関する法律」**（2000年）

＊警察庁の自殺統計では，外国人も含む総人口を対象とし，捜査により自殺と判明した時点で自殺に計上している。厚生労働省の人口動態統計では，日本における日本人を対象とし，自殺，他殺あるいは事故死のいずれか不明のときは自殺以外で処理している。

図6-13 自殺者数の年次推移

資料 警察庁：自殺統計

図6-14 自殺者数急増時の年齢別自殺者率の推移（人口10万人対）

資料 警察庁：自殺統計

が制定されている。この法律では，虐待は，外傷が生じる「身体的虐待」，わいせつな行為をされる「性的虐待」，放置をされる「ネグレクト」，心理的外傷を与える「心理的虐待」に分けられる。児童虐待を防ぐため，早期に発見する努力や，通告の義務，強制調査，保護者の接触の制限などが規定されている。児童相談所に寄せられた相談件数は，2021（令和3）年度では20万7,660件であった（図6-15）。

また，高齢化が進むにつれ高齢者の虐待が問題となる。高齢者の虐待については**「高齢者虐待の防止，高齢者の養護者に対する支援等に関する法律」**（2005年）があり，虐待を「身体的虐待」「ネグレクト」「心理的虐待」「性的虐待」としている。ここでも早期発見の努力や強制調査，虐待を行っている養護者の当該高齢者との面

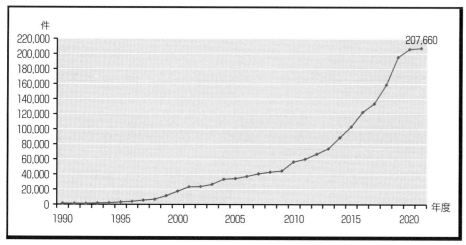

図6-15　児童虐待の相談件数の推移

資料　厚生労働省：児童相談所での児童虐待相談対応件数，2022

会の制限などが規定されている。

　また，障害者についても「**障害者虐待の防止，障害者の養護者に対する支援等に関する法律**」（2011年）が制定され，虐待を禁止し，防止等に対する国の責務，虐待を受けた障害者に対する保護，自立支援のための措置が図られている。

演習課題

❶ 主ながんの死亡率の推移，リスク要因についてまとめてみよう。

❷ 主な循環器疾患の現状と予防対策についてまとめてみよう。

❸ 糖尿病，脂質異常症の現状と予防対策についてまとめてみよう。

❹ 主な感染症の発生要因と予防対策についてまとめてみよう。

❺ わが国の自殺の現状についてまとめてみよう。

参考文献

・国立がん研究センター：がん情報サービス「がんの発生要因」，https://ganjoho.jp/public/
pre_scr/cause_prevention/factor.html
・厚生労働省：健康日本21（第3次）の推進のための説明資料，2023
・厚生労働統計協会：国民衛生の動向，各年版
・Sasazuki S, Inoue M, Iwasaki M, *et. al*（JPHC Study Group）:Combined impact of five
lifestyle factors and subsequent risk of cancer: the Japan Public Health Center Study.
Prev Med. 2012，Feb; 54（2）: 112-6
・骨粗鬆症の予防と治療ガイドライン作成委員会：骨粗鬆症の予防と治療ガイドライン
2011年版，2012
・日本動脈硬化学会：動脈硬化性疾患予防ガイドライン2022年版，2022

保健・医療・福祉の制度

　わが国は，第2次世界大戦以降，保健・医療・福祉体制の整備を重ね，乳児死亡率や平均寿命において世界最高の水準を達成するまでに至った。しかし，近年急速に進む高齢化の中で，新たに解決しなければならないさまざまな課題も生まれている。本章では，現行の保健・医療・福祉の制度と各ライフステージにおける健康問題およびその対策についての理解を深めるとともに今後の課題についても考える。

Key Words　社会保障　社会福祉　医療保険　地域保健　介護保険　母子　高齢者　労働者　児童生徒
　　　　　　国際機関

1. 社会保障の概念

（1）社会保障の定義と歴史

　「社会保障」の「社会」とは，人間の集合体である地域や国家を意味し，「保障」とは，何らかの理由により生じた不測の事態や事故に遭遇した場合，それらを望ましい状態にしたり，なんらかの侵害からその生命や暮らしを守ることを意味する。

　すなわち「社会保障」とは，国家や地域社会が個人の生活において生じた不測の事態や事故に備えるために用意した社会的な制度やサービスを意味している。

　わが国の**社会保障制度**は，第2次世界大戦前および戦中において，健康保険や年金制度等が整備されたが，それらは戦争遂行上必要なものとして利用されたに過ぎず，名実ともに整備されるのは戦後のGHQ（連合国最高司令部）における占領政策の一環としてなされたもの以降である。そうした社会背景の中で，1950（昭和25）年，社会保障制度審議会による「社会保障制度に関する勧告」がなされた。この勧告には，わが国が取り組むべき社会保障に関する概念が盛り込まれたのである。

　「社会保障制度とは，疾病，負傷，分娩，廃疾，死亡，老齢，失業，多子，その他困窮の原因に対し，保険的方法または直接公の負担において経済保障の途を講じ，生活困窮に陥った者に対しては，国家扶助によって最低限度の生活を保障するとともに，公衆衛生および社会福祉の向上を図り，もってすべての国民が文化的社会の成員たるに値する生活を営むことができるようにすることをいう」。この勧告は，憲法第25条に規定する「生存権保障」を具現化するために，その対象と方策を表しており，このことから，わが国の社会保障制度は社会保険，公的扶助，社会福

◻ GHQ
　太平洋戦争の終結に際してポツダム宣言の執行のために日本において占領政策を実施した連合国軍の機関。

◻ 社会保障制度審議会
　社会保障制度審議会設置法（1948年）に基づき，内閣総理大臣に対し，社会保障制度の調査，審議等を行い勧告する機能をもつ。

社および公衆衛生（医療を含む）から構成されていると定義づけられる。

（2）公衆衛生と社会保障

　わが国の社会保障制度の概要は図7-1のとおりである。この枠組みをつくりあげた1950年の社会保障制度審議会勧告は，社会保障は**社会保険，公的扶助，社会福祉**および**公衆衛生**によって構成されているとし，公衆衛生を社会保障制度の一分野であることを明確に打ち出している（図7-2）。

　また，2000（平成12）年9月の同審議会の意見書「新しい世紀に向けた社会保障」において公衆衛生は「国民全体を集合的な受益者とする施策」とし，社会基盤（インフラ）の一つとして，国民が健康に生活できるよう例えば生活習慣病対策・伝染病（感染症）予防・公害対策・上下水道・食品衛生など社会全体で取り組まなければならない課題に対応する社会保障の基礎となる分野であるとしている。

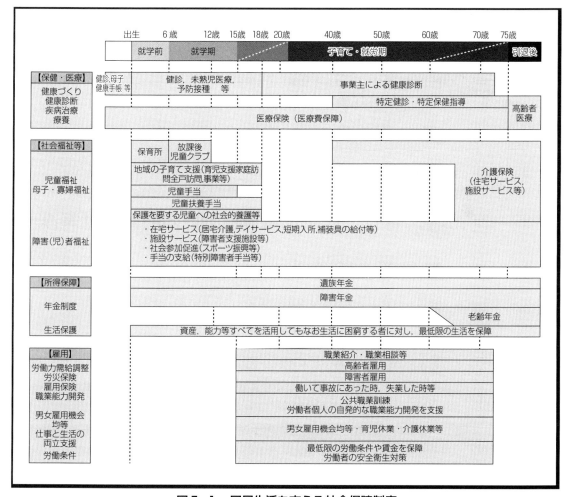

図7-1　国民生活を支える社会保障制度

出典　厚生労働省：平成29年版厚生労働白書，2017，p. 8

社会保障制度は，国民の「安心」や生活の「安定」を支える<u>セーフティネット</u>。
<u>社会保険，社会福祉，公的扶助，保健医療・公衆衛生</u>からなり，人々の生活を生涯にわたって支えるものである。

①社会保険（年金・医療・介護）

国民が病気，けが，出産，死亡，老齢，障害，失業など生活の困難をもたらすいろいろな事故（保険事故）に遭遇した場合に一定の給付を行い，その生活の安定を図ることを目的とした強制加入の保険制度

○病気やけがをした場合に誰もが安心して医療にかかることのできる<u>医療保険</u>
○老齢・障害・死亡等に伴う稼働所得の減少を補填し，高齢者，障害者および遺族の生活を所得面から保障する<u>年金制度</u>
○加齢に伴い要介護状態となった者を社会全体で支える<u>介護保険</u>

②社会福祉

障害者，母子家庭など社会生活をする上でさまざまなハンディキャップを負っている国民が，そのハンディキャップを克服して，安心して社会生活を営めるよう，公的な支援を行う制度

○高齢者，障害者等が円滑に社会生活を営むことができるよう，在宅サービス，施設サービスを提供する<u>社会福祉</u>
○児童の健全育成や子育てを支援する<u>児童福祉</u>　等

③公的扶助

生活に困窮する国民に対して，最低限度の生活を保障し，自立を助けようとする制度

○健康で文化的な最低限度の生活を保障し，その自立を助長する<u>生活保護制度</u>

④保健医療・公衆衛生

国民が健康に生活できるようさまざまな事項についての予防，衛生のための制度

○医師その他の医療従事者や病院などが提供する<u>医療サービス</u>
○疾病予防，健康づくりなどの<u>保険事業</u>
○母性の健康を保持，増進するとともに，心身ともに健全な児童の出生と育成を増進するための<u>母子保健</u>
○食品や医療品の安全性を確保する<u>公衆衛生</u>など

※これらの分類については，1950年および1962年の社会保障制度審議会の勧告に沿った分類に基づいている

図 7-2　社会保障制度とは

出典　厚生労働省ホームページ：厚生労働政策レポート（戦後社会保障制度史）

2. 保健・医療・福祉における行政の仕組み

（1）国の役割と法律

　保健・医療・福祉における国の役割は，日本国憲法第25条（生存権）に定められている。**憲法**は国の根本規範であり，これを遂行するために，国が定める**法律**，地方自治体が定める**条例**などが整備され，行政の仕組みが成り立っている。

　わが国の保健・医療・福祉を担当する機関は，国と地方自治体の体系化された組織の中で，それぞれが連携しながら重要な役割を果たしている。衛生行政組織における国の管轄および関連機関（第一線機関）は各分野で異なる（表 7-1）。

　わが国の**一般衛生行政**は，国（厚生労働省）―都道府県（衛生主管部局）―保健所―市町村（衛生主管課係）として体系化されている。一般に保健所の設置は，都道府県が行うことになっているが，政令市（中核市を含む），特別区も直轄の保健所を設置しており，この場合は国（厚生労働省）－政令市・特別区（衛生主管部局）－保健所という体系となっている。

表7-1　保健・医療・福祉にかかわる行政組織

種別	国	内容	地方組織
一般衛生行政	厚生労働省	地域住民の健康増進など	市町村保健センター 保健所
		母子の健康増進など	
		精神障害の予防 精神障害者への支援など	保健所
社会福祉行政	こども家庭庁 （母子保健）	貧困者の援助，障害者への福祉サービス	福祉事務所 児童相談所
労働衛生行政		職域の安全，労働者の健康対策	労働基準監督署
学校保健行政	文部科学省	児童生徒，教職員の健康対策など	教育委員会
環境保健行政	環境省	環境の保全，公害被害の防止	都道府県

　一般衛生行政において，厚生労働省は中心機関として重要な役割を果たしている。本省（内部部局）は，健康・生活衛生局（地域保健，生活習慣病対策，生活衛生，食品衛生），労働基準局（安全衛生部：労働補償，労働衛生），老健局（老人保健），社会・援護局（障害保健福祉部：障害者福祉），保険局（医療保険）などに分かれ，各分野を管轄している。なお，母子保健に関しては，2023（令和5）年度新設されたこども家庭庁が担うこととなった。また，地方支分部局として全国7か所に地方厚生局が設置されている。

（2）地方自治の仕組み

　地域の住民が政治を自主的に行うことを**地方自治**といい，その団体を**地方公共団体**（地方自治体）という。地方自治の仕組みは地方自治法に定められており，地方公共団体の種類，組織，運営，国との関係などが規定されている。地方公共団体には都道府県，市町村があり，それぞれ議決機関としての地方議会や，執行機関として首長とその補助機関などがある。地方公共団体は，住民の福祉の増進を図ることを目的に，地域の行政を自主的かつ総合的に行う権限をもち，さらに住民の意思を地方自治に反映させるために，住民には地方議会議員と首長の直接選挙と議会の解散請求，議長や首長の解職請求，条例の制定，監査請求などの権利が認められている。近年では，行政を監視し，住民の苦情を処理するオンブズマン制度や，地域のために民間の住民が独自の活動を行う特定非営利活動法人（NPO）など，よりよい地域づくりを目指す動きがある。

（3）都道府県の役割

　各都道府県で若干異なるが，一般的な組織として，保健，医療，福祉行政を主管する部局（衛生部，保健福祉部，健康福祉部など），環境を主管する部局（環境部，環境生活部など），各部局の下にそれぞれ課が置かれている。都道府県における衛生行政関連機関として保健所，地方衛生研究所，精神保健福祉センターなどがある。

　保健所は疾病予防，健康増進，環境衛生など，公衆衛生活動の中心機関であり，地域住民の健康を担う重要な役割をもっている。1994（平成6）年の地域保健法の改正によって，その役割が明確化され，広域的・専門的・技術的拠点として機能が強化された。

　地方衛生研究所は地域における科学的かつ技術的に中核となる機関として，その専門性を生かし保健に関する調査研究などを行う機関として，都道府県，政令市に設置されている。主な業務は，調査研究のほか，試験検査，研修指導，公衆衛生情報などの収集・解析・提供に大別される。

（4）市町村の役割

　市町村には，保健衛生行政に関連する部と課が置かれ，予防接種，健康診断，環境衛生，母子保健サービスなどが行われている。**市町村保健センター**は1978（昭和53）年から整備が進み，1994年の地域保健法改正により，地域の生活に密着したサービスを行う拠点として中心的な役割を担っている。

（5）社会福祉行政

　国の社会福祉行政の中心は厚生労働省であり，社会・援護局，老健局，雇用環境・均等局が担当している。児童福祉に関してはこども家庭庁の所管とされた。

　都道府県においては，社会福祉関係の部局（保健福祉部，民生部，民生労働部，生活福祉部など）が置かれている。また，社会福祉に関する専門の行政機関として，福祉事務所，身体障害者更生相談所，婦人相談所，児童相談所，知的障害者更生相談所が置かれている。

　福祉事務所は，都道府県および特別区に設置が義務づけられ，市町村は任意となっており，2023（令和5）年現在，全国に1,251か所設置されている。福祉事務所は，社会福祉の第一線機関として，福祉六法（p.126参照）に定める援護，育成，更生の措置を担当している。

　児童相談所は，児童福祉の第一線機関として，各都道府県，指定都市に設置されており，2023年現在，全国に232か所設置されている。ソーシャルワーカー（児童福祉司，相談員），児童心理司，医師（精神科医，小児科医），その他の専門職員がおり，各種相談に対応している。主な相談内容は，①障害相談（障害児に関すること），②育成相談（しつけ，不登校等に関すること），③養護相談（保護者の病気，養育困難児，虐待などに関すること），④非行相談（窃盗，傷害等の問題行動に関すること），⑤その他の相談となっている。近年，養護相談に関する件数が増加し，このうち虐待に関する相談件数は，2022（令和4）年度で20万件を超え，統計を取り始めた1990（平成2）年に比べ，100倍以上となっている（p.113，図6-15）。

（6）労働衛生行政

　労働衛生行政は，厚生労働省労働基準局安全衛生部が行っており，地方組織として，厚生労働省直轄の都道府県労働局および労働基準監督署がある。

　労働基準監督署は，労働基準行政の第一線機関として全国に約320か所設置されている。労働時間，賃金，労働災害防止，健診などについて監督・指導している。

（7）学校保健行政

　学校保健行政は，文部科学省初等中等教育局健康教育・食育課が主に主管し，学校体育，学校保健，学校安全，学校給食などを扱っている。都道府県では，公立学校は教育委員会の学校健康教育主管課が，私立学校は知事部局の私学担当課がそれぞれ担当している。

（8）環境保健行政

　環境保健行政は，環境保全行政と合わせて環境省が行っている。組織として，環境保健部，地球環境局，水・大気環境局，自然環境局，廃棄物・リサイクル対策部などからなっており，廃棄物対策，公害規制，自然環境保全，野生動植物保護などの対策を一元的に実施している。また，地球温暖化，オゾン層保護，リサイクル，化学物質，海洋汚染防止，森林・緑地・河川・湖沼の保全，環境影響評価，放射性物質の監視測定などの対策を他の府省と共同して行っている。

（9）他職種の役割と連携

　超高齢化社会を迎え，人々が住みなれた地域で最期まで安心して暮らすことができるように，保健・医療・福祉分野の連携機能を強化し，予防，診療から介護まで切れ目のないサービスを受けることのできる最適な地域医療システムの仕組みづくりが重要になってきた。そこで，国は，団塊の世代が75歳を迎える2025（令和7）年を目途に地域包括ケアシステムの構築を掲げ，その体制の整備を図っている。今後，都道府県と市町村とが密に連携しつつ，保健所，市町村保健センター，地域包括支援センター，各種医療施設，介護事業所などが有機的に連携しながら地域住民の健康増進，在宅医療・介護を提供する体制の整備を進めていくことが求められる。そのために市町村では関連する専門職として保健・医療分野から，医師，歯科医師，保健師，看護師，薬剤師，管理栄養士など，介護分野から社会福祉士，介護支援専門員，ホームヘルパーなどのほか，関係する市町村職員，その他関係者で組織される連携推進協議会などが設置され，課題の抽出と解決策の検討，情報共有などの連携強化が図られている。

3. 医療制度

　わが国では，国民の傷病に対し，必要な医療を受けられることを保障する医療保障制度が整備されている。**医療保障制度**は，医療保険，後期高齢者医療，公費負担医療などに大別される。このうち，医療保険は，すべての国民が健康保険や国民健康保険など，公的な**医療保険**に加入し，傷病，負傷などに際し，いつでも安心して必要な医療が受けられる国民皆保険制度となっている（表7-2）。

（1）医療保険制度

　医療保険は，傷病，負傷などに対し，保険の運営主体である保険者が医療給付を行う制度である。被保険者は，加入している保険の保険者に所得に応じた保険料を支払う。被扶養者も含め，傷病の際，医療の給付を受ける。医療給付は，診察，薬剤，治療材料，処置・手術，在宅療養・看護，入院・看護，食事療養，訪問看護などに対して行われる。給付は被保険者に対し，金銭ではなく医療サービス（現物）で給付されるため，**現物給付**とよばれる（図7-3）。

　医療保険制度は，被用者保険，地域保険および後期高齢者医療に大別される（表7-3）。**被用者保険**は，事業所に使用される者を被保険者とするもので，主として中小企業の労働者とその家族が加入する全国健康保険協会管掌健康保険（協会けんぽ），大企業の労働者とその家族が加入する組合管掌健康保険（組合健保），公務員や私立学校教職員が加入する共済組合，船員が加入する船員保険がある。**国民健康保険**は雇用されていない一般地域居住者を被保険者とするもので，居住地域によって加入する保険者が決まるため，地域保険ともよばれる。医療保険適用者の内訳は，被用者保険62.4％，国民健康保険23.2％，後期高齢者医療が14.5％であり，被用者保険の適用者数が最も多い（2020（令和2）年）。

　医療にかかった費用のうち，医療保険が負担する割合は被用者保険，国民健康保険ともに7割（3割自己負担，ただし，小学校就学前までは8割給付，70歳以上75歳未満は7割（現役並み所得者）または8割給付），また，療養に要した費用が著しく高額になり，一定の自己負担額を超えた場合に自己負担一定額を超えた部分が払い戻される高額療養費制度が用意されている。なお，2007（平成19）年4月から入院の場合は，医療機関が直接保険者に請求するため，窓口負担は自己負担限度額のみとなった。

表7-2　わが国の医療制度の特徴

社会保険方式	保険料を財源に充てる制度 ※イギリス，北欧では税を財源に充てる税方式を採用
国民皆保険制度	1961（昭和36）年4月に実現
医療給付は現物給付	自己負担額以外の医療にかかった費用は保険者が支払う
医療機関の自由選択制	どこの医療機関でも自由に受診できる

図7-3　医療保険制度の仕組み

表7-3　医療保険制度の概要

	保険名	被保険者	保険者	根拠法	給付の割合
被用者保険	全国健康保険協会管掌健康保険	中小企業の被用者	全国健康保険協会	健康保険法	被保険者，被扶養者ともに7割給付（3割自己負担）（小学校就学前までは8割給付，70歳以上75歳未満は8割給付，ただし現役並み所得者は7割給付）
	組合管掌健康保険	大企業の被用者	健康保険組合		
	共済組合	公務員，私立学校教職員	共済組合	各共済組合法	
	船員保険	一定の船舶船員	全国健康保険協会	船員保険法	
地域保険	国民健康保険	非雇用者	都道府県	国民健康保険法	
		特定業種の自営業者	国民健康保険組合		
後期高齢者医療		75歳以上の者と65～74歳で一定の障害状態にあると認定された者	後期高齢者医療広域連合	高齢者の医療の確保に関する法律	9割給付（1割自己負担）（一定以上所得者は8割給付，現役並み所得者は7割給付）

表7-4　公費医療制度の概要

目　的	法　律	医療給付
社会福祉	生活保護法	医療扶助
	障害者総合支援法	自立支援給付
	児童福祉法	小児慢性特定疾病医療費 結核児童療養給付
	母子保健法	養育医療（未熟児医療）
社会防衛	感染症法	結核患者の医療・入院，1類感染症などの患者の入院など
	精神保健福祉法	措置入院医療
	麻薬及び向精神薬取締法	措置入院医療
国家賠償	戦傷病者特別援護法	療養の給付，更生医療
	被爆者援護法	認定疾病医療，一般疾病医療

（2）公費医療制度

　国や自治体が税を財源として費用を給付する医療を**公費医療**という。公費医療は，社会保障の一環として，社会福祉，社会防衛，国家賠償といった特定の目的をもって発展してきた。現在，公費医療制度には法律によるもの（表7-4）と肝炎治療特別促進事業などの予算措置によるものとがある。

（3）国民医療費

　国民医療費は，医療機関等で傷病の治療に要する費用を推計したもので，医療保険，公費医療，後期高齢者医療制度などによる公的な医療を提供する医療機関に支払われた総額を示す。国民医療費には，診療費，調剤費，入院時食事療養費・訪問看護療養費などが含まれる。一方，医療費に含まれないものとして，①正常な妊娠や分娩などに要する費用，②健康の維持・増進を目的とした健康診断・予防接種などに要する費用，③固定した身体障害のために必要とする義眼や義肢などがある。

　国民医療費の動向をみると，1961（昭和36）年の国民皆保険達成後の増加は著しく，過去20年間では1.5倍に増加している（図7-4）。2021（令和3）年度の国民医療費は45兆359億円で，前年比約2兆円，4.8%の増加となっている。国民一人当たりの国民医療費は35万8,800円，国内総生産（GDP）に対する国民医療費の割合は8.18%である。医療費増加の主な要因は，①人口の高齢化，②医療技術の高度化，③医療供給体制の充実，④長期入院などがあげられる。今後医療費の抑制を図るために，疾病の1次予防の充実，医療の効率化を推進していくことが重要である。

図7-4　国民医療費の推移

出典　厚生労働省：国民医療費

表7-5　病床の種類と病床数　(2022年10月1日現在)

種類	病床数	定義
一般病床	886,663	精神病床，結核病床，感染症病床，療養病床以外の病床
療養病床	278,694	主として長期にわたり療養を必要とする患者を入院させるための病床
精神病床	321,828	精神疾患を有する者を入院させるための病床
感染症病床	1,909	感染症法に規定する1類，2類感染症および新感染症の入院患者を入院させるための病床
結核病床	3,863	結核の患者を入院させるための病床

表7-6　主な医療関連国家資格と病院の従事者数(2020年10月1日現在)　単位：人

国家資格	種別	届出数（常勤換算）	国家資格	種別	届出数（常勤換算）
医師	業	243,064.0	臨床工学技士	名	22,653.7
歯科医師	業	10,351.9	義肢装具士	業	97.3
薬剤師	業	50,990.5	介護福祉士	名	38,565.7
保健師	名	6,135.2	社会福祉士	名	14,643.4
助産師	業	23,806.7	精神保健福祉士	名	9,374.2
看護師	業	827,451.2	管理栄養士	名	22,475.5
診療放射線技師	業	45,177.0	歯科衛生士	業	6,124.4
臨床検査技師	名	55,169.8	歯科技工士	業	645.2
理学療法士	名	84,459.3	あん摩マッサージ指圧師	業	934.5
作業療法士	名	47,853.9	柔道整復師	業	439.1
言語聴覚士	名	16,799.0			

※業：業務独占，名：名称独占

資料　厚生労働省：医療施設調査・病院報告

（4）医療提供施設の種類

　医療施設には病院，診療所，介護老人保健施設，助産所，調剤薬局などがある。医療法で，**病院**は20人以上の患者を入院させる施設，**診療所**は患者を入院させる施設を有しないものまたは19人以下の患者を入院させるための施設を有するものと定義されている。2022年10月現在，病院8,156施設で前年に比べ49施設減少し，一般診療所は105,182施設で前年に比べ890施設増加した。診療所の無床化が進み，有床診療所は減少，無床診療所は増加している。一方，病床数は1,573,451床で前年に比べ10,332床減少した（厚生労働省：医療施設調査）。病床は細分化が進み，一般病床，療養病床，精神病床，感染症病床，結核病床に分類されている（表7-5）。また，医療法の改正により，特定機能病院，地域医療支援病院が整備されてきた。

（5）医療従事者

　医療は，さまざまな職種がかかわり成り立っている。医師，歯科医師，薬剤師な

◪**特定機能病院**
　1992（平成4）年の第2次医療法改正により制度化された，高度の医療の提供，評価，研修などを行う病院。大学病院や国立病院など，全国で88施設が厚生労働大臣の承認を受けている（2022（令和4）年12月1日現在）。

◪**地域医療支援病院**
　1997（平成9）年の第3次医療法改正で制度化された，紹介患者に対する医療の提供，医療機器の共同利用など，かかりつけ医を支援したり，救急医療を提供する病院。2021（令和3）年10月現在で全国に667施設が都道府県知事の承認を受けている。

ど，法律に基づいて国が実施する試験（国家試験）の結果から，当該資格が与えられる国家資格と，国家資格以外の職種（介護支援専門員，訪問介護員，臨床心理士，医療ソーシャルワーカーなど）がある。国家資格には，無資格者がその業務を行うことを禁止する業務独占と，無資格者が資格の名称または紛らわしい名称を使用することを禁止する名称独占とがある（表7-6）。

（6）医 療 計 画

医療計画は，地域の体系的な医療提供体制の整備の促進，医療資源の効率的活用，医療施設相互間の機能連携の確保などを目的に1985（昭和60）年の第1次医療法改正により法制化された。

1）医療計画の記載事項

医療計画は，下記の記載事項について各都道府県が地域の実情に応じて策定し，少なくとも5年ごとに検討を加えることになっている。

① 5疾病6事業に関する目標，医療連携体制，情報提供の推進
　　5疾病：がん，脳卒中，急性心筋梗塞，糖尿病，精神疾患
　　6事業：救急医療，災害医療，へき地医療，周産期医療，小児医療，新興感染症等
② 居宅等における医療の確保
③ 医療従事者の確保
④ 医療安全の確保
⑤ 地域医療支援病院等の確保
⑥ 医療圏の設定
⑦ 基準病床数

2）医 療 圏

医療圏は，病床等を整備するために設定する地域的単位のことである。地理的な規模により，1次医療圏，2次医療圏，3次医療圏が設定されている（表7-7）。

医療計画では，地理的条件または交通事情等を考慮して定められる2次医療圏単位で一般病床，療養病床の基準病床数を定めている。一方，結核病床，精神病床，感染症病床は，各都道府県単位で基準病床数が算定されている。過剰医療圏では，

表7-7　医療圏

医療圏	定　義	医療の内容
1次医療圏	規定はない（市町村）	通常の傷病の外来診断・治療・健康管理など
2次医療圏	広域市町村	入院を含む一般医療の提供の確保 病院の病床整備
3次医療圏	都道府県*	先進的・高度専門医療を提供体制の整備 病院の病床整備

＊広域性を理由に複数の区域を設定することが認められており，北海道は6圏，長野県は4圏の3次医療圏を有する。

新規の病院の開設を制限することによって，適正な医療供給体制を整備している。

（7）保険者の役割とデータヘルス計画

　超高齢化社会の進展に伴い国民医療費が年々増加する中，いかに医療コストを低減して医療費を抑制していくかが大きな課題となっている。2008（平成20）年から特定健康診査・特定保健事業が開始され，健診データの電子的標準化が実現し，併せて保険診療情報（レセプト）の電子情報も保険者に蓄積されるようになった。こうしたなか，2013（平成25）年に閣議決定された「日本再興戦略」の柱の１つとして国民の健康寿命の延伸が掲げられ，健康増進における保険者の役割を一層強化する事業として，2014（平成26）年より，保険者にデータヘルス計画の作成・実施・評価等の取り組みを求めることとなった。データヘルス計画は，保険者が，健診の結果や保険診療情報（レセプト）を分析し，費用対効果の高い保健事業を展開することで，被保険者の疾病予防や悪化防止を促進して医療費の抑制に貢献することが期待されている。

4. 福 祉 制 度

（1）社会福祉制度の成立から拡充

　わが国の社会福祉制度の骨格部分が形成されるのは，第２次世界大戦後の GHQ の占領政策によるものである。終戦直後の状況は，多くの国民が家や職場を焼かれ，傷つき，職にあふれ，食に貧し，中には親や兄弟姉妹を亡くし，孤児となった者も多数存在した。このように窮乏化した人々の生活を早期に安定化させるために GHQ により「社会救済に関する覚書（SCAPIN775）」が発せられ，旧生活保護法（1946（昭和21）年），児童福祉法（1947（昭和22）年），身体障害者福祉法（1949（昭和24）年）のいわゆる**福祉三法**が整備された。

　その後，1950（昭和25）年に勃発し，３年間続いた朝鮮戦争を契機に日本の経済復興は一気に加速し，1960年代以降の高度経済成長を果たす。また，その中で石炭から石油へのエネルギー転換が進みそれまでの主要なエネルギー源であった石炭を掘削していた地域の労働者や，小規模農業で現金収入の少ない人々を大量に都市に集中させる労働力流動化政策が推し進められた。

　その結果，都市部では人口や工場の密集による住宅問題，公害問題等が起こり，逆に農村部では若き労働者の転出が相次ぎ過疎化が急激に進行し，一気に高齢者問題が浮上した。これは都市部では核家族化を進行させ，農村では家を継ぐ後継者不足を招き，いずれの地域でもコミュニティの崩壊につながった。

　このように地域におけるコミュニティ力が崩壊した状態で，その影響を著しく受ける高齢者，障害のある人々，および母子家庭など社会的に弱い立場にある人々に

▶ SCAPIN775
　GHQ から日本政府に発せられる命令・指令を指し，775とは775番目の指令という意味である。

▶朝鮮戦争
　1950〜1953年，韓国と北朝鮮との間で朝鮮半島において争われ，関係諸国を巻き込んだ国際紛争である。

▶労働力流動化政策
　労働力の産業間，地域間および雇用形態間の移動を促す政策を指す。わが国では石炭産業の合理化による離職対策として広域職業紹介が導入された。

集積された。

そこで，1960年代以降，精神薄弱者福祉法（現：知的障害者福祉法）（1960（昭和35）年），老人福祉法（1963（昭和38）年），そして母子福祉法（現：母子及び父子並びに寡婦福祉法）（1964（昭和39）年）が相次いで整備され，先の福祉三法とあわせ**福祉六法**体制が確立された。

（2）介護保険法の制定

1989（平成元）年「高齢者保健福祉推進10か年戦略」（ゴールドプラン）が策定され，これまでの福祉政策の要であった"施設福祉"の拡充から，"在宅福祉"の充実へと，その政策方針を大転換する政策目標が提示された。

これを法的に整備するために「老人福祉法等の一部を改正する法律」（1990（平成2）年）が公布，施行された。このことは「**福祉関係八法の改正**」といわれ，「老人福祉法」，「身体障害者福祉法」，「精神薄弱者福祉法（現：知的障害者福祉法）」，「児童福祉法」，「母子及び寡婦福祉法（現：母子及び父子並びに寡婦福祉法）」，「社会福祉事業法（現：社会福祉法）」，「老人保健法（現：高齢者医療確保法）」，「社会福祉・医療事業団法（現：独立行政法人福祉医療機構法）」の一部が改正された。このうち社会福祉事業法（現：社会福祉法）の改正では，これまで国の責務としていた社会福祉事業を市町村および都道府県に老人保健計画の策定を義務づけ，地方自治体の責務とした。

高齢社会の重要な課題の1つに，増え続ける医療費の抑制がある。1990（平成2）年以降国民医療費は毎年1兆円規模で増え続け，健康保険財政の破綻が危惧された。その主要な要因とされたのが老人医療費の急増であり，いわゆる高齢者の「社会的入院」にあった。これは医療の必要性が低いにもかかわらず，適切な介護の提供を受けられないために，仕方なく病院へ入院せざるを得ない人々が多数存在していたことを意味する。

これらの状況を解決すべく1997（平成9）年以降，中央社会福祉審議会で，「**社会福祉基礎構造改革**」について検討され，これまでの福祉制度利用の根幹をなしていた行政による一方的処分である「措置制度」から，利用者の主体性を重要視する「契約制度」の導入を図るとともに，増え続ける社会保障関連費用の負担の見直しを求めた。

これを受け1997年12月には契約制度を基本とする「**介護保険法**」が成立し，2000（平成12）年4月から施行された。この他にも，1997年の「児童福祉法」改正による保育所入所における選択的利用制度，2003（平成15）年施行の障害児・者に対する支援費制度および2005（平成17）年の「**障害者自立支援法**」施行へ，さらに障害者自立支援法において不足していた部分，あるいは改善が要望されていた部分を修正した「**障害者の日常生活及び社会生活を総合的に支援するための法律**」（障害者総合支援法）が施行され，"自立支援"をキーワードとした改編が実施された。

（3）社会福祉施設

　社会福祉施設は，人間の日常生活において，何らかの原因でその日常生活が著しく困難を伴う場合に，それを社会福祉各法に基づき支援し，その問題を解決・緩和することをその目的としている。

　その種類は生活保護法による保護施設，児童福祉法による児童福祉施設，障害者総合支援法による障害者支援施設，老人福祉法による老人福祉施設，売春防止法による婦人保護施設，母子及び父子並びに寡婦福祉法による母子・父子福祉施設およびその他の社会福祉施設に大別される（表7-8）。

　また，社会福祉施設には，第1種社会福祉事業に分類される施設と第2種社会福祉事業のものがある。**第1種社会福祉事業**とは，利用者の人権や尊厳を著しく侵害する危険性がある事業を指し，おおむね入所の形態をとる施設が該当する。そのためにこの種の施設を経営する者については，厳しい制限（国・地方公共団体・社会福祉法人）がなされている。そして，**第2種社会福祉事業**については，第1種社会福祉事業以外の各福祉法に定められている施設を指し，おおむね通所施設が該当し，経営については第1種社会福祉事業よりも緩和されており，株式会社等の営利を目的とする企業などの参入も認められている。

　これらの福祉施設の利用にあたっては，これまで「**措置制度**」として措置権者による一方的決定（処分）であったが，「**契約制度**」が導入されている児童福祉法による保育所の入所や介護保険法による介護施設，および障害者総合支援法による障害児・者の入所にあたっては利用者の自主的選択が建前とされており，今後の施設利用の方向性を示している。

（4）障害者福祉

1）障害の概念

　障害というものを一般的には，身体や精神の一部に何らかの機能不全がある状態をいう場合が多い。しかし，障害者福祉は，単に障害者の機能不全を補うことだけが目的ではない。その目的は，障害があっても当たり前の人間として，人間らしく生きるための手立て，方策であり，いわゆる**ノーマライゼーション**（どのような障害があっても，一人の人間として，普通に生きられる社会）の実現にある。

　このことを WHO では，1980年に障害を整理分類した考え方として「国際障害分類」（ICIDH）として示した。この考えは，障害というものを事故や疾病から発生した障害によって実生活の活動が抑制され，能力が発揮できなくなった結果，社会的な不利をもたらしているというものである。

　そして，2001年には ICIDH をさらに進化させた「国際生活機能分類」（ICF）として発表した。これは，機能障害を「心身機能・身体構造」，能力障害を「活動」，社会的不利を「参加」と各障害を否定的に捉えるのではなく，肯定的に捉えた分類

◘**ノーマライゼーション**
　1959年にデンマークにおいて制定された「知的障害者及びその他の発達遅滞者に関する法律」の基本理念とされたもので，障害があっても普通の生活を送ることができるという考え方である。

表7‐8　社会福祉事業一覧

第1種社会福祉事業

① 生活保護法に規定する，救護施設，更生施設，その他の生計困難者を無料または低額な料金で入所させて生活の扶助を行うことを目的とする施設を経営する事業
同法に規定する，生計困難者に対して助葬を行う事業

② 児童福祉法に規定する，乳児院，母子生活支援施設，児童養護施設，障害児入所施設，児童心理治療施設，児童自立支援施設を経営する事業

③ 老人福祉法に規定する，養護老人ホーム，特別養護老人ホーム，軽費老人ホームを経営する事業

④ 障害者総合支援法に規定する，障害者支援施設を経営する事業

⑤ 売春防止法に規定する，婦人保護施設を経営する事業

⑥ 授産施設を経営する事業および生計困難者に対して無利子または低利で資金を融通する事業

第2種社会福祉事業

① 生計困難者に対して，その住居で衣食その他日常の生活必需品もしくはこれに要する金銭を与え，または生活に関する相談に応ずる事業

② 生活困窮者自立支援法に規定する，認定生活困窮者就労訓練事業

③ 児童福祉法に規定する，障害児通所支援事業，障害児相談支援事業，児童自立生活援助事業，放課後児童健全育成事業，子育て短期支援事業，乳児家庭全戸訪問事業，養育支援訪問事業，地域子育て支援拠点事業，一時預かり事業，小規模住宅型児童養育事業，小規模保育事業，病児保育事業，子育て援助活動支援事業
同法に規定する，授産施設，保育所，児童厚生施設，児童家庭支援センターを経営する事業，および児童の福祉の推進について相談に応ずる事業

④ 認定こども園法に規定する，幼保連携型認定こども園を経営する事業

⑤ 母子及び父子並びに寡婦福祉法に規定する，母子家庭日常生活支援事業，父子家庭日常生活支援事業，寡婦日常生活支援事業
同法に規定する，母子・父子福祉施設を経営する事業

⑥ 老人福祉法に規定する，老人居宅介護等事業，老人デイサービス事業，老人短期入所事業，小規模多機能型居宅介護事業，認知症対応型老人共同生活支援事業，複合型サービス福祉事業
同法に規定する，老人デイサービスセンター，老人短期入所施設，老人福祉センター，老人介護支援センターを経営する事業

⑦ 障害者総合支援法に規定する，障害福祉サービス事業，一般相談支援事業，特定相談支援事業，移動支援事業
同法に規定する，地域活動支援センター，福祉ホームを経営する事業

⑧ 身体障害者福祉法に規定する，身体障害者生活訓練等事業，手話通訳事業，介助犬訓練事業，聴導犬訓練事業
同法に規定する，身体障害者福祉センター，補装具製作施設，盲導犬訓練施設，視聴覚障害者情報提供施設を経営する事業
同法に規定する，身体障害者の更生相談に応ずる事業

⑨ 知的障害者福祉法に規定する，知的障害者の更生相談に応ずる事業

⑩ 生計困難者のために，無料または低額な料金で，簡易住宅を貸し付け，または宿泊所その他の施設を利用させる事業

⑪ 生計困難者のために，無料または低額な料金で，診療を行う事業

⑫ 生計困難者に対して，無料または低額な費用で介護保険法に規定する介護老人保健施設を利用させる事業

⑬ 隣保事業

⑭ 福祉サービス利用援助事業

⑮ 第1種社会福祉事業および第2種社会福祉事業の事業に関する連絡または助成を行う事業

出典　全国社会福祉法人経営協議会資料より作成

がなされている。そのうえで，障害のある者に影響を与えるものとして，環境因子と個人因子との相関関係があることを明確にしたものである。

このように現代の障害者福祉の考え方は，身体や精神の一部の機能不全に対応する施策にとどまらず保健，社会保障，労働，教育，住宅等々の幅広い対応が求められている。

２）障害者福祉にかかわる法律

わが国における障害者福祉にかかわる法律は，第２次世界大戦による戦争被害者対策として発足した身体障害者福祉法（1949年）に始まり，知的障害者福祉法（1960年），障害者基本法（1975（昭和50）年），精神保健及び精神障害者福祉に関する法律（1995（平成７）年）などのように障害者基本法以外は障害分類による区分のうえに整備されてきた。

しかし，障害分類による法整備では重複障害や法の谷間で制度が使えない人々を多く生み出していた。また，これら障害者に対する福祉の法律や制度は，障害者を"保護の対象"とする措置制度を基本としており，障害者の"自立した生活"を支援するという概念が欠如したものでもあった。そこで，福祉基礎構造改革とも相まって整備されたものが，障害者自立支援法（2005年）である。

この法律は，障害者の自立・社会参加に関する支援を目指すことを理念とし，2006（平成18）年に施行された。この法律の目的のポイントは①障害者施策の３障害一元化，②利用者本位のサービス体制に再編，③就労支援の抜本的強化，④支給決定の透明化，明確化，⑤安定した財源の確保であった。

しかし，導入前からサービス量の絶対的不足の問題や，特にサービス受給者の自己負担方式において，これまでの制度で採られていた応能負担方式から応益負担方式へと変更したことが大きな問題とされていた。通常，障害が重度であるほどサービスの必要量が増えるのが一般的傾向であるが，重度障害者の多くは社会参加の機会が限られており，それに伴い所得を得ることも限られている。つまり，所得が少ないにもかかわらず，多額のサービス料を負担しなければならないという決定的矛盾が生じてしまったのである。このため「この法律は法の下の平等に反する」として各地で違憲訴訟が提訴され，国はこれと和解せざるを得ない経緯があった。

これをふまえ，新たな障害者施策として制定されたのが，2013（平成25）年に施行された障害者の日常生活及び社会生活を総合的に支援するための法律（**障害者総合支援法**）である。この法律の目的は，法に基づく日常生活・社会生活の支援が，共生社会を実現するため，社会参加の機会の確保，および地域社会における社会的障壁の除去に資するよう，総合的かつ計画的に行われることである。

また，これまで制度の谷間とされ，各種福祉サービスの対象から除外されていた難病患者等を加えることや，「**障害程度区分**」を障害の多様な特性その他の心身の状態に応じて必要とされる標準的な支援の度合いを総合的に示す「**障害支援区分**」に改められることが定められている。

（5）在宅ケア・訪問看護

　在宅ケア・訪問看護の考え方は，福祉制度が施設福祉中心主義から在宅福祉主義へとサービスの提供体制が変貌を遂げる過程において登場してきた。在宅ケアの重要な視点は，ノーマライゼーションの実現である。すなわち，障害があっても病気であっても長期間施設や病院に隔離されることなく，住み慣れた地域で普通の暮らしをすること，そのために必要なサービスを在宅中心に提供するものである。

　具体的なサービスとしては，直接居宅へ訪問による居宅介護支援計画，介護，看護，診療，服薬指導，リハビリテーション等や施設を利用した通所によるデイケア，デイサービス，ショートステイといった専門職による支援をはじめ，地域の民生委員やボランティアによる支援が行われている。

　しかし，在宅ケアのみの単独で一連の取り組みが完結するものではなく，地域の重要な資源である病院や施設との一体的関係性の中でその機能が発揮されるものである。最近多くの自治体で行われている地域包括支援システムやクリニカルパスの取り組みは，まさに在宅ケアシステムの構築を図ろうとするものである。

5. 地 域 保 健

（1）地域保健活動の概要

1）地域保健の理念

　国および地方公共団体が行う地域保健対策は，地域住民の健康の保持・増進を目的に高齢化の進展，保健医療環境の変化に即応して地域の公衆衛生向上と増進を図り，多様化・高度化する住民の需要に適確に対応できるよう，地域特性に配慮し社会福祉等の施策と連携し総合的に推進される（地域保健法第2条）。

2）衛生行政と地域保健

　わが国の衛生（保健）行政は，一般衛生行政，労働衛生行政（厚生労働省），学校保健行政（文部科学省），環境保全行政（環境省）などに分けられる。地域保健は，家庭や地域社会の生活を対象とする一般衛生行政の活動のひとつで，厚生労働省が基本政策を決め，都道府県で具体的な計画を立て，保健所および市町村が業務を行う一貫した体系が確立され，表7-9に示す専門職が配置されている。地域保健法では国，都道府県，市町村（特別区を含む）の役割，責務を次のように定めている。

　国（厚生労働省）は，①地域保健に関する情報の収集・整理・活用および調査・研究，②人材の養成と資質の向上，③市町村や都道府県に対する技術的・財政的援助を行う。都道府県は，地域保健対策が円滑に実施できるよう必要な施設の整備，人材の確保と資質の向上，調査・研究等，市町村に対する技術的援助を行う。市町村は，必要な施設の整備，人材の確保と資質の向上等を行う。

表 7 - 9　地域保健事業に関わる常勤職員数（2021年 3 月31日現在）　　（単位：人）

職　種	職員数	都道府県が設置する保健所	政令市・1)特別区	政令市・特別区以外の市町村
医　師	898	407	422	69
歯科医師	121	46	52	23
獣医師	2,457	1,187	1,268	2
薬剤師	3,204	1,684	1,514	6
理学療法士	134	19	45	70
作業療法士	93	22	36	35
歯科衛生士	718	87	338	293
診療放射線技師	427	231	182	14
診療エックス線技師	4	-	3	1
臨床検査技師	670	475	189	6
衛生検査技師	36	7	29	-
管理栄養士	4,019	707	902	2,410
栄養士	300	22	42	236
公認心理師	119	2	48	69
保健師	27,979	3,905	8,737	15,337
助産師	272	15	79	178
看護師	805	77	220	508
准看護師	70	1	1	68
その他	18,672	4,848	10,684	3,140
〈再　掲〉2)				
精神保健福祉士	772	272	346	154
精神保健福祉相談員	1,150	615	516	19
栄養指導員	1,164	640	523	1
食品衛生監視員	5,761	2,823	2,938	-
環境衛生監視員	4,898	2,696	2,202	-
医療監視員	9,478	6,478	3,000	-
合計	60,998	13,742	24,791	22,465

注：1 ）「政令市・特別区」には，設置する保健所を含む。
　　2 ）「精神保健福祉士〜医療監視員」は，「医師〜その他」の再掲である。
　　　　　　　　　　資料　厚生労働省：令和 3 年度地域保健・健康増進事業報告の概況，2022

（2）保健所と従事者

1 ）保健所の設置

　保健所は，公衆衛生の向上と増進を図るための中心機関として地域住民の疾病予防，健康増進，環境衛生に重要な役割を担っている。都道府県，地域保健法施行令で指定された政令市と東京特別区が設置する。2023（令和 5 ）年 4 月現在，都道府

県立352，政令市立（87市）93，特別区立（23区）23，全国で468の保健所がある。

2）保健所の業務

保健所は地域保健活動の中心で健康危機管理の拠点として位置づけられている。保健所の業務は，地域保健法に示すように多岐にわたっている（第8章 p.175参照）。

3）保健所の長

保健所長は医師であって，かつ3年以上公衆衛生の実務に従事した経験がある者か，国立保健医療科学院の専門課程（1年コース）を修了した者か，その有する技術または経験が前二者に匹敵するものでなければならない（地域保健法施行令）。医師の確保が著しく困難なときに限り医師と同等以上の公衆衛生行政に必要な専門的知識を有する技術職員を1回だけ2年以内の期間で保健所長とすることができる。

（3）市町村保健センターと従事者

市町村は，健康相談，保健指導および健康診査その他保健活動の拠点として**市町村保健センター**を整備している。地域住民に密着した母子保健事業，健康増進事業，予防接種等の総合的な対人保健サービスが行われている（図7-5）。2023年4月時点で2,420か所設置されている（厚生労働省地域保健室調べ）。

図7-5　市町村保健センターの業務

出典　厚生労働省：保健所，市町村，都道府県の現状と課題，p.16

（4）地域における資源と連携

1）ソーシャル・キャピタルとの連携

ソーシャル・キャピタル（social capital）とは，「信頼」「社会規範」「ネットワーク」といった社会関係資本を意味する概念である。「人との絆，支え合う」社会では，相互の信頼や協力が得られるため，他人への警戒が少なく社会の効率性が高まり健康・幸福感などにもよい影響があるとされる。

地域保健対策の推進に関する基本的な指針を示した地域保健対策検討会報告書（2012年3月）では，地域のソーシャル・キャピタルの積極的活用や醸成を通じて健康なまちづくりを推進することが示された。保健所は，ソーシャル・キャピタルを活用した健康づくりの支援を推進すること，市町村保健センターは，NPO・民間団体等を活用した事業の展開に努めることとした。

また，同報告書では，地方衛生研究所の機能強化について，保健所等と連携して地域保健に関する調査と研究を推進すること，感染症や食中毒のサーベイランス機能の強化，迅速かつ精度の高い検査体制の充実強化を図ることが示された。

2）職域保健との連携

成人対象の保健事業は，後期高齢者医療制度や労働安全衛生法，健康保険法等により目的や対象者，実施主体，事業内容が異なっており，制度間のつながりがないことから地域全体の健康状況が把握できない，退職後の保健指導が継続できないといった問題が指摘されている。このような問題を解決し，継続的，かつ包括的な保健事業を展開していくには，地域保健と職域保健が連携し，健康づくりのための保健事業を共有することが重要である。

地域保健，職域保健の目的は必ずしも一致しないが，提供する保健サービスには共通したものがあり，それぞれの機関がもつ健康教育，健康相談，健康情報などを共有化し，より効果的，効率的な「連携」保健事業を展開することで生涯を通じた継続的な健康管理の支援が可能となる。

3）健康増進施設

厚生労働省は**運動型健康増進施設，温泉利用型健康増進施設，温泉利用プログラム型健康増進施設**の認定を行っている＊。認定にあたっては有酸素運動および筋力強化運動等が安全に行える設備や体力測定，運動プログラム提供および応急処置のための設備が配置されていること，健康運動指導士，その他運動指導者等が配置され，医療機関と適切な提携関係があることなどの基準が示されている。また，運動型健康増進施設および温泉利用型健康増進施設のうち，一定の条件を満たす施設を指定運動療法施設として指定している。

◖ソーシャル・キャピタル
・地縁に基づくネットワーク（自治会，老人クラブ，こども会等）
・健康課題の解決に強い動機をもつネットワーク（保健活動推進員，食生活改善推進員，患者会・ピアサポーター等）
・職業を通じて住民の健康課題を共有するネットワーク（生活衛生・食品安全関係同業組合等）
・児童生徒の活動の場であるとともに，保護者や地域住民との交流の場でもある学校など

＊運動型健康増進施設は339施設，温泉利用型健康増進施設は18施設，温泉利用プログラム型健康増進施設は25施設（2023年10月）である。

表7-10　保健所における健康危機管理の業務

（1）健康危機発生の未然防止	管理基準の設定，監視業務等
（2）健康危機発生時に備えた準備	手引書の整備，発生時を想定した組織および体制の確保，関係機関との連携の確保，人材の確保，訓練等による人材の資質の向上，施設，設備および物資の確保，知見の集積等
（3）健康危機への対応	対応体制の確定，情報の収集および管理，被害者への保健医療サービスの提供の調整，防疫活動，住民に対する情報の提供等の被害の拡大防止のための普及啓発活動等
（4）健康危機による被害の回復	飲料水，食品等の安全確認，被害者の心のケア等

資料　厚生労働省：地域における健康危機管理について，平成13年3月

（5）地域における健康危機管理（自然災害，感染症，食中毒）

　健康危機管理とは，医薬品，食中毒，感染症，飲料水，その他何らかの原因により生じる国民の生命，健康の安全を脅かす事態に対して行われる健康被害の発生予防，拡大防止，治療等に関する業務であって，厚生労働省の所管に属するものをいう（厚生労働省健康危機管理基本指針，2001）。その他何らかの原因の中には，大震災や津波のような自然災害，放射線事故，犯罪等，さまざまな原因の健康危機管理事例*や，化学兵器や毒劇物を使用したテロ事件も含まれる。すなわち，不特定多数の国民に健康被害が発生または拡大する可能性がある場合には，公衆衛生の確保という観点から対応が求められる。

　保健所は，地域における健康危機管理の拠点として，表7-10に示したように平常時は監視業務等を通じて健康危機の発生を未然に防止するとともに，危機発生時にはその規模を把握し地域の保健医療資源を調整して，関連機関を有機的に機能させる役割が期待されている。すなわち，保健所は地域の医療機関や市町村保健センター等の活動を調整して，必要なサービスを住民に対して提供する仕組みづくりを行う役割を担う。

　具体的には，被害者の医療の確保，原因の究明，健康被害の拡大の防止，被害住民に対する健康診断およびPTSD対策を含めた心のケア，障害者，小児および高齢者（災害弱者）対策等において，主体的に役割を果たすことが期待されている。

6.　母 子 保 健

（1）母子保健事業の概要

　母子保健は，母性と乳児および幼児の健康の保持・増進を図ることを目的としている（母子保健法第1条）。母性は，児童がすこやかに生まれ，かつ育てられる基盤であり，尊重され，かつ保護されなければならない（同法第2条）。母性は妊娠，出

＊近年の主な健康危機管理事例：2011年東日本大震災・福島第一原発事故，2013年鳥インフルエンザ（A/H7N9），2014年エボラ出血熱，2016年熊本地震，2017年九州北部豪雨，2018年大阪北部地震，7月豪雨，北海道胆振東部地震，2019年から新型コロナウイルス感染症流行

◘ PTSD
　p.107参照

◘乳児
　1歳に満たない者。
◘幼児
　満1歳から小学校就学の始期に達するまでの者。

図7-6　母子保健対策の体系

出典　厚生労働統計協会：国民衛生の動向2023/2024，2023，p.99

産，育児という特有の機能を果たす女性そのものを指す概念で，わが国では思春期における母性涵養から乳幼児の健全育成まで，保健指導，健康診査，医療援護等の母子保健事業が，都道府県，市（区）町村を主体に総合的に行われている。

図7-6に，**母子保健法**に基づいて行われる主な事業を示した。

1）妊産婦保健指導・訪問指導

妊産婦の保健指導は，妊婦が検診を受ける医療機関や助産所で行われることが多いが，健康診査に基づき本人や家族も含めた指導が行われる。指導にあたっては，妊婦の生活環境も含め日常生活全般にわたる指導，助言が行われる。一般的な保健指導では不十分であり訪問指導の必要性を認めた場合，母子保健法に基づき市町村は，主として助産師にその家庭に訪問させ必要な指導を行っている。主な対象者は，初回妊婦，高年初妊婦，妊娠中に異常があった者，妊娠・分娩および産褥期に悪影響を及ぼす可能性のある疾患・障害のある者，あるいはその既往のある者，流・早・死産の既往のある者，未熟児や異常児の出産歴をもつ者，社会経済面や生活環境に深刻な問題をもつ者などである。

◪未熟児

身体の発育が未熟のまま出生した乳児であって，正常児が出生時に有する諸機能を得るに至るまでのもの。

◘新生児
出生後28日を経過
しない乳児。

2）新生児保健指導・訪問指導

新生児は，抵抗力が弱く疾病にかかりやすく重症化，死亡する割合も高く，虐待
や不慮の事故により障害が発生することがあるので，発育，栄養，生活環境，疾病
予防に関する保健指導が重要である。市町村は，保育者が育児に未経験などで必要
があると認めた場合，助産師や保健師などを新生児のいる家庭に訪問させ必要な指
導を行う。すべての新生児を対象にする自治体もあるが初めての乳児，妊娠・出産
に異常があった乳児，家庭環境に問題をもつ乳児などに重点を置いて行っている。

市（区）町村では，2007（平成19）年より，生後4か月までの乳児を対象とした
全戸訪問事業（乳児家庭全戸訪問事業：こんにちは赤ちゃん事業）がスタートした。育
児者のさまざまな不安や悩みを聞き，子育て支援に関する情報提供等を行うととも
に，親子の心身の状況や養育環境等の把握や助言を行い，支援が必要な家庭に対し
ては適切なサービスを行うことが目的である。

3）乳幼児保健指導

乳児期は，発育が最も著しい時期で，生活環境や育児者の育児姿勢が発育に大き
な影響を及ぼす。健全な発育・発達に必要な養護や栄養，また疾病や異常の早期発
見と予防に留意した指導が行われる。幼児期には疾病の予防に加え，精神，情緒お
よび社会性の健全な発達，生活習慣の自立，う歯予防，事故防止，児童虐待の防止
に重点をおいた指導が行われる。乳児健康診査，1歳6か月児健康診査，3歳児健
康診査において基本的な保健指導が行われる。

4）低出生体重児保健指導

体重2,500g未満で生まれた新生児を**低出生体重児**（low birth weight infant）と呼
ぶ。その中で1,500g未満を**極低出生体重児**，1,000g未満を**超低出生体重児**とい
う。日本の低出生体重児の頻度は男児で約6％，女児で約7％である。低体重児が
出生したとき，その保護者は，速やかにその乳児の現在地の市町村に届け出なけれ
ばならない（母子保健法第18条）。低出生体重児には，保健指導上の配慮が必要で訪
問指導・相談などを市町村，保健所が行う。

5）妊産婦健康診査

妊婦が受診することが望ましい健診回数は，①妊娠初期より妊娠23週まで：4週
間に1回，②妊娠24週より妊娠35週まで：2週間に1回，③妊娠36週以降分娩ま
で：1週間に1回とされ，計14回程度公費負担で受診できる（2013（平成25）年度よ
り恒久的制度となった）。母体の健康管理を行い，早産，流産，未熟児出生予防，**妊
娠高血圧症候群**（妊娠中毒症）等の予防を目的としている。健康状態の把握（妊娠月
週数に応じた問診，診察等），各種検査，保健指導を実施するとともに，妊娠期間中
の適時に必要に応じた医学的検査を実施する。

6）療 養 援 護

a．妊娠高血圧症候群（妊娠中毒症）等の医療援護　　妊娠高血圧症候群や妊
産婦糖尿病，貧血，産科出血，心疾患などは，妊産婦死亡，周産期死亡，ハイリス

ク児（未熟児，心身障害児）の発生要因となる場合があるので，低所得階層の対象者に対して訪問指導や入院治療等の医療援護を行っている。

b. 未熟児養育医療　　未熟児とは，身体の発育が未熟のまま出生した乳児で正常児が出生時に有する諸機能を得るに至るまでのものをいう（母子保健法第6条第6項）。具体的には，出生時体重2,000g以下の児や低体重，運動不安，けいれん，低体温，チアノーゼ，出血傾向，血性吐物や48時間以上嘔吐の続くもの，重症黄疸のある児などをいう。養育医療は，養育に医療が必要な未熟児に対して指定養育医療機関で医療給付が行われる制度である。指定養育医療機関における入院・治療費が公費負担になるが，世帯の所得額などに応じて一部自己負担の場合もある。

7）B型肝炎母子感染防止事業

妊婦がB型肝炎ウイルスキャリアの場合，母子感染で出生児も新たなキャリアになるため，スクリーニングによりハイリスクの妊婦を発見し，出生児に対してHBs免疫グロブリン（HBIG）とB型肝炎ワクチンを投与して，**垂直感染**を防ぐことを目的とした事業である。スクリーニング検査陽性となった妊婦については，その後の検査や出生児への医療処置が医療保険の適応となる。

8）その他の母子保健指導事業

前述の保健指導のほか，思春期保健相談，母子保健相談（婚前学級，新婚学級，両親学級，育児学級），育児等健康支援，母子栄養管理，食育等推進，虐待・いじめ対策，生涯を通じた女性の健康支援事業等が地域の実情に応じて展開されている。

（2）母子健康手帳

市町村は，妊産婦や配偶者，または乳幼児の保護者に対して妊娠，出産，育児に関して必要な保健指導を行う（母子保健法第10条）。都道府県，保健所設置市および特別区は，未熟児養育医療，慢性疾患養育医療等の専門的な保健指導を行う。

市町村に妊娠の届出をすると**母子健康手帳**が交付される（同法第16条）。妊娠期から乳幼児期までの健康に関する重要な情報がこの手帳で管理できるので，妊産婦は医師，助産師，保健師らによる保健指導や健康診査を受け，予防接種を受けたとき手帳に必要な事項を記載することになっている。妊娠，出産そして小学校に入学するまでの健康管理，健康記録として大切である。

さらに，母子健康手帳には，妊娠期から乳幼児期までに必要な知識が記載されており，妊娠・出産や子育てについて信頼のできる情報を提供する媒体としても有用である。乳幼児身体発育曲線も男女別に掲載されており，各年齢で乳幼児の体重，身長，頭囲を書き込み，標準値と比較することができる。その他，妊婦や保護者が妊娠中や出生時，誕生日などの折々に，そのときの気持ちなどを記録できる欄が設けられており，家族の子育て期の記録，子育て支援ツールとして活用もできる。

◖**妊産婦**
妊娠中または出産後1年以内の女子。

（3）乳幼児健康診査

1）乳児健康診査

疾病，発達異常の早期発見と健康な発達のための養護指導（栄養指導含む）を目的に行う。生後3～6か月乳児には，先天性股関節脱臼，心臓異常，悪性腫瘍等の発見，離乳および生活指導等が，また9～11か月乳児には，精神や行動の発達異常の発見，離乳指導，育児生活指導，予防接種指導が行われる。問診，診察，尿検査，血液検査等を基本的に実施する。

2）1歳6か月児健康診査

1歳6か月は一人歩きを始め，基本的な生活習慣を身に付ける時期である。言語や運動機能の発達も著しく，心身の異常や視力や聴力などの異常に気づきやすい時期でもある。保育者への育児指導，歯の健康管理指導も重要となる。この健康診査は，心身障害（運動機能，視聴覚障害，精神発達の遅滞）の早期発見，生活習慣の自立，う歯予防，栄養指導，育児指導を目的とし，1歳6か月を超え2歳を超えない時期に実施することが母子保健法で定められている。

3）3歳児健康診査

3歳になると食事，排泄，衣服の脱着など基本的な生活習慣が身に付き，自我が芽生え，身体・精神的な発達が一定水準に達し，言語による意思疎通も図ることができるようになる。したがって，3歳児健康診査では心身発達，栄養状態，運動機能，視聴覚機能，言語障害，各種心身障害の早期発見，歯科，諸種習癖，予防接種実施状況の確認が主な目的である。3歳を超え4歳に達しない時期に実施する。

（4）新生児マススクリーニング

◘早期新生児
新生児のうち，出生後7日未満の乳児をいう。

新生児マススクリーニングは，先天性代謝異常障害，内分泌異常を早期発見・早期治療して知的障害など心身障害の予防が目的で，都道府県および指定都市が実施主体で行われる（表7-11）。出生後4～7日の早期新生児の血液検査を行う。

表7-11　新生児対象の特定疾患マススクリーニング検査

対象疾患		発生頻度
代謝異常疾患	フェニルケトン尿症	約66,000人に1人
	ホモシスチン尿症	約235,500人に1人
	メープルシロップ尿症	約538,400人に1人
	ガラクトース血症	約37,300人に1人
内分泌疾患	先天性甲状腺機能低下症（クレチン症）	約2,500人に1人
	先天性副腎過形成症	約16,400人に1人

資料　厚生労働省：令和3年度先天性代謝異常等検査実施状況

（5）健やか親子21（第 2 次）

　「健やか親子21」は，母子保健水準を向上させるためのさまざまな取り組みを，関係者，関係機関，団体が一体になって推進する国民運動計画として2001（平成13）年度から2014（平成26）年度まで「健康日本21」の一翼を担ってきた。母子保健は子どもが健やかに成長していくための健康づくりの出発点であり，次世代を担う子ども達を健やかに育てるための基盤となる。「**健やか親子21（第 2 次）**」は「健やか親子21」の最終報告書で示された課題や提言をもとに，現状の課題を踏まえ，新たな計画（母子保健の主要な取り組みを提示するビジョン）を示したもので2015（平成27）年度にスタートした（～2024（令和 6 ）年度）。

　「健やか親子21（第 2 次）」では，指標を「今まで努力したが達成（改善）できなかったもの（例：思春期保健対策）」，「今後も引き続き維持していく必要があるもの（例：乳幼児健康診査事業等の母子保健水準の維持）」，「21世紀の新たな課題として取り組む必要のあるもの（例：児童虐待防止対策）」，「改善したが指標から外すことで悪化する可能性のあるもの（例：喫煙・飲酒対策）」の 4 つの観点から設定した。

　また，「日本全国どこで生まれても一定の質の母子保健サービスが受けられ，かつ生命が守られるという地域間での健康格差を解消すること」「疾病や障害，経済状態等の個人や家庭環境の違い，多様性を認識した母子保健サービスを展開すること」の 2 点から，10年後の目指す姿を「すべての子どもが健やかに育つ社会」とした。

図 7 - 7 　「健やか親子21（第 2 次）」のイメージ図

出典　厚生労働統計協会：国民衛生の動向2019/2020，2019，p.111

そして，10年後の実現に向け，３つの基盤課題と２つの重点課題を設定した（図7-7）。まず，基盤課題Ａ・Ｂには従来から取り組んできたが引き続き改善が必要な課題，少子化や家族形態の多様化等を背景として新たに出現してきた課題を設定，ライフステージを通してこれらの課題の解決を図る。また，基盤課題Ｃは，基盤課題Ａ・Ｂを広く下支えする環境づくりを目指すための課題を設定した。２つの重点課題は基盤課題Ａ～Ｃでの取り組みをより進めた形で重点的に取り組む必要があるものを設定した。

（6）少子化対策，子ども・子育て支援新制度

1）少子化対策

わが国の**合計特殊出生率**は，第１次ベビーブームの1947（昭和22）年から1949（昭和24）年は４を超えていたが，その後低下し，1989（平成元）年には1.57，2005（平成17）年は1.26まで低下した。その後若干上昇したが，2022（令和４）年には再び1.26となっている。

少子化の進行に対し，政府は仕事と子育ての両立支援など，子どもを生み育てやすい環境づくりに向け，1994（平成６）年「今後の子育て支援のための施策の基本的方向について」（**エンゼルプラン**），1999（平成11）年「重点的に推進すべき少子化対策の具体的実施計画について」（**新エンゼルプラン**）を策定した。その内容は，①保育サービス等子育て支援サービスの充実，②仕事と子育ての両立のための雇用環境の整備，③働き方についての固定的な性別役割分業や職場優先の企業風土の是正，④母子保健医療体制の整備，⑤地域で子どもを育てる教育環境の整備，⑥子どもたちがのびのび育つ教育環境の実現，⑦教育に伴う経済的負担の軽減，⑧住まいづくりやまちづくりによる子育ての支援，といった構成になっている。

2002（平成14）年，少子化対策の一層の充実に関する「**少子化対策プラスワン**」が提案され「男性を含めた働き方の見直し」，「地域における子育て支援」等の取り組みを社会全体が一体となって総合的に取り組む提言がなされた。

さらに，2003（平成15）年，家庭や地域の子育て力の低下に対応して「**次世代育成支援対策推進法**」が制定された。地方公共団体や事業主が次世代育成支援の取り組みを促進するための行動計画を策定し実施することをねらいとし，次世代を担う子どもを育成する家庭を社会全体で支援するという観点に立ったものである。

同じく2003年には「**少子化社会対策基本法**」も制定され，同法に基づき2004（平成16）年に「少子化社会対策大綱」が閣議決定，同年12月，大綱に盛り込まれた施策の推進を図るため，「少子化社会対策大綱に基づく具体的実施計画について」（**子ども・子育て応援プラン**）が策定された。この計画には2005（平成17）～2009（平成21）年度まで５年間に行う具体的な施策内容と目標が掲げられた。

2）子ども・子育て支援新制度

2009（平成21）年，有識者，事業者，地方自治体の子育て支援担当者等から意見

聴取やパブリックコメントを収集，少子化社会対策会議を経て「**子ども・子育てビジョン**」が閣議決定された。ビジョンでは「子どもが主人公（チルドレン・ファースト）」という考え方のもと，子どもと子育てを全力で応援することを目的に掲げ，これまでの「少子化対策」から「子ども・子育て支援」に転換し，社会全体で子育てを支えること，生活と仕事と子育てを調和することを目指すとした。

2012（平成24）年 8 月，社会保障・税一体改革の一つとして，子ども・子育て支援法を含む「子ども・子育て関連 3 法」が成立，消費税率の引き上げによる増収分の一部などを財源に支援制度を充実させるとした。

3 法に基づく**子ども・子育て支援新制度**は，質の高い幼児期の学校教育・保育を総合的に提供すること，保育の量的拡大・確保（待機児童の解消など）をすること，地域のニーズに応じた子育て支援を一層充実させることを目的に2015（平成27）年 4 月にスタートした。

子ども・子育て関連 3 法は，保護者が子育てについての第一義的責任を有するという基本認識のもと，幼児期の学校教育・保育・地域の子ども・子育て支援を総合的に推進するため，「認定こども園，幼稚園，保育所を通じた給付制度（「施設型給付」）及び小規模保育等への給付制度（「地域型保育給付」）を創設」，「認定こども園制度の改善」，「地域の実情に応じた子ども・子育て支援（利用者支援，地域子育て支援拠点，放課後児童クラブなどの『地域子ども・子育て支援事業』）の充実」，「子ども・子育て会議の設置」等を実施する。

（7）児童虐待防止

児童虐待の防止等に関する法律（児童虐待防止法）は虐待の予防と早期発見を目的に定められた。児童虐待は児童の人権を著しく侵害し，その心身の成長および人格の形成に重大な影響を与え，将来の世代の育成にも懸念を及ぼす（児童虐待防止法第 1 条）。

児童虐待とは，保護者が児童に，①身体的虐待，②保護の怠慢・拒否（ネグレクト），③心理的虐待，④性的虐待を行うこと（同第 2 条）であり，「何人も，児童に対し，虐待をしてはならない」（同第 3 条）と定めている。

そして，国および地方公共団体には，児童虐待の予防および早期発見，虐待を受けた児童の保護，および自立の支援等を行うための必要な体制を整備すること等が義務付けられている（同第 4 条）。また，児童の福祉に業務上，また職務上関係のある者は，児童虐待を発見しやすい立場にあることを自覚し，児童虐待の早期発見に努めなければならない（同第 5 条）。

児童虐待を受けたと思われる児童を発見した者は，すみやかに市町村，福祉事務所，児童相談所に通告しなければならない（同第 6 条）。また要保護児童の発見者は，福祉事務所または児童相談所に通告しなければならない（同第25条）。

◖**子ども・子育て関連 3 法**
「子ども・子育て支援法」「認定こども園法の一部改正」「子ども・子育て支援法及び認定こども園法の一部改正法の施行に伴う関係法律の整備等に関する法律」

◖**保護者**
親権を行う者，未成年後見人その他の者で，児童を現に監護する者

◖**児童**
18歳に満たない者

◖**児童の福祉に業務上，また職務上関係のある者**
学校の教職員，児童福祉施設の職員，病院の医師，保健師，弁護士など

7. 成人保健

（1）生活習慣病の発症予防と重症化予防

　食生活の改善や運動習慣定着によって健康を増進し，疾病の発症を予防する「1次予防」が重視されるようになり，**生活習慣病**という概念が導入された。個人が日常生活の中で適度な運動，バランスの取れた食生活，禁煙を実践することが疾病の予防対策になることが広く理解されている。

　しかし，健康日本21（第2次）の最終評価では53課題中メタボリックシンドロームの該当者及び予備群の減少，生活習慣病のリスクを高める量を飲酒している者の割合の減少などの4項目が悪化し，目標値に達したのは全体の15.1％だった。2024年（令和6）年度から開始の健康日本21（第3次）では「全ての国民が健やかで心豊かに生活できる持続可能な社会の実現」というビジョン実現のため，基本的な方向を①健康寿命の延伸・健康格差の縮小，②個人の行動と健康状態の改善，③社会環境の質の向上，④ライフコースアプローチを踏まえた健康づくりの4つを基本方針に掲げた。

　厚生労働省は，生活習慣病予防のために①運動施策の推進（健康づくりのための身体活動・運動ガイド2023（アクティブガイド）），②栄養・食育対策推進（食事バランスガイド），③たばこ対策（禁煙支援マニュアル）を策定し，日常生活で取り組むプログラムを具体的に示している。

　医療制度改革大綱（2005（平成17）年）の中でも，生活習慣病対策が重要と述べられ，具体的な取り組みとして健診・保健指導に**メタボリックシンドローム**（内臓脂肪症候群）の概念を導入，糖尿病等の生活習慣病有病者・予備群25％の削減目標を設定，医療保険者に健診・保健指導の実施の義務化を定めた。

（2）特定健康診査・特定保健指導とその評価

　2024年度から開始となる第4期**特定健康診査**（特定健診）・**特定保健指導**に向けて見直しが行われた。特定健診における喫煙に関する質問項目について，「過去喫煙していたが，現在は喫煙しない者」を区別するための回答選択肢を追加，飲酒に関する質問項目について，「生活習慣病のリスクを高める量を飲酒している者」をより詳細に把握できるように，飲酒頻度と飲酒量の回答選択肢を細分化するとなどの修正が行われた。特定保健指導においてはアウトカム指標を導入し，成果を重視する評価体系に変更するとともに，特定保健指導の見える化を推進，ICT（情報通信技術）活用を推進することが示された。

　2021年度の特定健康診査の実施率は2020年度より3.1ポイント向上し56.5％（対象者数：約5,380万人，受診者数：約3,039万人）で，特定保健指導の実施率は1.6ポイ

特定健康診査

特定健康診査は，メタボリックシンドローム（内臓脂肪症候群）に着目した健診で，以下の項目を実施する。

基本的な項目	○質問票（服薬歴，喫煙歴等）○身体計測（身長，体重，BMI，腹囲） ○血圧測定　○理学的検査（身体診察）○検尿（尿糖，尿蛋白） ○血液検査　　・脂質検査（中性脂肪，HDLコレステロール，LDLコレステロール） 　　　　　　　・血糖検査（空腹時血糖またはHbA1c） 　　　　　　　・肝機能検査（GOT，GPT，γ－GTP）
詳細な健診の項目	※一定の基準の下，医師が必要と認めた場合に実施 ○心電図　○眼底検査　○貧血検査（赤血球，血色素量，ヘマトクリット値）○血清クレアチニン検査

特定保健指導

特定健康診査の結果から，生活習慣病の発症リスクが高く，生活習慣の改善による生活習慣病の予防効果が多く期待できる者に対して，生活習慣を見直すサポートをする。特定保健指導には，リスクの程度に応じて，動機付け支援と積極的支援がある（よりリスクが高い者が積極的支援）。

動機付け支援	積極的支援
初回面接：個別面接20分以上，または概ね8名以下のグループ面接で概ね80分以上 専門知識・技術を持った者（医師・保健師・管理栄養士等）が，対象者に合わせた実践的なアドバイス等を行う。	
自身で，「行動目標」に沿って，生活習慣改善を実践	面接・電話・メール・ファックス・手紙等を用いて，生活習慣の改善を応援する。（約3か月以上）
実績評価：面接・電話・メール等で健康状態・生活習慣（改善状況）を確認（3か月経過後）	

図7-8　特定健康診査・特定保健指導の概要

出典　厚生労働統計協会：国民衛生の動向2023/2024，2024，p.85

ステップ1　○内臓脂肪蓄積に着目してリスクを判定
　・腹囲　男≧85cm，女≧90cm　　　　　　　　　　　→（1）
　・腹囲　男＜85cm，女＜90cm　かつ　BMI≧25　→（2）

ステップ2
①血圧　ⓐ収縮期血圧130㎜Hg以上またはⓑ拡張期血圧85㎜Hg以上
②脂質　ⓐ中性脂肪150mg/dL以上またはⓑHDLコレステロール40mg/dL未満
③血糖　ⓐ空腹時血糖（やむを得ない場合は随時血糖）100mg/dL以上またはⓑHbA1c(NGSP)の場合5.6%以上
④質問票　喫煙歴あり（①から③のリスクが1つ以上の場合のみカウント）
⑤質問票　①，②または③の治療に係る薬剤を服用している。

ステップ3　○ステップ1,2から保健指導対象者をグループ分け
　（1）の場合　①～④のリスクのうち追加リスクが2以上の対象者は………積極的支援レベル
　　　　　　　　　　　　　　　　　　1の対象者は……………動機づけ支援レベル
　　　　　　　　　　　　　　　　　　0の対象者は……………情報提供レベル　　とする
　（2）の場合　①～④のリスクのうち追加リスクが3以上の対象者は………積極的支援レベル
　　　　　　　　　　　　　　　　　　1または2の対象者は…動機づけ支援レベル
　　　　　　　　　　　　　　　　　　0の対象者は……………情報提供レベル　　とする

ステップ4
　○服薬中の者については，医療保険者による特定保健指導の対象としない。
　○前期高齢者（65歳以上75歳未満）については，積極的支援の対象となった場合でも動機づけ支援とする。

図7-9　保健指導対象者の選定と階層化

出典　厚生労働統計協会：国民衛生の動向2023/2024，2024，p.85

ント向上し24.6%（対象者数：約526万人，特定保健指導終了者：約129万人）だった。

　メタボリックシンドロームの該当者および予備群は2008年度に対して13.8%（2021年）減少し，前年の2020年度より2.9ポイント向上した。国は，特定健診・特定保健指導の実施率を2023年度までに70%以上・45%以上，メタボの該当者および予備群の減少率を2023年度までに2008（平成20）年度と比べて25%以上減少を目標として掲げている。

（3）高齢者の医療の確保に関する法律

1）高齢者医療と保健事業

�**◈高齢者の医療の確保に関する法律**
本法は，老人福祉法による財政圧迫打開のためにつくられた「老人保健法」を大幅に改正したもので，75歳以上の高齢者医療を後期高齢者医療制度として独立させたものである。

　2008（平成20）年，旧老人保健法が**高齢者の医療の確保に関する法律**（高齢者医療確保法）に改称，全面的に改正され，高齢者の適切な医療の確保を図るために医療費適正化推進計画，保険者による特定健康診査，前期高齢者に係る保険者間の費用負担の調整，後期高齢者医療制度の創設などが定められた。

　この法律では，40歳から74歳までの者については，医療保険者に特定健康診査，特定保健指導の実施を義務づけ，75歳以上の者の医療については，この法律が定める「後期高齢者医療制度」に移行するとともに，後期高齢者医療広域連合による保健事業で健康診査を実施するものとした。

　また，老人保健事業として実施されてきた歯周疾患検診，骨粗鬆症検診等については健康増進法に基づく事業として市区町村が実施，さらにがん検診についても同様に健康増進法による事業とされた。

2）後期高齢者医療制度（長寿医療制度）

　後期高齢者医療制度は，75歳以上の高齢者等を対象とした医療保険制度で，厚生労働省は「長寿医療制度」とも呼んでいる。かつて，75歳以上の高齢者は国民健康保険や被用者保険に加入しつつ，さらに老人保健制度（市町村運営）による医療給付も受けていたが，高齢化に伴う医療費の増大や市町村による給付格差などを解消し，財政基盤の安定化を図るため，従来の医療保険制度から独立させた。運営主体は，全市町村が加入する各都道府県広域連合とし，国民皆保険制度を持続させるために，現役世代と高齢者でともに支え合う医療制度といわれている。

　都道府県**後期高齢者医療広域連合**は，被保険者の認定，保険料の決定，医療の給付などを行い，各市町村では被保険者証の引渡し，保険料の徴収，被保険者からの各種届出や申請の受付などを行う。被保険者は，原則75歳以上で，誕生日（認定）当日から後期高齢者医療制度の被保険者となり，一人1枚の被保険者証が交付される。それまで加入していた国民健康保険や被用者保険などの資格はなくなる。

　医療機関等の窓口で被保険者証を提示することで医療給付が受けられ，自己負担割合は1割（一定以上の所得のある者は2割，現役並み所得者は3割），療養費，高額療養費，高額医療・高額介護合算療養費などの給付がある。被保険者の平均保険料額は，全国平均で月額6,472円（2022〜2023年度見込み）である。

医療給付の財源負担は，後期高齢者の保険料が1割，現役世代からの支援金が約4割，公費負担部分が約5割となっている。

8. 高齢者保健・介護

（1）高齢者の保健・介護

令和4年国民生活基礎調査によれば高齢者の有訴者率（1,000人当たりの自覚症状のある者）は，418.2人と半数近くの者が何らかの自覚症状を訴えている。一方で，日常生活に影響のある者のうち，60歳以上は全体の68.5%を占め，年齢区分が高くなるほどその割合が高くなる傾向が顕著である。

このため国では，生活習慣病や要介護状態の予防を具体的な目標として健康日本21を提唱し，高齢者の医療の確保に関する法律（2008（平成20）年）による特定健康診断等実施計画により，40歳以上の住民を対象にメタボリックシンドロームや生活習慣病の予防対策が行われている。また，介護保険法（2005（平成17）年改正）においても介護予防を推進するために地域支援事業が取り組まれている。

（2）介護予防・地域包括支援センター

急速に増大する要支援・要介護者の抑制を図る必要から，国は介護保険システムについて介護重視型から予防重視型への転換を図った（図7-10）。

このシステムは，2つの大きな柱から構成されており，1つ目は介護保険の要認定者のうち要介護状態となる恐れがあり，日常生活の支援が必要な人（要支援1・2）に対して行われる**予防給付**である。2つ目は，現在は介護が必要ではないが，将来介護が必要となる可能性のある高齢者を対象とした**地域支援事業**である。地域支援事業は，介護保険のサービスではなく，市町村（特別区）の独自事業であるが，介護保険における予防給付との連続性などを確保するために，介護予防マネジメントなどは市町村に設置されている地域包括支援センターが行っている。

地域包括支援センターは，介護保険法（2005年改正）で定められた地域住民の保健・福祉・医療の向上，虐待防止，介護予防マネジメントなどを総合的に行う機関である（図7-11）。各市町村（特別区）に設置されている。センターには保健師，介護支援専門員，社会福祉士などの専門職が配置され，それぞれの専門性を生かし相互に連携しながら業務にあたることとされている。また，法律上は市町村事業である地域支援事業を行う機関であるが，外部への委託も可能である。要支援認定を受けた者の介護予防マネジメントを行う介護予防支援事業所としても機能する。

（3）介護保険法

介護保険法は，高齢に伴い介護や療養が必要になった者に対して，その尊厳を守

図7-10　サービス利用の手続き

出典　厚生労働省：介護保険制度の概要（令和3年）より作成

りつつ自立した生活を送れるよう，保健・医療・福祉サービスを体系的に給付する制度である。

　また，介護保険法は，これまでの限られた高齢者に対する福祉サービスの仕組みではなく，介護が必要であれば広く利用できるよう，その仕組みを**社会保険制度**としているところに大きな特徴がある。さらに，介護保険制度そのものを5年ごとに見直すこととされており，時代に合わせた制度となるよう設計されている。2020（令和4）年の改正点を表7-12にまとめた。

（4）介護保険の仕組み

1）保険者と被保険者

　介護保険制度（図7-12）における保険者（保険を運営する者）は，市町村および特別区（東京23区）となっているが，安定した財政運営を図るため，多くの市町村ではいく

図7-11　地域包括支援センター（地域包括ケアシステム）のイメージ

出典　厚生労働省ホームページ

つかの市町村が共同で運営にあたる「広域連合」を組織して保険者となっている。

　また，本制度における被保険者（保険を利用する者）は，第1号被保険者と第2号被保険者に区分されている。第1号被保険者とは65歳以上の者であり，第2号被保険者とは40歳以上65歳未満の医療保険加入者である。

2）費用の負担と保険料

　本制度を利用する場合，原則としてサービス費用の1割を負担することとなっている。ただし，現役並みに収入のある者については2〜3割を負担することになる。低所得者の場合は，利用者の所得により負担限度額を低く設定するなどの配慮がなされている。また，保険料の額については，第1号被保険者の場合は，市町村が設定し，第2号被保険者にあっては加入している医療保険制度の算定基準によって設定されることとなる。

3）サービスの利用方法

　本制度を利用するためには，まず第1号被保険者の場合，要介護または要支援の状態であることが必要である。また，第2号被保険者の場合は，高齢に起因する疾患によって要介護・要支援の状態であると判断される必要がある。そのために，本

表7-12　2020年（令和2年）介護保険法改正の概要

1．地域の特性に応じた認知症施策や介護サービス提供体制の整備等の推進

① 認知症施策の地域社会における総合的な推進に向けた国および地方公共団体の努力義務を規定する。
② 市町村の地域支援事業における関連データの活用の努力義務を規定する。
③ 介護保険事業（支援）計画の作成にあたり，当該市町村の人口構造の変化の見通しの勘案，高齢者向け住まい（有料老人ホーム・サービス付き高齢者向け住宅）の設置状況の記載事項への追加，有料老人ホームの設置状況に係る都道府県・市町村間の情報連携の強化を行う。

2．医療・介護のデータ基盤の整備の推進

① 介護保険レセプト等情報・要介護認定情報に加え，厚生労働大臣は，高齢者の状態や提供される介護サービスの内容の情報，地域支援事業の情報の提供を求めることができると規定する。
② 医療保険レセプト情報等のデータベース（NDB）や介護保険レセプト情報等のデータベース（介護DB）等の医療・介護情報の連結精度向上のため，社会保険診療報酬支払基金等が被保険者番号の履歴を活用し，正確な連結に必要な情報を安全性を担保しつつ提供することができることとする。
③ 社会保険診療報酬支払基金の医療機関等情報化補助業務に，当分の間，医療機関等が行うオンライン資格確認の実施に必要な物品の調達・提供の業務を追加する。

3．介護人材確保および業務効率化の取組の強化

① 介護保険事業（支援）計画の記載事項として，介護人材確保および業務効率化の取り組みを追加する。

人や家族等が市町村（特別区）に要介護や要支援の状態であることを認めてもらうための申請を行う。申請を受けた市町村（特別区）は，訪問調査および主治医意見書をもとに介護認定審査会を開催し，介護認定を行うこととなる。その結果，要介護，要支援等の認定を受け，その区分による介護費用の限度額内でのサービスを利用することができることとなる（p.146，図7-10）。

（5）要介護認定とケアマネジメント

　介護保険による介護サービスを受けるには，介護が必要であるか，必要とすればどの程度なのかを明らかにする必要がある。このため市町村（特別区）では介護認定審査会を開催し，一人ひとりについての審査がなされ要介護認定が行われる。

　要介護認定は，介護保険のサービスを受給したい本人や家族または委任を受けた指定介護居宅支援事業者が市町村（特別区）に申請を行う。申請を受けた市町村（特別区）は，調査員を派遣し，身体上，精神上の障害による介護の必要性を調査し判定（1次判定）する。その調査判定結果と主治医の意見書および訪問調査時の特記事項等をもとに最終の判定（2次判定）である要介護認定がなされる。

　要介護認定の区分は，要支援1・2および要介護1〜5の2種類に大別される。**要支援**とは常時介護を要する状態を軽減または維持するために必要なサービスを提供

図 7 -12　介護保険制度の仕組み

出典　厚生労働省：社会保障審議会介護保険部会資料（2022年）

される区分であり，**要介護**とは常に介護が必要な者に対するサービス区分である。

　このように介護保険制度は，介護あるいは支援が必要な者にサービスが提供されるものであるが，どのようなサービスが存在し，どの程度の利用が可能であるのかなど，利用する者にとってはその情報が極めて高度でわかりにくい面がある。そこで，介護保険に関する専門的知識を有する者にその内容の説明や介護サービスを円滑に利用するための**介護サービス計画（ケアプラン）**を依頼することができる。

　介護保険制度は，個人のニーズと利用できるサービスを結びつける手法として**ケアマネジメント**が行われている。介護保険制度におけるケアマネジメントは利用者の自活能力を活用しつつ，利用者の状態に合わせた介護サービス計画を作成する。このケアマネジメントを専門とするものが**介護支援専門員（ケアマネジャー）**と呼ばれる専門職であり，介護サービス計画（ケアプラン）は利用者本人や家族であっても作成することは可能だが，先述のとおり専門的知識が必要であることからほと

んどの場合，介護支援専門員によって行われている。

（6）ケアプランの作成

　介護保険によるサービスを受ける場合，施設に入所する際には施設介護サービス計画，居宅の生活の際には要介護者（要介護1～5）は居宅介護サービス計画，要支援者（要支援1・2）の場合は介護予防サービス計画を作成することとなる。これらを総称してケアプランの作成と呼んでいる。

　ケアプランは，利用者の状態（介護認定度合い）に合わせ，表7-13に示すサービスの中から利用者および家族等の要望のもと利用者の自立支援の立場から適切な介護サービスの組み合わせと頻度等が1か月を単位として作成される。この作成されたケアプランに基づき，利用者および家族は指定介護サービス事業者と契約を交わすことによって，介護サービスの利用が開始される。また，この介護サービスを利用した場合には，利用した介護サービス費用の1割を介護サービス事業者に支払うこととなっている。もし，介護サービスの内容や事業者を変更したい場合は，翌月

表7-13　介護保険サービスの種類
(2023年4月現在)

介護サービス（要介護1～5）	予防サービス（要支援1・2）
○家庭を訪問するサービス 　訪問介護（ホームヘルプ）， 　訪問入浴介護，訪問看護，訪問リハビリテーション，居宅療養管理指導 ○日帰りで通うサービス 　通所介護（デイサービス）， 　通所リハビリテーション（デイケア） ○施設への短期入所（ショートステイ） ○福祉用具の貸与・購入，住宅の改修 ○特定施設入居者生活介護（介護付き有料老人ホーム等） ○介護サービス計画（ケアプラン）の作成	○家庭を訪問するサービス 　介護予防訪問入浴介護，介護予防訪問看護，介護予防訪問リハビリテーション，介護予防居宅療養管理指導 ○日帰りで通うサービス 　介護予防通所リハビリテーション（デイケア） ○施設への短期入所（ショートステイ） ○福祉用具の貸与・購入，住宅の改修 ○介護予防特定施設入居者生活介護（介護付き有料老人ホーム等） ○介護予防ケアプランの作成
地域密着型サービス（要介護1～5）	施設サービス（要介護3～5）
○夜間対応型訪問介護 ○認知症対応型通所介護 ○小規模多機能型居宅介護 ○認知症対応型共同生活介護（グループホーム） ○小規模な介護付き有料老人ホーム等（定員29人以下） ○小規模な特別養護老人ホーム（定員29人以下） ○定期巡回・随時対応型訪問介護看護 ○看護小規模多機能型居宅介護 ○地域密着型通所介護	○介護老人福祉施設（特別養護老人ホーム） 　常に介護が必要で在宅生活の困難な方が，日常生活上の世話，機能訓練，看護などのサービスを受けながら生活する施設 ○介護老人保健施設 　病状が安定している方が在宅復帰できるように，リハビリテーションを中心とした施設 ○介護医療院 　医学的管理下の長期療養介護保険施設

のケアプランの作成の際に変更を申し出ることができるようになっている。

（7）施設サービス等

　要介護3～5と認定された者については，表7-13に示した施設サービスを受けることができる。

（8）介護予防・日常生活支援総合事業

　近年の人口の高齢化による要介護・要支援者の急増は，保険料の増大をもたらすとともに介護保険財政そのものを逼迫させるものとなりつつある。そこで，介護や支援をできるだけ必要としないように予防体制を強化することも必要とされてきた。このため2005（平成17）年の介護保険法改正において，要支援者1・2を対象とする介護予防給付と現在は自立して生活しているものの，要支援・要介護になる可能性のある高齢者（特定高齢者）を対象とする地域支援事業が開始された。

　さらに，2011（平成23）年6月に「介護サービスの基盤強化のための介護保険法等の一部を改正する法律」が公布され，これにより地域支援事業の中に介護予防・日常生活支援総合事業が創設された。

　本事業では，市町村が介護予防や配食，見守り等の生活支援サービス等を市町村の判断，創意工夫により独自に提供することができる。具体的には「要支援」と「非該当」を行き来するような高齢者に対し，切れ目のないサービスの提供を行うことや，ボランティアの導入および地域の実情に応じたサービスの提供等がある。

（9）地域包括ケアシステム

　65歳以上の人口は，現在3,600万人を超えており（国民の約3人に1人），2043（令和25）年の約3,950万人でピークを迎え，その後も，75歳以上の人口割合は増加し

図7-13　地域包括ケアシステムの姿

出典　社会保障審議会：介護給付費分科会資料（第76回）

続けることが予想されている。このような状況のなか，団塊の世代（約800万人）が75歳以上となる2025（令和7）年以降は，国民の医療や介護の需要が，さらに増加することが見込まれている。

このため，厚生労働省においては，2025年を目途に高齢者の尊厳の保持と自立生活の支援の目的のもとで，可能な限り住み慣れた地域で，自分らしい暮らしを人生の最期まで続けることができるよう，地域の包括的な支援・サービス提供体制（地域包括ケアシステム）の構築を推進している（図7-13）。

9. 産 業 保 健

（1）労働と健康

産業保健の目的は，労働者の疾病予防，健康の保持・増進および快適な職場環境を形成し，労働生活の質の向上，労働安全，生産性を確保することにある。

わが国の産業保健の本格的な始まりは，1916（大正5）年の工場法の制定からである。その後，1947（昭和22）年に労働基準法が制定され，労働条件の最低基準が定められた。さらに，労働基準法の安全衛生の充実を図るため，1972（昭和47）年に**労働安全衛生法**が制定された。産業保健は人口の年齢3区分による生産年齢人口の割合からみてもわかるように，幅広い年齢層と多くの人々を対象とするため，多角的な視点に立った保健対策が求められる。近年，産業構造の変化と労働形態の多様化により，労働者を取り巻く環境はより一層複雑化しており，ストレスなどによるメンタルヘルスの不調や，長時間労働による過労，夜勤交代勤務による健康影響など，産業保健分野は，取り組むべき課題が増している。

（2）労働安全衛生対策

1）労働衛生の3管理

労働衛生対策の基本は作業環境管理，作業管理，健康管理の3つであり，これを**労働衛生の3管理**という（表7-14）。また，効果的な産業保健活動を展開するには，労働衛生教育と労働衛生管理体制の確立も含めて実施していくことが大切である。

a. 作業環境管理　作業環境管理は，作業環境中の有害な物質や要因を除去，減少させて健康障害の予防と快適な職場環境を確保することを目的としている。

b. 作業管理　作業管理は，作業自体を健康障害予防の観点から管理することである。具体的には作業場所，作業時間や作業姿勢の変更，保護具の着用によって有害要因からの曝露を軽減させるなどの対策などが含まれる。

c. 健康管理　健康管理は，労働者一人ひとりに対する健康診断とその事後措置，保健指導，健康相談，健康教育などを通して，労働者の健康状態を継続的に

表7-14　労働衛生管理の対象と予防措置の関連

		使用から影響までの経路	管理の内容	管理の目的	指　標	判断基準
労働衛生管理	作業環境管理	有害物使用量 ↓	代　替 使用形態，条件，生産工程の変更，設備，装置の負荷	発生の抑制	環境気中濃度	管理濃度
		発生量 ↓	遠隔操作,自動化,密閉	隔　離		
		気中濃度 ↓	局所排気 全体換気 建物の構造	除　去		
	作業管理	曝露濃度 体内侵入量 ↓	作業場所，作業方法，作業姿勢，曝露時間，呼吸保護具，教育	侵入の抑制	生物学的指標	曝露濃度	曝露限界
	健康管理	反応の程度 ↓ 健康影響	生活指導，休養，治療，適正配置	障害の予防		健康診断結果	生物学的曝露指標 (BEI)

出典　厚生労働統計協会：国民衛生の動向2023/2024，2023，p.314

表7-15　健康診断

一般健康診断	特殊健康診断
① 雇入時の健康診断 ② 定期健康診断 ③ 特定業務従事者の健康診断 ④ 海外派遣労働者の健康診断 ⑤ 結核健康診断 ⑥ 給食従事者の検便	① 粉じん作業 ② 高圧室内業務および潜水業務 ③ 放射線業務 ④ 特定化学物質の製造・取扱業務 ⑤ 鉛業務 ⑥ 四アルキル鉛等業務 ⑦ 有機溶剤等業務 ⑧ 石綿等業務
（特記事項） 定期健康診断による有所見率は58.7％で項目別有所見率は血中脂質が30％を超えており，次いで血圧，肝機能の順となっている（2022年）。	（特記事項） 特殊健康診断の有所見率は5.1％で近年はほぼ横ばいである（2022年）。

把握し，健康増進と疾病予防，または疾病の早期発見を図ることを目的とする。健康診断には，一般健康診断と，法定または行政指導・勧奨による特殊健康診断がある（表7-15）。健康診断の結果をもとに，必要に応じて配置転換，就業制限などの対策がとられる。

2）生物学的モニタリング

労働者における化学物質の曝露の程度を評価することを，**生物学的モニタリング**という。生物学的モニタリングでは，労働者の呼気，血液，尿，毛髪などの生体試料を採取して当該物質，またはその代謝産物の量が測定される。

3）労働安全衛生マネジメントシステム

これまでの一般的な安全衛生管理は，法令に違反しないよう措置を講じる法遵守型の対策に主眼が置かれてきたが，近年，安全衛生対策を効果的に展開する手法として，**労働安全衛生マネジメントシステム**が注目されるようになった。これは事業場において健康障害につながると思われる危害要因を特定し，リスクを見積もり，優先度を考慮しながら，リスク軽減措置を自主的かつ継続的に検討していく手法である。1999（平成11）年に厚生労働省から「労働安全衛生マネジメントシステムに関する指針」が公表され，事業者は，指針に基づく自主的な労働安全衛生活動を実施することが求められている。

4）トータルヘルスプロモーションプラン（THP）

近年，高齢労働者の増加に伴い，定期健康診断の有所見率が増加傾向にある。そのため身体機能低下を予防し，健康でその能力を十分に発揮できるようにすることが重要である。そこで，1988（昭和63）年より心身両面にわたる健康保持増進対策として，**トータルヘルスプロモーションプラン**が推進されてきた＊。

＊厚生労働省通知：基発第1130001号「『事業場における労働者の健康保持増進のための指針の一部を改正する指針』の周知等について」を参照。

（3）産業保健の組織と従事者

産業保健活動を効率的に展開していくためには，事業主の責任のもとに，各役割をもつ人材が連携し合った組織づくりが不可欠である。わが国における産業保健組織は労働安全衛生法に規定され＊＊，組織されている。

＊＊法「第3章安全衛生管理体制」（第10条〜第19条の3）など。

1）総括安全衛生責任者

事業場における安全衛生活動を総括管理する責任を負い，工場長や事業所長が充てられることが多い。

2）衛生委員会

常時50人以上の労働者を使用する事業所には，衛生委員会を設置することが義務づけられている。

3）衛生管理者

常時50名以上の労働者を使用する事業場では，1名以上の衛生管理者を選任しなければならない。その選任数は事業所規模により，細かく規定されている。

4）産 業 医

　常時50人以上の労働者を使用する事業所では産業医（嘱託可）を選任しなければ
ならない。また，1,000人以上の労働者を常時使用する事業所や有害業務に従事す
る労働者を常時500人以上使用する事業所では，専属の産業医を 1 名以上置かなけ
ればならない。

（4）職業と健康障害

1）職業病と作業関連疾患

　労働に起因した疾病は，**職業病（職業性疾病）** という用語が長く用いられてきた。
ある特定の職業に従事することで発生し，労働要因との間の因果関係が強く，かつ
単要因であることが多い。職業病の要因としては①物理的（表 7 -16），化学的（表
7 -17）作業環境，②作業条件（表 7 -18）などがある。1970年代に WHO により作
業関連疾患という概念が提唱され，国際的に用いられるようになった。**作業関連疾
患は**，職業病も含む広い概念であり，疾病発症・悪化に関与する多くの要因の一つ
に労働要因が考えられる疾患の総称であり，表 7 -19に示す疾患が含まれる。

2）産業疲労*

　労働生活と関連して発生する疲労を**産業疲労**という。疲労は，生理的・心理的な
機能の低下であり，休息や睡眠によって回復する生理的な現象であるが，過密な労
働や長時間労働，疲労からの回復が何らかの要因によって阻害されることなどに
よって，過労状態に陥り，健康障害が生じる危険性が高くなる。2001（平成13）年
の労災認定における，脳・心臓疾患の認定基準の改正で，新たに長期間にわたる疲
労の蓄積が考慮され，過労死との関連で疲労対策の関心が高まっている。

　また，産業疲労は作業遂行能力の低下を招き，生産性の低下，労働災害の誘因と
もなるため，労働安全の観点からもその対策はきわめて重要である。

＊日本産業衛生学会
産業疲労研究会編集
委員会：新装 産業
疲労ハンドブック，
労働基準調査会，
1995より

（5）労 働 災 害

　労働災害とは，業務上または通勤による負傷，疾病，障害，または死亡をいう。
労働災害による死傷者数は年々減少傾向を示していたが近年は横ばいとなってお
り，2022（令和 4 ）年には，休業 4 日以上の死傷者数は132,355人（図 7 -14），死亡
者数は774人（図 7 -15）であった。

　労働災害は，**労働者災害補償保険法**（労災保険法）による補償給付を受けること
ができる。労災保険は，事業者の補償負担の軽減と労働者の保護を目的とする制度
である。保険者は国であり，保険料は事業主が全額を負担する。業務と疾病，負
傷，死亡との間に因果関係がある場合，労災保険による給付の対象となる。労災保
険は雇用形態にかかわらず，すべての労働者に適用される。労災認定には労働基準
監督署長による労災認定が必要である。

　業務に起因する疾病のうち，労災保険の給付を受けた場合，業務上疾病として扱

表7-16 物理的要因による主な職業病

原　因		疾病・症状	概　要	発生しやすい職場
高　温		熱中症	熱けいれん 　大量発汗後の水分摂取による電解質喪失 熱疲労 　体温上昇による血管拡張と循環血流量の低下 熱射病 　体温調節機能の破綻と異常体温上昇	製鉄，ガラス工場，夏季の屋外作業
高気圧		減圧症 潜函病（ケイソン病）	高気圧により血液中に溶け込んだ窒素が急激な減圧により気泡化	潜水作業，潜函作業
局所振動		白ろう病 （レイノー現象）	数分間持続する手指の蒼白発作	林業，削岩作業
騒　音		騒音性難聴	80～90dB以上の騒音の長期間曝露4,000Hzで最も聴力低下が強い 騒音曝露を中止しても改善しない	
電離放射線		早期：皮膚障害，白血球減少 晩発：白内障，白血病 遺伝：染色体異常	線量と人体への影響には，閾値がある確定的影響と，閾値がない確率的影響とがある	原子力発電関連作業，医療業務
非電離放射線	紫外線	電気性眼炎（角膜・結膜炎）	電離放射線のように原子や分子を電離させるに十分なエネルギーを持たない電磁波で，波長により左記のように分類されている。	屋外作業，アーク溶接，炉前作業
	赤外線	白内障		炉前作業，ガラス加工作業
	レーザー光線	網膜火傷		医療，裁断加工
	マイクロ波	白内障，精巣障害		通　信

われる。業務上疾病は，昭和40年代半ばをピークに減少を示したが，近年では増減を繰り返している。2021（令和3）年の業務上疾病は28,071人で，その内訳は，負傷に起因する疾病が240万を占め，そのうち災害性腰痛が最も多かった。なお，この年は「新型コロナウイルスり患」が19,332人含まれているため，例外的な人数となっている。

表7-17　化学的要因による主な職業病

	原　因	疾病・症状	概　要	発生しやすい職場
金属・粉じん	鉛	貧血，腹部症状，神経症状	粉じんまたはヒュームの吸引による	鉛精錬所，蓄電池製造など
	有機鉛	中枢神経症状	呼吸器または皮膚からの吸収による	ガソリンタンク清掃作業など
	無機水銀	腎症状（乏尿，無尿）	誤飲や自殺による急性中毒が主	水銀体温計，血圧計製造など
	有機水銀	知覚障害，Hunter-Russell症候群	熊本県水俣湾の水俣病，新潟県阿賀野川流域の新潟水俣病	廃液の生物濃縮による公害
	カドミウム	急性：肺水腫 慢性：肺気腫，尿細管障害	職業性中毒はヒュームの吸入による イタイイタイ病は経口摂取による中毒	カドミウム電池製造 ハンダ付け作業など
	マンガン	神経症状 パーキンソン症候群	粉じん吸入による経気道曝露が主	精錬所，乾電池製造など
	クロム	アレルギー性皮膚症状，鼻中隔穿孔	経口，経皮，経気道曝露による	メッキ工場，皮なめし作業など
	ヒ素	皮膚症状，呼吸器症状，神経症状	精錬所における曝露が主であった宮崎県の土呂久公害，島根県の笹ヶ谷公害	銅精錬所，ガラス製造など
	石綿（アスベスト）	悪性中皮腫，肺がん	クリソタイル（白石綿），アモサイト（茶石綿），クロシドライト（青石綿）の3種類 2006（平成18）年からすべての石綿の輸入，製造・使用が禁止された	石綿鉱山，石綿製品工場など
	ケイ酸	ケイ肺	5μm以下の遊離ケイ酸の吸入	鉱山，陶磁器製造
有機溶剤	ベンゼン	造血器障害，白血病	蒸気による経気道曝露が主	ゴム製品製造など
	トルエン，キシレン	中枢神経抑制	トルエンは依存性を示すため乱用が問題となる	溶剤取扱作業，塗装作業など
	トリクロロエチレン，テトラクロロエチレン	多発性神経炎，心筋麻痺，肝障害	環境中に排出されても安定なため，地下水汚染物質としても問題となっている。	ドライクリーニング作業，金属洗浄作業など
	ノルマルヘキサン	四肢の知覚鈍麻，筋力低下	急性症状はほとんどみられない	油脂製造，接着剤，インク製造
無機ガス	一酸化炭素	急性：意識消失→死亡 慢性：中枢性視力障害	ヘモグロビンとの親和性が強い かつて大規模な鉱山事故発生	自動車，内燃機関作業
	二酸化硫黄	急性：粘膜刺激症状 慢性：慢性気管支炎	四日市ぜんそくの原因物質	漂白作業，硫酸製造など
	硫化水素	急性：意識喪失→死亡（高濃度），結膜炎（低濃度）	酸素欠乏危険場所で発生しやすい 慢性影響の報告はほとんどみられない	汚水槽清掃作業など
	フッ化水素	急性：皮膚・粘膜刺激 慢性：歯牙異常	細胞内で遊離したフッ素イオンがカルシウムと結合し，低カルシウム血症など全身症状を引き起こす。	ガラス製造，アルミニウム製造

表7-18 作業条件による主な職業病

疾病・症状	概　要	発生しやすい職場
頸肩腕障害	上肢を同一の肢位に保持または反復使用することによって生じる頸肩腕部を中心とした機能的・器質的な障害	打鍵作業，組立作業，保育など
職業性腰痛	重量物取扱い作業，前屈，腰部のひねりなどによって生じる腰痛 突発的に発生する災害性腰痛と，慢性的な腰部への負担により発生する非災害性腰痛がある。	重量物取扱作業，介護・看護，長距離運転手など多岐にわたる
VDT作業による健康障害	眼精疲労，視力低下，ドライアイ，頸肩腕障害，精神的ストレスなどがある	コンピュータなどのOA機器関連作業

表7-19 作業関連疾患

分　類	主な疾患
発症の要因が一つであり，その要因が作業過程で労働者に作用して発症した疾患	職業性疾病（職業病）
発症の要因が複数あり，作業とは関係のない要因でも発症することがある疾患ではあるが，作業に伴う何らかの要因が，発症および増悪要因の一つとして関連した疾患	循環器系疾患 　高血圧症，虚血性心疾患など 慢性非特異性呼吸器疾患 　慢性気管支炎，肺気腫，気管支喘息など 筋骨格系疾患 　腰痛症，頸肩腕症候群，骨関節症など その他 　感染症，悪性腫瘍，胃・十二指腸潰瘍，糖尿病，脳血管疾患など

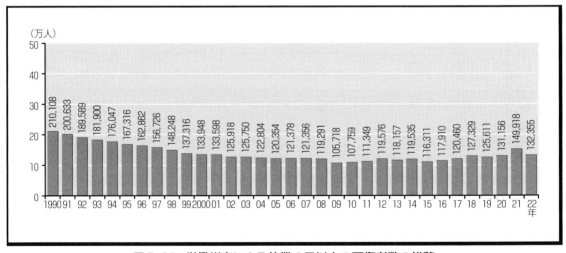

図7-14 労働災害による休業4日以上の死傷者数の推移

資料　厚生労働省：労働災害統計

図7-15　労働災害による死亡者数の推移

資料　厚生労働省：労働災害統計

（6）メンタルヘルス対策

　近年の産業構造の変化と就業形態の多様化により，労働に起因する不安やストレスを有する労働者の割合が高くなっている。また，業務の心理的負担を原因とする精神障害の発症や，自殺に至る事案も増加しており，職場のメンタルヘルス対策が重要な課題となっている。

　厚生労働省は2000（平成12）年に「事業場における労働者の心の健康づくりのための指針」を策定し，心の健康づくり計画策定とセルフケア，ラインによるケア，事業場内産業保健スタッフによるケア，事業場外資源によるケアの4つのケアを重視して対策が進められてきた。しかしながら，労働者の受けるストレスは依然として拡大する傾向にあり，精神障害等に係る労災補償状況も請求件数，認定件数とも増加傾向にあるなど，事業場において，より積極的に労働者の心の健康の保持増進を図ることが求められている。このため，上記指針を踏まえつつ見直しを行い，適切かつ有効な実施をさらに推進するため，2006（平成18）年には，新たに「労働者の心の健康の保持増進のための指針」を策定し，対策が図られてきた。また，労働安全衛生法が改正され，2015（平成27）年から事業者が常時使用する労働者に対して，ストレスチェックを年1回実施することを義務化する制度が開始され，ストレスの高い労働者に対する面接指導や就業上の措置を講ずる対策が行われている。

（7）過労死対策

　長時間にわたる過重な労働は，疲労の蓄積により，様々な健康障害を発生させる原因となる。過労死とは，過重な労働によって引き起こされる死のことであり，その多くは脳血管疾患および虚血性心疾患の発症による死亡である。過重労働によるとされる脳・心臓疾患の労災認定件数は，年間300件前後で推移しており，最近で

は過労による自殺の認定件数も増加しており，労働者の生命に関わる問題としてその対策が重要視されている。2002（平成14）年に厚生労働省は，「過重労働による健康障害防止のための総合対策」を策定し，時間外労働の削減，年次有給休暇の取得促進などの対策が図られてきた。2006（平成18）年には労働安全衛生法が改正され，長時間労働者に対する医師の面接指導を義務づける制度が開始された。さらに，2014（平成26）年には，過労死等防止対策推進法が制定され，これに基づき，過労死等の防止のための対策に関する大綱が定められ，過労死等の防止のための調査研究，啓発，相談体制の整備，民間団体の活動に対する支援等が規定され，対策が進められている。

10. 学 校 保 健

　学校保健の目的は，幼稚園から大学に至る教育機関と，そこに学ぶ幼児，児童，生徒，学生および教職員を対象とし，学校における保健管理，安全管理を定め，児童生徒等および職員の健康の保持・増進を図るとともに，健康な生活を実践していく能力を育むための教育活動を展開していくことである。学校保健は，保健教育と保健管理に大別される。**保健教育**は，保健学習（教科体育・保健体育における「保健」および他教科や総合的な学習の時間の健康にかかわる学習）と保健指導（特別活動などにおける健康に関する指導）がある。一方，**保健管理**は，健康診断，健康相談，感染症予防，学校環境衛生がある（図7-16）。

（1）学齢期の健康と発育状況

　学齢期の死亡状況についてみると，5～19歳の年齢層の死亡率はすべての年齢層のうち最も低い。死因で上位を占めるのは，不慮の事故，自殺，悪性新生物である。学校管理下における死因状況は，突然死，頭部外傷の順となっている。

　学校保健統計調査から傷病の状況をみると，「むし歯（う歯）」，「裸眼視力1.0未満」被患率が，他の項目に比べて高い（表7-20）。「むし歯（う歯）」および「むし歯（う歯）」の処置完了者等の割合は，幼・小・中・高すべての学校段階で年々低下傾向を示している（表7-21）。「裸眼視力1.0未満」の年次推移はほぼ横ばいであるが，学校段階が上がるにしたがって，被患率が高くなる傾向にある（表7-20）。

　児童生徒の発育状況については，身長，体重の伸びが第2次世界大戦後から上昇したが，近年は男女とも横ばいとなっている（図7-17，図7-18）。

図7-16　学校保健の仕組み

表7-20　主な疾病・異常の推移（％）

	裸眼視力1.0未満の者	耳疾患	鼻・副鼻腔疾患	むし歯（う歯）	心電図異常	タンパク検出の者	ぜん息
幼稚園							
2011（平成23）年	25.5	2.5	4.4	43.0	…	0.8	2.8
2016（平成28）年	28.0	2.8	3.6	35.6	…	0.7	2.3
2018（平成30）年	26.7	2.3	2.9	35.1	…	1.0	1.6
2021（令和３）年	24.8	2.0	3.0	26.5	…	0.7	1.5
小学校							
2010（平成22）年	29.9	5.5	12.5	57.2	2.5	0.8	4.3
2016（平成28）年	31.5	6.1	13.0	48.9	2.4	0.8	3.7
2018（平成30）年	34.1	6.5	13.0	45.3	2.4	0.8	3.5
2021（令和３）年	36.9	6.8	11.9	39.0	2.5	0.9	3.7
中学校							
2010（平成22）年	51.6	3.3	11.8	48.3	3.4	2.6	2.8
2016（平成28）年	54.6	4.5	11.5	37.5	3.3	2.6	2.9
2018（平成30）年	56.0	4.7	11.0	35.4	3.3	2.9	2.7
2021（令和３）年	60.7	4.9	10.1	30.4	3.1	2.8	2.3
高等学校							
2010（平成22）年	60.9	1.6	8.8	58.5	3.1	2.9	1.9
2016（平成28）年	66.0	2.3	9.4	49.2	3.4	3.3	1.9
2018（平成30）年	67.1	2.3	9.9	45.4	3.3	3.0	1.8
2021（令和３）年	70.8	2.5	8.8	39.8	3.2	2.8	1.7

資料　文部科学省：学校保健統計調査

表7-21　むし歯（う歯）の処置完了者等の割合（％）

	1990（平成2）年度	1995（平成7）年度	2000（平成12）年度	2005（平成17）年度	2010（平成22）年度	2015（平成27）年度	2020（令和2）年度
幼稚園総数	80.4	74.4	64.4	54.4	46.1	36.2	30.3
処置完了者	28.0	27.8	25.1	21.3	18.4	15.1	12.7
未処置歯のある者	52.4	46.9	39.4	33.1	27.7	21.1	17.7
小学校総数	89.5	87.3	77.9	68.2	59.6	50.8	40.2
処置完了者	36.3	40.6	37.8	32.8	29.2	25.8	20.6
未処置歯のある者	53.3	46.7	40.0	35.4	30.4	25.0	19.6
中学校総数	90.0	86.6	76.9	62.7	50.6	40.5	32.2
処置完了者	41.3	46.2	43.5	34.7	28.0	22.4	18.8
未処置歯のある者	48.6	40.4	33.3	28.0	22.6	18.1	13.4
高等学校総数	93.7	90.6	85.0	72.8	60.0	52.5	41.7
処置完了者	45.8	48.7	49.7	42.5	34.2	29.9	25.0
未処置歯のある者	47.8	41.9	35.3	30.2	25.7	22.6	16.6

資料　文部科学省：学校保健統計調査

（2）健 康 診 断

　学校保健安全法に基づき*，①就学時の健康診断，②定期健康診断，③臨時の健康診断，④職員の定期・臨時の健康診断が実施されている（表7-22）。健康診断によって実施主体者が異なり，また，実施時期について定められているものもある。健診後は事後措置として学校医，学校歯科医，学校職員による保健指導，精密検査，保健相談，運動や医事の相談などが行われる。就学時の健康診断では，市町村教育委員会が，結果に基づいて治療勧告したり，就学義務の猶予・免除，または特別支援学校への就学に関する指導を行うことになっている。

＊法「第2章学校保健第3節健康診断」（第11条〜第18条）および施行規則「第2章健康診断」（第3条〜第17条）など。

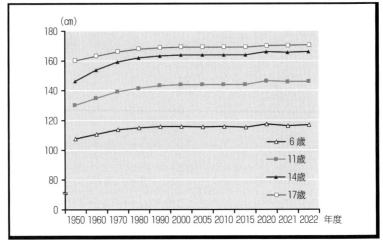

図7-17　児童生徒の身長の推移（男）

資料　文部科学省：学校保健統計調査

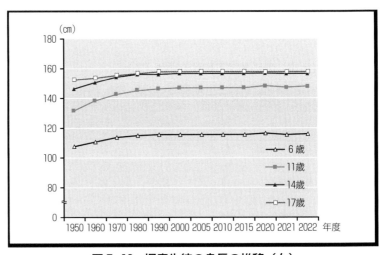

図7-18　児童生徒の身長の推移（女）

資料　文部科学省：学校保健統計調査

表7-22　各種健康診断

	実施主体者	時期	事後措置
就学時の健康診断	市町村教育委員会	就学4か月前（手続きに支障がなければ3か月前まで）	・治療の勧告 ・保健上必要な助言 ・就学義務の猶予・免除 ・特別支援学校への就学に関する指導
定期健康診断	学校	毎年6月30日まで	・疾病の予防措置 ・治療の指示 ・運動，作業の軽減など
臨時の健康診断	学校	特に必要があるとき	
職員の健康診断	学校の設置者	定められた時期	・治療の指示 ・勤務の軽減

表7-23　学校保健にかかわる職員

	職　種	主な職務	
常勤職員	学校の設置者	①臨時休業の決定（感染症予防上必要な時） ②学校医の任命　③職員の健康診断	
	学校長	①学校保健計画の決定　②定期・臨時健診の実施 ③感染症，その疑いのある児童生徒の出席停止	
	保健主事	①学校保健と学校教育全体の調整 ②学校保健教育の立案　③保健教育の実施	
	養護教諭	①学校保健計画の立案への参与　②学校保健活動の運営に参画 ③健康教育，健康相談の実施　④保健室の運営，個別の保健指導や救急看護	
非常勤職員	学校医	①学校保健計画への立案への参与 ②必要に応じ，保健管理に関する 　専門的事項の指導 ③健康相談 ④保健指導	⑤健康診断　⑥疾病の予防措置 ⑦感染・食中毒の予防措置　⑧救急処置 ⑨保健管理に関する専門事項の指導
	学校歯科医		⑤歯の健康診断
	学校薬剤師		⑤環境衛生検査　⑥学校環境衛生の維持 ⑦医薬品・劇物などの管理

（3）学校保健にかかわる組織と主な職員

　学校保健の推進には，それぞれの職務を担う職員が連携し合いながら組織的に学校保健活動を展開していくことが重要である。学校内では**学校保健委員会**が組織され，各学校や地域の実情に合った学校保健活動が展開されている（表7-23）。

　学校保健活動の総括責任者は学校長であり，学校保健計画の決定，感染症，またはその疑いのある児童生徒の出席停止など，重要な役割を担っている。また，その補佐役として保健主事が置かれている。保健主事は，教諭または養護教諭から任命される。養護教諭は，専門家の立場から児童生徒の健康管理，環境衛生，保健室の管理，救急処置を行うなど学校保健活動の中で特に重要な役割を担っている。他方，近年における児童生徒の朝食欠食や偏食などの食生活の乱れから，学校における食育の重要性が認識されるようになった。こうした背景から2005（平成17）年4月から，食に関する専門性と教育に関する専門性を併せ持つ教員である「**栄養教諭**」制度が開始された。今後，多くの学校で栄養教諭の配置が進み，学校における食育が推進していくことが期待されている。

　学校医は医師のうちから学校設置者により任命される。学校医は学校歯科医，学校薬剤師と異なり，全学校に置かれる職種であり（学校歯科医，学校薬剤師は大学以外に置かれる），保健管理に関する専門的事項について従事する。

（4）学校感染症の予防

　多くの児童生徒が集団生活を営む場である学校では，**感染症**が広がりやすく，大きな影響を及ぼすこととなる。そのため，学校保健安全法では，感染症予防対策が

表7-24　学校において予防すべき感染症（学校保健安全法施行規則）

種別	感染症の種類	出席停止の期間の基準	考え方
第1種*	エボラ出血熱 クリミア・コンゴ出血熱 痘そう 南米出血熱 ペスト マールブルグ病 ラッサ熱 急性灰白髄炎 ジフテリア 重症急性呼吸器症候群 中東呼吸器症候群 特定鳥インフルエンザ	治癒するまで	感染症法の1類感染症及び2類感染症（結核を除く）
第2種	新型コロナウイルス感染症	発症した後5日を経過し，かつ症状が軽快した後1日を経過するまで	空気感染または飛沫感染する感染症で児童生徒の罹患が多く，学校において流行を広げる可能性の高いもの
	インフルエンザ（特定鳥インフルエンザ及び新型インフルエンザ等感染症を除く）	発症した後5日を経過し，かつ解熱した後2日（幼児にあっては，3日）を経過するまで	
	百日咳	特有の咳が消失するまでまたは5日間の適正な抗菌性物質製剤による治療が終了するまで	
	麻しん	解熱した後3日を経過するまで	
	流行性耳下腺炎	耳下腺，顎下腺または舌下腺の腫脹が発現した後5日を経過し，かつ，全身状態が良好になるまで	
	風しん	発しんが消失するまで	
	水痘	すべての発しんが痂皮化するまで	
	咽頭結膜熱	主症状が消退した後2日を経過するまで	
	結核 髄膜炎菌性髄膜炎	病状により学校医その他の医師において感染のおそれがないと認めるまで	
第3種	コレラ，細菌性赤痢，腸管出血性大腸菌感染症，腸チフス，パラチフス，流行性角結膜炎，急性出血性結膜炎，その他の感染症	病状により学校医その他の医師において感染のおそれがないと認めるまで	学校教育活動を通じ，学校において流行を広げる可能性のあるもの

＊感染症の予防および感染症の患者に対する医療に関する法律6条7項から9項までに規定する新型インフルエンザ等感染症，指定感染症および新感染症は，第1種の感染症とみなす。

資料　厚生労働統計協会：国民衛生の動向2023/2024，2023，p.361を一部改変

＊法「第2章学校保健第4節感染症の予防」（第19条〜第21条）および施行規則「第3章感染症の予防」（第18条〜第21条）など。

定められている＊（表7-24）。

　学校において対策がとられる感染症は第1種から第3種までの3種類に分類されており，それぞれにおいて，出席停止期間の基準が定められている。また，感染症予防上必要があるときは，学校設置者による学校の全部または一部の臨時休業が行

われる。

　なお，医師に学校感染症と診断された場合，学校にその旨を届け出ることによって出席停止となる（診断書の提出が必要な場合もある）。出席停止となった後においては，医師によって感染の恐れがなくなったと診断されれば，出席停止が解除される。その際，医師により感染の恐れがなくなったことを証明する書類が必要となる場合もある。

国 際 保 健

（1）地球規模の健康問題

　世界の健康問題の背景には，人口増加と貧困，環境問題などがある。飢餓や栄養不良，有害物質や感染症による疾病，大気や水質の汚染，そして温暖化・砂漠化などの環境変化が健康に大きな影響を及ぼす。特に人材，資材，資金が少ない開発途上国での保健医療問題を総合的に解決することは重要である。一方で先進国においても，人口の高齢化，慢性疾患，肥満など健康問題は多様化，非感染性疾患（NCDs）の悪性腫瘍や動脈硬化性血管疾患などが増加している。

　社会的，経済的なグローバリゼーションが進み世界のさまざまな地域に短時間で移動でき密接な交流が可能になった一方で，感染症などのパンデミックのリスクも高くなった。重症急性呼吸器症候群（SARS）や新型インフルエンザ・鳥インフルエンザウイルス，新型コロナウイルスによる感染症の多国的流行がみられる中，国際的な保健活動と危機管理体制の重要性が課題となっている。

◪**パンデミック**
　感染症などの全世界的な爆発的流行。

　また，グローバリゼーションに関連して自国に居住する外国人労働者や研修生，旅行者の健康問題，健康管理への対応も国際保健上の課題として重要である。

（2）国 際 協 力

　日本国憲法前文には「われらは…（中略）…全世界の国民が，ひとしく恐怖と欠乏から免れ，平和のうちに生存する権利を有することを確認する。われらは，いず

●国際保健医療学とは●

　国際保健医療学会では，国際保健医療学を「国や地域での健康の水準や，保健医療サービスの状況を示す指標として何が適切であるかを明らかにするとともに，国や地域間にみられる健康の水準や保健医療サービスにおける格差を明らかにし，そのような格差を生じた原因を解明し，格差を縮小する手段を研究開発する学問」と発展途上国に視点を向けた定義がなされているが，これらのことを実践するには，医療に加え経済学的，社会学的，文化人類学的，歴史学的な視点も必要である。

図7-19　国際協力の仕組み

出典　厚生労働統計協会：国民衛生の動向2023/2024，2023，p.31

れの国家も，自国のことのみ専念して他国を無視してはならない」とあり，国際貢献，国際協力の姿勢が明記されている。

　国際協力は，行政上の調整，技術・情報の交換，人的交流などを行って自国の向上を図る「国際交流」と，発展途上国に対して人的・物的技術的資源を提供し，対象国の向上を図る「国際協力（狭義）」がある。それぞれマルチと呼ばれる「多国間交流（協力）」と，バイと呼ばれる「2国間交流（協力）」がある（図7-19）。

1）国際交流

　わが国の国際保健医療協力における国際交流は，国際連合（UN：United Nations），**世界保健機関（WHO）** などの国際機関活動を通した多国間交流と，アメリカとの日米医学協力計画など保健，医療，福祉分野の2国間交流が行われている（図7-20）。

2）国際協力

　国際保健医療協力における多国間協力（図7-20）は，多国間交流と同様，国際機関と協力，とりわけWHOには積極的に貢献をしている。WHOに対する加盟国分担金としてわが国は2億4,020万ドル，分担率は8.564％（2020年）で米国等と並び

図7-20　国際保健医療協力の状況

出典　厚生労働統計協会：国民衛生の動向2023/2024，2023，p.31

重要な負担国となっている。発展途上国からの研修生の受け入れ，専門家の派遣，各分野の技術提供など保健医療協力に大きな役割を果たしている。

　日本政府が開発途上国の経済開発，福祉向上に役立つために行う公的資金を用いた経済協力，すなわち**政府開発援助**（**ODA**：official development assistance）では，国際機関に対する出資・拠出など（多国間協力）に約4,549億円，2国間協力に約8,602億円を支出している（2021年）。発展途上国への援助（2国間協力）では返還義務を課さないで資金供与する「無償資金協力」があるが，保健医療協力は無償資金協力に含まれている。発展途上国はこの資金で病院，看護学校の建設や医療資材などの整備を行うことができる。

　経済協力にはODAのほか，その他の政府資金，民間資金，NGOによる贈与があり，民間ベースにおける協力も日本国際医療団，国際看護交流協会などの活動も活発に行われている。

　ODAのうち2国間援助（無償資金協力および技術協力）は，主として**国際協力機構**（**JICA**：Japan International Cooperation Agency）により実施され，研修生の受け入れ，専門家派遣，機材供与の3形態の協力が行われている。また，JICAは「有償資金協力」により病院や水道の施設建設などに係る資金を貸し付ける協力（円借款）事業も行っている。

（3）持続可能な開発目標（SDGs）

　2015年9月，ニューヨーク国連本部で開催された「国連持続可能な開発サミット」で「我々の世界を変革する：持続可能な開発のための2030アジェンダ」が150を超える加盟国首脳により，全会一致で採択された。持続可能な開発目標（Sustainable Development Goals：SDGs）は，このアジェンダに示されている人間，地球および繁栄のための行動計画目標である。

　SDGsはミレニアム開発目標（MDGs）の後継であり，2030年を年限とする17の国際目標（図7-21）と，169のターゲット，232の指標が決められている。

　SDGsは，貧困に終止符を打ち，地球を保護し，すべての人が平和と豊かさを享受できるようにすることを目指す。17の目標は相互に関連しており，ある目標を達成するためには，むしろ別の目標の課題にも取り組まねばならないことが多い。

　日本国内での取り組みとしては，2018（平成30）年に「SDGsアクションプラン2019」が策定されている。このアクションプランの「SDGs実施指針」優先課題2の「健康・長寿の達成」には，①データヘルス改革の推進（健康・医療・介護分野おけるICTデータの利活用），②国内の健康経営の推進（企業等が従業員の健康保持・増進に戦略的に取り組むことを推進），③医療拠点の輸出を通じた新興国の医療への貢献（新興国等における医療・介護・健康課題の解決に貢献），④感染症対策をはじめ医療の研究開発，ユニバーサル・ヘルス・カバレッジ（UHC）推進のための国際協力が，主な取り組みとして示されている。

◘ MDGs
　ミレニアム開発目標。2000年の国連サミットで採択された国連ミレニアム宣言の中で提示されたもので，2015年に達成期限を迎えた。

図7-21 持続可能な開発目標（SDGs）

（4）ユニバーサル・ヘルス・カバレッジ（UHC）

全ての人々が基礎的な保健医療サービスを受けられ，医療費の支払いで貧困に陥るリスクが少ない社会をつくることは重要である。わが国では1961（昭和36）年すべての国民が加入する公的医療保険が確立，1973（昭和48）年以降，一県一医大構想のもと医学部のなかった県に医科大学（医学部）が設置されるなど，国民皆保険制度に加えて，保健医療へのアクセスを改善したことも，日本が世界有数の健康寿命国になったひとつの要因といえる。

ユニバーサル・ヘルス・カバレッジ（Universal Health Coverage：UHC）とは，「全ての人が適切な予防，治療，リハビリ等の保健医療サービスを，支払い可能な費用で受けられる状態」を指す。UHCの達成はSDGsターゲットのひとつであり，世界でUHC達成は重要であるとの認識が共有されている。

UHCを達成するためには，物理的アクセス，経済的アクセス，社会慣習的アクセスの3つのアクセスの改善に加え，提供されるサービスの質が高まることが重要である（図7-22）。

（5）世界保健機関（WHO）

WHOは1946年，ニューヨークで開かれた国際保健会議が採択した世界保健憲章（1948年4月7日発効）によって設立された。本部事務局はジュネーブで，世界を6地域（ヨーロッパ，アフリカ，アメリカ，西太平洋，東地中海，南東アジア）に分けてそれぞれに地域事務所を置いている（図7-23）。日本は西太平洋地域（事務局はフィリ

図7-22　3つのアクセスの改善

ピンのマニラ）に所属する。

　世界保健総会は WHO の最高意思決定機関で全加盟国（2023年4月現在194か国）で構成され，毎年1回5月にジュネーブにて開催される。執行理事会は，総会で選出された34か国が推薦する執行理事で構成される執行機関である。わが国は，現在執行理事国を務めている。

　WHO は「すべての人々が可能な最高の健康水準に到達すること（憲章第1条）」を目的に掲げ，伝染病対策や医学情報や衛生統計の総合調整，基準づくり，技術協力，研究の促進・指導など幅広い活動を行っている。また，第41回世界保健総会において2000年までに地球上からポリオを根絶する旨の決議がなされ，わが国でもJICA を通じた協力により全国一斉投与用経口ポリオ・ワクチンが供与され，1997年の発生例を最後として，2000年10月に WHO により西太平洋地域からのポリオ根絶が宣言された。しかし，世界的にはポリオ症例は継続的に報告されており，WHO はポリオ根絶計画の達成を公衆衛生上重要な世界的課題として位置づけ，**ポリオ国際緊急行動計画**（Global Polio Emergency Action Plan 2012-2013）を策定し，国際社会による協力体制の整備と具体的な対策を進めている。

（6）国際連合食糧農業機関（FAO）

　FAO（Food and Agriculture Organization of the United Nations）は，1945年に設立された国連専門機関の一つで，本部をローマに置く。その目的は，「人々が健全で活発な生活をおくるために十分な量・質の食料への定期的アクセスを確保し，すべての人々の食料安全保障を達成すること」である。FAO は世界の人々の栄養と生活水準の向上，農業生産性の向上，農村に生活する人々の生活条件の改善，世界経済

図 7-23　WHO 地域割りと地域事務局

出典　厚生労働統計協会：国民衛生の動向2023/2024，2023，p.38

成長に寄与することを使命に活動している。具体的には，①世界の食料・農林水産業に関する情報収集と情報の提供，②世界の食料・農林水産業に関する政策の提言，③中立的討議の場の提供，④開発援助などを行っている。

（7）コーデックス委員会（CAC）

　CAC（Codex Alimentarius Commission）は，1962年に FAO と WHO によって設立された。食品の表示，食品添加物の基準値，農薬の残留基準値など食品全般にわたる規格について検討が行われており，日本の認証制度や表示基準などにも影響を与えている。

（8）ユニセフ（UNICEF）

　ユニセフ（**UNICEF**：United Nations Children's Fund）は，1946年に設立された国連専門機関の一つで，本部をニューヨークに置く。1989年の国際連合総会で採択された「児童の権利に関する条約（子どもの権利条約）」で謳われる子どもの基本的人権（生きる権利，守られる権利，育つ権利，参加する権利）の実現を使命とする。

　ユニセフは，子どもが生存し健やかに成長できるよう，中期事業計画（2006-2013年）に基づき，他の国際機関や各国政府，NGO などと協力し，特に重要な次の6分野，①幼い子どもの生命と成長を守る，②子どもが教育を受けられる環境の整備，③ HIV/エイズの感染予防や治療，④搾取や暴力，虐待，児童労働の犠牲になっている子どもの保護，ケア，⑤政策提言（アドボカシー），⑥緊急支援といった活動を行っている。

演習課題

❶ 社会保障制度を構成する４つの要素を整理してみよう。

❷ 保健所と市町村保健センターの役割を整理しよう。

❸ 母子保健サービスの概要を整理しよう。

❹ 介護保険制度で介護予防が重要視されている背景を調べよう。

❺ 職業病と作業関連疾患の違いを調べよう。

❻ 学校保健を担っている職員を調べよう。

❼ 世界保健機関（WHO）の役割を整理しよう。

参考文献
・鬼崎信好編：コメディカルのための社会福祉概論，講談社，2012
・『社会福祉学習双書』編集委員会編：社会保障論，全国社会福祉協議会，2012
・厚生労働省：障害者自立支援法のサービス利用について　平成24年４月版，全国社会福
　祉協議会，2012
・厚生労働省編：令和５年版厚生労働白書，2023
・厚生労働統計協会：国民衛生の動向，各年版

第8章 衛生関連法規

憲法第25条の理念と規定に基づいて，国民の健康の保持・増進のために，国はさまざまな衛生法規を整備してきた。ここでは，法規の種類と各種衛生法規が目的とするところ，およびその法規で規定されている施策の概要について理解を深めよう。

Key Words　憲法第25条　衛生法規　法律　政令　省令　条例

1. 衛生法規等の定義とその種類

人間が生活する社会の秩序を維持していくためには，各人の行動に規範が必要になる。国が国民に遵守することを求めた規範が法であり，法を成文化したものが法規である。

法規には憲法，法律，政令，省令，告示，条例，規則などがある（表8-1）。いずれも上級の法規に反した規定を定めることはできない。

衛生法規とは，憲法第25条の理念と規定に基づき，国民の健康の保持・増進を主な目的として定められた法規の総称である。

衛生法規は，図8-1に示したように，一般衛生法規，学校衛生法規，労働衛生法規に分類され，このうち一般衛生法規は，さらに公衆衛生法規，医務衛生法規，薬務衛生法規に分類される。

表8-1　法規の種類

憲　法	もっとも基本的なものであり，国の組織と活動を定めている。すべての法規は，憲法に照らして誤りのないものでなければならない。
法　律	憲法の定めるところにより，国会の議決を経て制定される。基本的で重要な事項だけを定めている。
政　令	法律の規定を実施するため，または法律の委任を受けて内閣が制定する。一般に○○法施行令という。
府省令	各府省大臣が発する命令で，細かい規定がなされている。一般に○○法施行規則という。
条　例	地方公共団体が，その議会の議決を経て制定される。法律の範囲内で制定される。
規　則	地方公共団体の長が発する命令で，議会の議決を必要としない。

図8-1　衛生法規の分類

 2. **一般衛生法規等**

（1）栄養関連法規

1）健康増進法（2002（平成14）年）

　国民の健康の増進の総合的な推進に関し，基本的な事項を定め，国民の栄養の改善と健康の増進を図るための措置を講じ，国民保健の向上を図ることを目的としている。

　国は，「健康日本21」を中核とする国民の健康づくり，疾病予防を積極的に推進するため，その法的基盤として栄養改善法を廃止し，健康増進法を制定した。この法律では，国民の責務，国および地方公共団体の責務，国民健康・栄養調査の実施，特定給食施設の届出，受動喫煙の防止などについて規定している。

（国民の責務）
第2条　国民は，健康な生活習慣の重要性に対する関心と理解を深め，生涯にわたって，自らの健康状態を自覚するとともに，健康の増進に努めなければならない。
（国及び地方公共団体の責務）
第3条　国及び地方公共団体は，教育活動及び広報活動を通じた健康の増進に関する正しい知識の普及，健康の増進に関する情報の収集，整理，分析及び提供並びに研究の推進並びに健康の増進に係る人材の養成及び資質の向上を図るとともに，健康増進事業実施者その他の関係者に対し，必要な技術的援助を与えることに努めなければならない。
（国民健康・栄養調査の実施）
第10条　厚生労働大臣は，国民の健康の増進の総合的な推進を図るための基礎資料として，国民の身体の状況，栄養摂取量及び生活習慣の状況を明らかにするため，国民健康・栄養調査を行うものとする。
（特定給食施設の届出）
第20条　特定給食施設（特定かつ多数の者に対して継続的に食事を供給する施設のうち栄養管理が必要なものとして厚生労働省令で定めるものをいう。以下同じ。）を設置した者は，その事業の開始の日から1月以内に，その施設の所在地の都道府県知事に，厚生労働省令で定める事項を届け出なければならない。
（受動喫煙防止，国及び地方公共団体の責務）
第25条　国及び地方公共団体は，望まない受動喫煙が生じないよう，受動喫煙に関する知識

> の普及, 受動喫煙の防止に関する意識の啓発, 受動喫煙の防止に必要な環境の整備その他の受動喫煙を防止するための措置を総合的かつ効果的に推進するよう努めなければならない。

2）栄養士法（1947（昭和22）年）

栄養士および管理栄養士の免許, 名称および従事する業について定めている。栄養士および管理栄養士について規定している。

> **第1条** この法律で栄養士とは, 都道府県知事の免許を受けて, 栄養士の名称を用いて栄養の指導に従事することを業とする者をいう。
> 2 この法律で管理栄養士とは, 厚生労働大臣の免許を受けて, 管理栄養士の名称を用いて, 傷病者に対する療養のため必要な栄養の指導, 個人の身体の状況, 栄養状態等に応じた高度の専門的知識及び技術を要する健康の保持増進のための栄養の指導並びに特定多数人に対して継続的に食事を供給する施設における利用者の身体の状況, 栄養状態, 利用の状況等に応じた特別の配慮を必要とする給食管理及びこれらの施設に対する栄養改善上必要な指導等を行うことを業とする者をいう。

3）調理師法（1958（昭和33）年）

調理技術の合理的な発達を図り, 国民の食生活の向上に資することを目的としている。調理師の免許, 届出などについて規定している。

4）食品衛生法（1947（昭和22）年）

食品の安全性を確保し, 飲食に起因する危害の発生を防止し, 国民の健康の保護を図ることを目的としている。国や都道府県の役割, 食品・食品添加物, 器具・容器包装, 食中毒（第63条）などについて規定している。

> （食中毒）
> **第63条** 食中毒患者等を診断し, 又はその死体を検案した医師は, 直ちに最寄りの保健所長にその旨を届け出なければならない。
> 2 保健所長は, 前項の届出を受けたときその他食中毒患者等が発生していると認めるときは, 速やかに都道府県知事等に報告するとともに, 政令で定めるところにより, 調査しなければならない。
> 3 都道府県知事等は, 前項の規定により保健所長より報告を受けた場合であつて, 食中毒患者等が厚生労働省令で定める数以上発生し, 又は発生するおそれがあると認めるときその他厚生労働省令で定めるときは, 直ちに, 厚生労働大臣に報告しなければならない。
> 4 保健所長は, 第2項の規定による調査を行つたときは, 政令で定めるところにより, 都道府県知事等に報告しなければならない。
> 5 都道府県知事等は, 前項の規定による報告を受けたときは, 政令で定めるところにより, 厚生労働大臣に報告しなければならない。

5）食品安全基本法（2003（平成15）年）

食品の安全性の確保に関する基本理念を定め, 国・地方公共団体・食品関連事業者の責務と消費者の役割を明らかにするとともに, 施策の策定に関する基本的方針を定めている。食品健康影響評価の実施（第11条）, 内閣府に設置する食品安全委員会の事務などについて規定している。

（食品健康影響評価の実施）
第11条　食品の安全性の確保に関する施策の策定に当たっては，人の健康に悪影響を及ぼす
　　　　おそれがある生物学的，化学的若しくは物理的な要因又は状態であって，食品に含まれ，
　　　　又は食品が置かれるおそれがあるものが当該食品が摂取されることにより人の健康に及ぼ
　　　　す影響についての評価（以下「食品健康影響評価」という。）が施策ごとに行われなければ
　　　　ならない。（以下略）

（2）保健衛生法規

1）地域保健法（1994（平成6）年）

　母子保健法その他の地域保健対策に関する法律による対策が，地域において総合
的に推進されることを確保し，地域住民の健康の保持および増進に寄与することを
目的としている。保健所および市町村保健センターの整備および運営に関する基本
的事項や保健所の事業などについて規定している（第6条～8条，第18条）。1994
（平成6）年に保健所法が全面改正され，新たに地域保健法が制定された。

（保健所）
第6条　保健所は，次に掲げる事項につき，企画，調整，指導及びこれらに必要な事業を行
　　　　う。
　　一　地域保健に関する思想の普及及び向上に関する事項
　　二　人口動態統計その他地域保健に係る統計に関する事項
　　三　栄養の改善及び食品衛生に関する事項
　　四　住宅，水道，下水道，廃棄物の処理，清掃その他の環境の衛生に関する事項
　　五　医事及び薬事に関する事項
　　六　保健師に関する事項
　　七　公共医療事業の向上及び増進に関する事項
　　八　母性及び乳幼児並びに老人の保健に関する事項
　　九　歯科保健に関する事項
　　十　精神保健に関する事項
　十一　治療方法が確立していない疾病その他の特殊の疾病により長期に療養を必要とする
　　　　者の保健に関する事項
　十二　感染症その他の疾病の予防に関する事項
　十三　衛生上の試験及び検査に関する事項
　十四　その他地域住民の健康の保持及び増進に関する事項
第7条　保健所は，前条に定めるもののほか，地域住民の健康の保持及び増進を図るため必
　　　　要があるときは，次に掲げる事業を行うことができる。
　　一　所管区域に係る地域保健に関する情報を収集し，管理し，及び活用すること。
　　二　所管区域に係る地域保健に関する調査及び研究を行うこと。
　　三　歯科疾患その他厚生労働大臣の指定する疾病の治療を行うこと。
　　四　試験及び検査を行い，並びに医師，歯科医師，薬剤師その他の者に試験及び検査に関
　　　　する施設を利用させること。
第8条　都道府県の設置する保健所は，前2条に定めるもののほか，所管区域内の市町村の
　　　　地域保健対策の実施に関し，市町村相互間の連絡調整を行い，及び市町村の求めに応
　　　　じ，技術的助言，市町村職員の研修その他必要な援助を行うことができる。
（市町村保健センター）
第18条　市町村は，市町村保健センターを設置することができる。

> 2 市町村保健センターは，住民に対し，健康相談，保健指導及び健康診査その他地域保健に関し必要な事業を行うことを目的とする施設とする。

2）母子保健法（1965（昭和40）年）

母子の健康の保持・増進に関する法律で，妊産婦等に対する保健指導，新生児の訪問指導，乳幼児の健康診査，妊娠の届出，母子健康手帳の交付，低体重児の届出などについて規定している。

（保健指導）
第10条 市町村は，妊産婦若しくはその配偶者又は乳児若しくは幼児の保護者に対して，妊娠，出産又は育児に関し，必要な保健指導を行い，又は医師，歯科医師，助産師若しくは保健師について保健指導を受けることを勧奨しなければならない。
（新生児の訪問指導）
第11条 市町村長は，前条の場合において，当該乳児が新生児であつて，育児上必要があると認めるときは，医師，保健師，助産師又はその他の職員をして当該新生児の保護者を訪問させ，必要な指導を行わせるものとする。（以下略）
（健康診査）
第12条 市町村は，次に掲げる者に対し，内閣府令の定めるところにより，健康診査を行わなければならない。
　一 満1歳6か月を超え満2歳に達しない幼児
　二 満3歳を超え満4歳に達しない幼児
（妊娠の届出）
第15条 妊娠した者は，内閣府令で定める事項につき，速やかに，市町村長に妊娠の届出をするようにしなければならない。
（母子健康手帳）
第16条 市町村は，妊娠の届出をした者に対して，母子健康手帳を交付しなければならない。
（低体重児の届出）
第18条 体重が2,500グラム未満の乳児が出生したときは，その保護者は，速やかに，その旨をその乳児の現在地の市町村に届け出なければならない。

3）老人福祉法（1963（昭和38）年）

老人の福祉に関する原理を明らかにするとともに，老人に対し，その心身の健康の保持および生活の安定のために必要な措置を講じ，老人の福祉を図ることを目的としている。

4）介護保険法（1997（平成9）年）

加齢に伴って生ずる心身の変化に起因する疾病等により要介護状態となった者が，尊厳を保持し，その能力に応じ自立した日常生活を営むことができるよう，必要な保健医療サービス・福祉サービスに関係する給付を行うため，介護保険制度を設け，国民の保健医療の向上および福祉の増進を図ることを目的としている。保険者，被保険者，介護認定審査会などについて規定している。

（保険者）
第3条 市町村及び特別区は，この法律の定めるところにより，介護保険を行うものとする。
（被保険者）

第9条　次の各号のいずれかに該当する者は，市町村又は特別区（以下単に「市町村」という。）が行う介護保険の被保険者とする。
一　市町村の区域内に住所を有する65歳以上の者（以下「第一号被保険者」という。）
二　市町村の区域内に住所を有する40歳以上65歳未満の医療保険加入者（以下「第二号被保険者」という。）
（介護認定審査会）
第14条　第38条第2項に規定する審査判定業務を行わせるため，市町村に介護認定審査会（以下「認定審査会」という。）を置く。

5）高齢者の医療の確保に関する法律（2008（平成20）年）

　国民の高齢期における健康の保持と適切な医療の確保を図ることを目的としている。医療費適正化推進計画の作成，前期高齢者（65～74歳）に対する特定健康診査・特定保健指導，後期高齢者（75歳以上）医療制度とその保険者となる広域連合の設立などについて規定している。2008（平成20）年に老人保健法が全面改正され，新たに高齢者の医療の確保に関する法律が制定された。

（特定健康診査）
第20条　保険者は，特定健康診査等実施計画に基づき，厚生労働省令で定めるところにより，40歳以上の加入者に対し，特定健康診査を行うものとする。（以下略）
（特定保健指導）
第24条　保険者は，特定健康診査等実施計画に基づき，厚生労働省令で定めるところにより，特定保健指導を行うものとする。
（後期高齢者医療）
第47条　後期高齢者医療は，高齢者の疾病，負傷又は死亡に関して必要な給付を行うものとする。
（広域連合の設立）
第48条　市町村は，後期高齢者医療の事務（保険料の徴収の事務及び被保険者の便益の増進に寄与するものとして政令で定める事務を除く。）を処理するため，都道府県の区域ごとに当該区域内のすべての市町村が加入する広域連合（以下「後期高齢者医療広域連合」という。）を設けるものとする。

6）精神保健及び精神障害者福祉に関する法律（1995（平成7）年）

　精神障害者の医療，社会復帰の促進，発生の予防および国民の精神的健康の保持・増進を図ることを目的としている。精神保健福祉センターの設置，任意入院，医療保護入院，精神障害者保健福祉手帳の交付などについて規定している。1995（平成7）年に精神保健法が精神保健及び精神障害者福祉に関する法律に改正された。

（精神保健福祉センター）
第6条　都道府県は，精神保健の向上及び精神障害者の福祉の増進を図るための機関（以下「精神保健福祉センター」という。）を置くものとする。
（任意入院）
第20条　精神科病院の管理者は，精神障害者を入院させる場合においては，本人の同意に基づいて入院が行われるように努めなければならない。

（医療保護入院）
第33条　精神科病院の管理者は，次に掲げる者について，その家族等のうちいずれかの者の同意があるときは，本人の同意がなくてもその者を入院させることができる。
　一　指定医による診察の結果，精神障害者であり，かつ，医療及び保護のため入院の必要がある者であつて当該精神障害のために第20条の規定による入院が行われる状態にないと判定されたもの
　二　第34条第1項の規定により移送された者
（精神障害者保健福祉手帳）
第45条　精神障害者（知的障害者を除く。）は，厚生労働省令で定める書類を添えて，その居住地（居住地を有しないときは，その現在地）の都道府県知事に精神障害者保健福祉手帳の交付を申請することができる。

7）難病の患者に対する医療等に関する法律（2014（平成26）年）

　難病の患者が社会参加の機会を確保され，地域社会において他の人々と共生することを妨げられないことを基本理念として，難病の患者に対する医療，その他難病に関する施策に関し必要な事項を規定している。

（目的）
第1条　この法律は，難病（発病の機構が明らかでなく，かつ，治療方法が確立していない希少な疾病であって，当該疾病にかかることにより長期にわたり療養を必要とすることとなるものをいう。以下同じ。）の患者に対する医療その他難病に関する施策（以下「難病の患者に対する医療等」という。）に関し必要な事項を定めることにより，難病の患者に対する良質かつ適切な医療の確保及び難病の患者の療養生活の質の維持向上を図り，もって国民保健の向上を図ることを目的とする。

（3）予防衛生法規

1）予防接種法（1948（昭和23）年）

　伝染のおそれがある疾病の発生および蔓延を予防するために予防接種を行い，公衆衛生の向上および増進に寄与することを目的としている。予防接種，A類疾病，B類疾病などについて規定している。

（定義）
第2条　この法律において「予防接種」とは，疾病に対して免疫の効果を得させるため，疾病の予防に有効であることが確認されているワクチンを，人体に注射し，又は接種することをいう。
　2　この法律において「A類疾病」とは，次に掲げる疾病をいう。
　一　ジフテリア
　二　百日せき
　三　急性灰白髄炎
　四　麻しん
　五　風しん
　六　日本脳炎
　七　破傷風
　八　結核
　九　Hib感染症

　　十　肺炎球菌感染症（小児がかかるものに限る。）
　　十一　ヒトパピローマウイルス感染症
　　十二　新型インフルエンザ等感染症（以下略）
　　十三　前各号に掲げる疾病のほか，人から人に伝染することによるその発生及びまん延を
　　　　予防するため，又はかかった場合の病状の程度が重篤になり，若しくは重篤になるおそ
　　　　れがあることからその発生及びまん延を予防するため特に予防接種を行う必要があると
　　　　認められる疾病として政令で定める疾病
　3　この法律において「B類疾病」とは，次に掲げる疾病をいう。
　　一　インフルエンザ
　　二　新型インフルエンザ等感染症，指定感染症又は新感染症であって政令で定める疾病
　　三　前二号に掲げる疾病のほか，個人の発病又はその重症化を防止し，併せてこれにより
　　　　そのまん延の予防に資するため特に予防接種を行う必要があると認められる疾病として
　　　　政令で定める疾病

2）検疫法（1951（昭和26）年）

　国内に常在しない感染症の病原体が，船舶や航空機を介して国内に侵入すること
を防止するとともに，船舶や航空機に関してその他の感染症の予防に必要な措置を
講ずることを目的としている。検疫感染症，検疫により患者，保菌者が発見された
場合の入国停止，隔離，停留，消毒の措置などが規定されている。

（検疫感染症）
第2条　この法律において「検疫感染症」とは，次に掲げる感染症をいう。
　一　感染症の予防及び感染症の患者に対する医療に関する法律に規定する一類感染症
　二　感染症の予防及び感染症の患者に対する医療に関する法律に規定する新型インフルエ
　　　ンザ等感染症
　三　前二号に掲げるもののほか，国内に常在しない感染症のうちその病原体が国内に侵入
　　　することを防止するためその病原体の有無に関する検査が必要なものとして政令で定め
　　　るもの

3）感染症の予防及び感染症の患者に対する医療に関する法律（1998（平成10）年）

　感染症の予防および感染症の患者に対する医療に関し，必要な措置を定めること
により，感染症の発生予防と蔓延防止を図り，公衆衛生の向上・増進を図ることを
目的としている。一類から五類などの感染症が規定されている。この法律の制定に
より，伝染病予防法，エイズ予防法，性病予防法，結核予防法が廃止された。

（定義等）
第6条　この法律において「感染症」とは，一類感染症，二類感染症，三類感染症，四類感
　　　染症，五類感染症，新型インフルエンザ等感染症，指定感染症及び新感染症をいう。

（4）環境衛生法規

　生活環境の維持・改善をもって，国民の健康の保持・増進を図ることを目的とし
た法規で，水道法，下水道法，環境基本法，大気汚染防止法，水質汚濁防止法，騒
音規制法，悪臭防止法，廃棄物の処理及び清掃に関する法律などがある。

1）環境基本法（1993（平成5）年）

環境の保全について基本理念を定め，国，地方公共団体，事業者および国民の責務を明らかにし，環境の保全に関する施策を推進し，国民の健康で文化的な生活の確保に寄与するとともに人類の福祉に貢献することを目的としている。環境基準の制定などについて規定している。

（環境基準）
第16条　政府は，大気の汚染，水質の汚濁，土壌の汚染及び騒音に係る環境上の条件について，それぞれ，人の健康を保護し，及び生活環境を保全する上で維持されることが望ましい基準を定めるものとする。

（5）医務衛生法規

1）医療法（1948（昭和23）年）

医療を提供する体制を確保し，国民の健康保持に寄与することを目的としている。病院，診療所，助産所の定義と開設・管理，医療計画などについて規定している。

（病院・診療所）
第1条の5　この法律において，「病院」とは，医師又は歯科医師が，公衆又は特定多数人のため医業又は歯科医業を行う場所であつて，20人以上の患者を入院させるための施設を有するものをいう。病院は，傷病者が，科学的でかつ適正な診療を受けることができる便宜を与えることを主たる目的として組織され，かつ，運営されるものでなければならない。
2　この法律において，「診療所」とは，医師又は歯科医師が，公衆又は特定多数人のため医業又は歯科医業を行う場所であつて，患者を入院させるための施設を有しないもの又は19人以下の患者を入院させるための施設を有するものをいう。
（助産所の管理）
第14条　助産所の管理者は，同時に10人以上の妊婦，産婦又はじよく婦を入所させてはならない。ただし，他に入院させ，又は入所させるべき適当な施設がない場合において，臨時応急のため入所させるときは，この限りでない。
（医療計画）
第30条の4　都道府県は，基本方針に即して，かつ，地域の実情に応じて，当該都道府県における医療提供体制の確保を図るための計画（以下「医療計画」という。）を定めるものとする。

（6）薬務衛生法規

1）医薬品，医療機器等の品質，有効性及び安全性の確保等に関する法律（1960（昭和35）年）

医薬品，医薬部外品，化粧品，医療機器および再生医療等製品の品質，有効性および安全性の確保ならびにこれらの使用による保健衛生上の危害の発生・拡大の防止のために必要な規制を行い，保健衛生の向上を図ることを目的としている。

従来，薬事法という名称であったが，2014（平成26）年の改正により，現名称へ

と改められた。

（7）学校衛生法規

1）学校教育法（1947（昭和22）年）

　学校の設置，人的・財政的条件，管理の基本的事項，小学校，中学校，高等学校，大学などの教育の目的，教育目標などについて定めている。2005（平成17）年には，学校での食に関する指導を充実し，児童生徒が望ましい食習慣を身に付けることができるよう，食と教育の専門性を併せもつ教員の栄養教諭制度が始まった。

2）学校給食法（1954（昭和29）年）

　学校給食の実施に関する必要な事項を定め，もって学校給食の普及・充実および学校における食育の推進を図ることを目的としている。学校給食の目標，学校給食実施基準，学校給食栄養管理者，食育の推進などについて規定している。

（学校給食の目標）
第2条　学校給食を実施するに当たつては，義務教育諸学校における教育の目的を実現するために，次に掲げる目標が達成されるよう努めなければならない。
　一　適切な栄養の摂取による健康の保持増進を図ること。
　二　日常生活における食事について正しい理解を深め，健全な食生活を営むことができる判断力を培い，及び望ましい食習慣を養うこと。
　三　学校生活を豊かにし，明るい社交性及び協同の精神を養うこと。
　四　食生活が自然の恩恵の上に成り立つものであることについての理解を深め，生命及び自然を尊重する精神並びに環境の保全に寄与する態度を養うこと。
　五　食生活が食にかかわる人々の様々な活動に支えられていることについての理解を深め，勤労を重んずる態度を養うこと。
　六　我が国や各地域の優れた伝統的な食文化についての理解を深めること。
　七　食料の生産，流通及び消費について，正しい理解に導くこと。

3）学校保健安全法（1958（昭和33）年）

　学校における環境衛生，保健管理，安全管理に関する必要な事項を定め，幼児，児童，生徒，学生，職員の健康の保持・増進を図り，学校教育の円滑な実施とその成果の確保に資することを目的としている。環境衛生基準（第6条），健康相談，健康診断，感染症予防，出席停止（第19条），臨時休業（第20条）などについて規定している。2008（平成20）年，学校保健法が学校保健安全法に名称が変更された。

（学校環境衛生基準）
第6条　文部科学大臣は，学校における換気，採光，照明，保温，清潔保持その他環境衛生に係る事項（中略）について，児童生徒等及び職員の健康を保護する上で維持されることが望ましい基準（以下この条において「学校環境衛生基準」という。）を定めるものとする。
（出席停止）
第19条　校長は，感染症にかかつており，かかつている疑いがあり，又はかかるおそれのある児童生徒等があるときは，政令で定めるところにより，出席を停止させることができる。
（臨時休業）
第20条　学校の設置者は，感染症の予防上必要があるときは，臨時に，学校の全部又は一部

の休業を行うことができる。

（8）労働衛生法規

1）労働安全衛生法（1972（昭和47）年）

　労働災害の防止に関する総合的計画的な対策を推進することにより職場における労働者の安全と健康を確保するとともに，快適な職場環境の形成を促進することを目的としている。安全衛生管理体制（第10条）などについて規定している。

（総括安全衛生管理者）
第10条　事業者は，政令で定める規模の事業場ごとに，厚生労働省令で定めるところにより，総括安全衛生管理者を選任し，その者に安全管理者，衛生管理者（中略）の指揮をさせるとともに，次の業務を統括管理させなければならない。
　一　労働者の危険又は健康障害を防止するための措置に関すること。
　二　労働者の安全又は衛生のための教育の実施に関すること。
　三　健康診断の実施その他健康の保持増進のための措置に関すること。
　四　労働災害の原因の調査及び再発防止対策に関すること。
　五　前各号に掲げるもののほか，労働災害を防止するため必要な業務で，厚生労働省令で定めるもの

演習課題
❶ 法規の種類とその法規がどこで制定されるかについて調べてみよう。
❷ 健康増進法で規定されている項目とその概要について調べてみよう。
❸ 保健衛生法規に含まれる法律と規定されている項目およびその概要について調べてみよう。
❹ 予防衛生法規に含まれる法律と規定されている項目およびその概要について調べてみよう。

資　料

1 生活環境の保全に関する環境基準（公共用水域）

（1）河川（湖沼を除く）

項目／類型	利用目的の適応性	基準値					該当水域
		水素イオン濃度（pH）	生物化学的酸素要求量（BOD）	浮遊物質量（SS）	溶存酸素量（DO）	大腸菌群数	
AA	水道1級，自然環境保全及びA以下の欄に掲げるもの	6.5以上8.5以下	1mg/L以下	25mg/L以下	7.5mg/L以上	50MPN/100mL以下	別に環境大臣または都道府県知事が水域類型ごとに指定する水域
A	水道2級，水産1級，水浴及びB以下の欄に掲げるもの	6.5以上8.5以下	2mg/L以下	25mg/L以下	7.5mg/L以上	1,000MPN/100mL以下	
B	水道3級，水産2級及びC以下の欄に掲げるもの	6.5以上8.5以下	3mg/L以下	25mg/L以下	5mg/L以上	5,000MPN/100mL以下	
C	水産3級，工業用水1級及びD以下の欄に掲げるもの	6.5以上8.5以下	5mg/L以下	50mg/L以下	5mg/L以上	—	
D	工業用水2級，農業用水及びEの欄に掲げるもの	6.0以上8.5以下	8mg/L以下	100mg/L以下	2mg/L以上	—	
E	工業用水3級，環境保全	6.0以上8.5以下	10mg/L以下	ごみ等の浮遊が認められないこと	2mg/L以上	—	

備考　1．基準値は，日間平均値とする。（湖沼，海域もこれに準ずる）
　　　2．農業用利水については，水素イオン濃度6.0以上7.5以下，溶存酸素量5mg/L以上とする。（湖沼もこれに準ずる）

類型／項目	水生生物の生息状況の適応性	基準値			該当水域
		全亜鉛	ノニルフェノール	直鎖アルキルベンゼンスルホン酸及びその塩	
生物A	イワナ・サケマス等比較的低温域を好む水生生物及びこれらの餌生物が生息する水域	0.03mg/L以下	0.001mg/L以下	0.03mg/L以下	別に環境大臣または都道府県知事が水域類型ごとに指定する水域
生物特A	生物Aの水域のうち，生物Aの欄に掲げる水生生物の産卵場（繁殖場）又は幼稚仔の生育場として特に保全が必要な水域	0.03mg/L以下	0.0006mg/L以下	0.02mg/L以下	
生物B	コイ，フナ等比較的高温域を好む水生生物及びこれらの餌生物が生息する地域	0.03mg/L以下	0.002mg/L以下	0.05mg/L以下	
生物特B	生物A又は生物Bの水域のうち，生物Bの欄に掲げる水生生物の産卵場（繁殖場）又は幼稚仔の生育場として特に保全が必要な水域	0.03mg/L以下	0.002mg/L以下	0.04mg/L以下	

備考　1．基準値は，年間平均値とする。（湖沼，海域もこれに準ずる）

（2）湖沼（天然湖沼及び貯水量1,000万立方メートル以上であり，かつ，水の滞留時間が4日間以上である人工湖）

項目／類型	利用目的の適応性	基準値					該当水域
		水素イオン濃度（pH）	化学的酸素要求量（COD）	浮遊物質量（SS）	溶存酸素量（DO）	大腸菌群数	
AA	水道1級，水産1級，自然環境保全及びA以下の欄に掲げるもの	6.5以上8.5以下	1mg/L以下	1mg/L以下	7.5mg/L以上	50MPN/100mL以下	別に環境大臣または都道府県知事が水域類型ごとに指定する水域
A	水道2,3級，水産2級，水浴及びB以下の欄に掲げるもの	6.5以上8.5以下	3mg/L以下	5mg/L以下	7.5mg/L以上	1,000MPN/100mL以下	
B	水産3級，工業用水1級，農業用水及びCの欄に掲げるもの	6.5以上8.5以下	5mg/L以下	15mg/L以下	5mg/L以上	—	
C	工業用水2級，環境保全	6.0以上8.5以下	8mg/L以下	ごみ等の浮遊が認められないこと	2mg/L以上	—	

備考　水産1級，水産2級及び水産3級については，当分の間，浮遊物質量の項目の基準値は適用しない。

項目 類型	利用目的の適応性	基準値		該当水域
		全窒素	全　燐	
I	自然環境保全及びII以下の欄に掲げるもの	0.1mg/L以下	0.005mg/L以下	別に環境大臣または都道府県知事が水域類型ごとに指定する水域
II	水道1,2,3級（特殊なものを除く） 水産1種，水浴及びIII以下の欄に掲げるもの	0.2mg/L以下	0.01mg/L以下	
III	水道3級（特殊なもの）及びIV以下の欄に掲げるもの	0.4mg/L以下	0.03mg/L以下	
IV	水産2種及びVの欄に掲げるもの	0.6mg/L以下	0.05mg/L以下	
V	水産3種，工業用水，農業用水，環境保全	1mg/L以下	0.1mg/L以下	

備考　1．基準値は，年間平均値とする。
　　　2．水域類型の指定は湖沼植物プランクトンの著しい増殖を生ずるおそれがある湖沼について行うものとし，全窒素の項目の基準値は，全窒素が湖沼植物プランクトンの増殖の要因となる湖沼について適用する。
　　　3．農業用水については，全燐の項目の基準値は適用しない。

項目 類型	水生生物の生息状況の適応性	基準値			該当水域
		全亜鉛	ノニルフェノール	直鎖アルキルベンゼンスルホン酸及びその塩	
生物A	イワナ・サケマス等比較的低温域を好む水生生物及びこれらの餌生物が生息する水域	0.03mg/L以下	0.001mg/L以下	0.03mg/L以下	別に環境大臣または都道府県知事が水域類型ごとに指定する水域
生物特A	生物Aの水域のうち，生物Aの欄に掲げる水生生物の産卵場（繁殖場）又は幼稚仔の生育場として特に保全が必要な水域	0.03mg/L以下	0.0006mg/L以下	0.02mg/L以下	
生物B	コイ，フナ等比較的高温域を好む水生生物及びこれらの餌生物が生息する水域	0.03mg/L以下	0.002mg/L以下	0.05mg/L以下	
生物特B	生物A又は生物Bの水域のうち，生物Bの欄に掲げる水生生物の産卵場（繁殖場）又は幼稚仔の生育場として特に保全が必要な水域	0.03mg/L以下	0.002mg/L以下	0.04mg/L以下	

○　「水生生物が生息・再生産する場の適応性」の基準値（底層溶存酸素量）　略

（3）海　　域

項目 類型	利用目的の適応性	基準値					該当水域
		水素イオン濃度（pH）	化学的酸素要求量（COD）	溶存酸素量（DO）	大腸菌群数	n-ヘキサン抽出物質（油分等）	
A	水産1級，水浴，自然環境保全及びB以下の欄に掲げるもの	7.8以上 8.3以下	2mg/L以下	7.5mg/L以上	1,000MPN/100mL以下	検出されないこと	別に環境大臣または都道府県知事が水域類型ごとに指定する水域
B	水産2級，工業用水及びCの欄に掲げるもの	7.8以上 8.3以下	3mg/L以下	5mg/L以上	—	検出されないこと	
C	環境保全	7.0以上 8.3以下	8mg/L以下	2mg/L以上	—	—	

備考　水産1級のうち，生食用原料カキの養殖の利水点については，大腸菌群数70MPN/100mL以下とする。

項目 類型	利用目的の適応性	基準値		該当水域
		全窒素	全　燐	
I	自然環境保全及びII以下の欄に掲げるもの （水産2種及び3種を除く）	0.2mg/L以下	0.02mg/L以下	別に環境大臣または都道府県知事が水域類型ごとに指定する水域
II	水産1種， 水浴及びIII以下の欄に掲げるもの （水産2種及び3種を除く）	0.3mg/L以下	0.03mg/L以下	
III	水産2種及びIV以下の欄に掲げるもの （水産3種を除く）	0.6mg/L以下	0.05mg/L以下	
IV	水産3種，工業用水， 生物生息環境保全	1mg/L以下	0.09mg/L以下	

備考　1．基準値は，年間平均値とする。
　　　2．水域類型の指定は，海洋植物プランクトンの著しい増殖を生ずるおそれがある海域について行うものとする。

項目 類型	水生生物の生息状況の適応性	基準値			該当水域
		全亜鉛	ノニルフェノール	直鎖アルキルベンゼン スルホン酸及びその塩	
生物A	水生生物の生息する水域	0.02mg/L 以下	0.001mg/L以下	0.01mg/L 以下	別に環境大臣また は都道府県知事が 水域類型ごとに指 定する水域
生物特A	生物 A の水域のうち，水生生物の産卵場（繁殖場） 又は幼稚仔の生育場として特に保全が必要な水域	0.01mg/L 以下	0.0007mg/L以下	0.006mg/L 以下	

○　「水生生物が生息・再生産する場の適応性」の基準値（底層溶存酸素量）　略

2 健康指標の解説

$$出生率・死亡率・婚姻率・離婚率 = \frac{年間の件数}{人口} \times 1,000$$

$$死産率・自然死産率・人工死産率 = \frac{死産（総数・自然・人工）数}{出産（出生＋死産）数} \times 1,000$$

　＊死産とは妊娠満12週以後の死児の出産をいう。

$$早期新生児死亡率・新生児死亡率・乳児死亡率 = \frac{早期新生児・新生児・乳児死亡数}{出生数} \times 1,000$$

　＊早期新生児死亡とは生後１週（７日）未満の死亡，新生児死亡とは生後４週（28日）未満の死亡，乳児死
　亡とは生後１年未満の死亡をいう。

$$周産期死亡率 = \frac{妊娠満22週以後の死産数＋早期新生児死亡数}{出産（出生＋妊娠満22週以後の死産）数} \times 1,000$$

$$年少・老年・従属人口指数 = \frac{年少・老年・従属人口}{生産年齢人口} \times 100$$

　＊年少人口は 0 ～14歳，生産年齢人口は15～64歳，老年人口は65歳以上のことをいい，従属人口は年少人口
　と老年人口を合わせたものをいう。

$$老年化指数 = \frac{老年人口}{年少人口} \times 100$$

$$母の年齢（年齢階級）別出生率 = \frac{ある年齢（年齢階級）の母の出生数}{同年齢（年齢階級）の女子人口} \times 1,000$$

$$合計特殊出生率 = \left\{ \frac{母の年齢別出生数}{同年齢の女子人口} \right\} の15～49歳までの合計$$

$$総再生産率 = \left\{ \frac{母の年齢別女児出生数}{同年齢の女子人口} \right\} の15～49歳までの合計$$

　＊合計特殊出生率では，生まれる子は男女両方を含むが，これを女児のみについて求めた指標である。

$$純再生産率 = \left\{ \frac{母の年齢別女児出生数}{同年齢の女子人口} \times \frac{女性の生命表の同年齢の定常人口（Lx）}{100,000人} \right\} の15～49歳までの合計$$

　＊総再生産率にさらに母親の世代の死亡率を考慮したときの平均女児数を表す。

$$死因別死亡率 = \frac{ある死因の死亡数}{人口} \times 100,000$$

$$妊産婦死亡率 = \frac{妊産婦死亡数}{出産（出生＋死産）数} \times 100,000$$

　＊国際比較では，分母を出生数とする場合もある。

基準人口（1985（昭和60）年モデル人口）（単位：人）

年齢階級	基準人口	年齢階級	基準人口
0～4歳	8 180 000	50～54歳	7 616 000
5～9	8 338 000	55～59	6 581 000
10～14	8 497 000	60～64	5 546 000
15～19	8 655 000	65～69	4 511 000
20～24	8 814 000	70～74	3 476 000
25～29	8 972 000	75～79	2 441 000
30～34	9 130 000	80～84	1 406 000
35～39	9 289 000	85歳以上	784 000
40～44	9 400 000		
45～49	8 651 000	総　数	120 287 000

基準人口（2015（平成27）年モデル人口）（単位：人）

年齢階級	基準人口	年齢階級	基準人口
0歳	978 000	50～54歳	8 451 000
1～4	4 048 000	55～59	8 793 000
5～9	5 369 000	60～64	9 135 000
10～14	5 711 000	65～69	9 246 000
15～19	6 053 000	70～74	7 892 000
20～24	6 396 000	75～79	6 306 000
25～29	6 738 000	80～84	4 720 000
30～34	7 081 000	85～89	3 134 000
35～39	7 423 000	90～94	1 548 000
40～44	7 766 000	95歳以上	423 000
45～49	8 108 000	総　数	125 319 000

$$\text{年齢調整死亡率} = \frac{\{（基準集団の年齢階級別人口）×観察集団の対応する年齢階級別死亡率）\}\ の総和}{基準集団人口の総数} \times 1,000（または100,000）$$

＊年齢構成が著しく異なる人口集団の間での死亡率や，特定の年齢層に偏在する死因別死亡率などを，その年齢構成の差を取り除いて比較する場合に用いる。基準集団人口には「2015（平成27）年モデル人口」を用いる。

$$\text{標準化死亡比（SMR）} = \frac{観察集団の総死亡数}{\{（基準集団の年齢階級別死亡率）×（観察集団の対応する年齢階級別人口）\}\ の総和} \times 100$$

$$\text{PMI} = \frac{50歳以上の死亡数}{全死亡数} \times 100$$

＊全死亡のうち，50歳以上の死亡の占める割合で，特に発展途上国間の衛生状態の比較に用いられる。

$$\text{受療率} = \frac{調査日（3日間のうち医療施設ごとに指定した1日間）に医療施設で受療した推計患者数}{10月1日現在総人口} \times 100,000 …（患者調査）$$

総患者数＝推計入院患者数＋推計初診外来患者数＋推計再来外来患者数×平均診療期間
　　　　×調整係数（6/7）…（患者調査）

＊調整係数（6/7）は，1週間（7日）のうち6日間医療施設が外来受診していると仮定して設定されたものである。

$$\text{有訴者率} = \frac{有訴者数}{世帯人員数} \times 1,000 …（国民生活基礎調査）$$

＊有訴者とは，世帯員（入院者を除く）のうち，病気やけがなどで自覚症状のある者をいう。

$$\text{通院者率} = \frac{通院者数}{世帯人員数} \times 1,000 …（国民生活基礎調査）$$

＊通院者とは，世帯員（入院者を除く）のうち，病院，診療所，介護保険施設，歯科診療所，病院の歯科，あんま・はり・きゅう・柔道整復師に通っている（調査日に通院しなくても，ここ1月くらい通院（通所）治療が継続している場合を含む）者をいう。

3 統計資料等（参考資料　厚生労働統計協会：国民衛生の動向2023／2024）

わが国の年齢3区分別人口と諸指標の推移

各年10月1日現在

	年齢3区分別人口（千人）[1]				年齢3区分別人口構成割合(%)[1]				指　数[3]			
	総　数	年少人口 （0〜14歳）	生産年齢人口 （15〜64歳）	老年人口 （65歳以上）	総　数	年少人口 （0〜14歳）	生産年齢人口 （15〜64歳）	老年人口 （65歳以上）	年少人口 指　数	老年人口 指　数	従属人口 指　数	老年化 指　数
昭25年（'50）	83 200	29 428	49 658	4 109	100.0[1]	35.4	59.7	4.9	59.3	8.3	67.5	14.0
35 （'60）	93 419	28 067	60 002	5 350	100.0	30.0	64.2	5.7	46.8	8.9	55.7	19.1
45 （'70）	103 720	24 823	71 566	7 331	100.0	23.9	69.0	7.1	34.7	10.2	44.9	29.5
55 （'80）	117 060	27 507	78 835	10 647	100.0[1]	23.5	67.4	9.1	34.9	13.5	48.4	38.7
平2 （'90）	123 611	22 486	85 904	14 895	100.0[1]	18.2	69.7	12.1	26.2	17.3	43.5	66.2
12 （'00）	126 926	18 472	86 220	22 005	100.0[1]	14.6	68.1	17.4	21.4	25.5	46.9	119.1
17 （'05）	127 768	17 521	84 092	25 672	100.0	13.8	66.1	20.2	20.8	30.5	51.4	146.5
22 （'10）	128 057	16 803	81 032	29 246	100.0	13.2	63.8	23.0	20.7	36.1	56.8	174.0
27 （'15）	127 095	15 887	76 289	33 465	100.0[1]	12.6	60.7	26.6	20.8	43.9	64.7	210.6
令2 （'20）	126 146	15 032	75 088	36 027	100.0	11.9	59.5	28.6	20.0	48.0	68.0	239.7
4 （'22）	124 947	14 503	74 208	36 236	100.0	11.6	59.4	29.0	19.5	48.8	68.4	249.9

注1）平成22年までの国勢調査値には総数に年齢不詳を含む。また，年齢3区分別人口は，年齢不詳を按分した人口は用いていない。その構成割合は，年齢不詳を除いた人口を分母として算出している。2）昭和45年までは沖縄県を含まない。

3）年少人口指数＝$\frac{年少人口}{生産年齢人口}\times100$　　　　老年人口指数＝$\frac{老年人口}{生産年齢人口}\times100$

従属人口指数＝$\frac{年少人口＋老年人口}{生産年齢人口}\times100$　　老年化指数＝$\frac{老年人口}{年少人口}\times100$

資料　総務省統計局：各年国勢調査報告，令和4年は10月1日現在人口推計

人口動態統計の概況

	実　数		率	
	2022年 （令和4）	2021年 （令和3）	2022年 （令和4）	2021年 （令和3）
出　　生	770 747	811 622	6.3	6.6
死　　亡	1 568 961	1 439 856	12.9	11.7
乳児死亡	1 356	1 399	1.8	1.7
自然増減	△798 214	△628 234	△6.5	△5.1
死　　産	15 178	16 277	19.3	19.7
周産期死亡	2 527	2 741	3.3	3.4
婚　　姻	504 878	501 138	4.1	4.1
離　　婚	179 096	184 384	1.47	1.50

資料　厚生労働省：人口動態統計

出生数・出生率・再生産率の推移

	出生数	出生率[1] （人口千対）	合計特殊 出生率[2]	総再生 産　率	純再生 産　率
昭和25年（'50）	2 337 507	28.1	3.65	1.77	1.50
35 （'60）	1 606 041	17.2	2.00	0.97	0.92
45 （'70）	1 934 239	18.8	2.13	1.03	1.00
55 （'80）	1 576 889	13.6	1.75	0.85	0.83
平成2 （'90）	1 221 585	10.0	1.54	0.75	0.74
7 （'95）	1 187 064	9.6	1.42	0.69	0.69
12 （'00）	1 190 547	9.5	1.36	0.66	0.65
17 （'05）	1 062 530	8.4	1.26	0.61	0.61
22 （'10）	1 071 304	8.5	1.39	0.67	0.67
27 （'15）	1 005 677	8.0	1.45	0.71	0.70
令和2 （'20）	840 835	6.8	1.33	0.65	0.64
3 （'21）	811 622	6.6	1.30	0.64	0.63
＊4 （'22）	770 747	6.3	1.26	…	…

注1）昭和25〜41年は総人口を，昭和42年以降は日本人人口を分母に用いている。
2）15〜49歳の各歳別日本人女性人口を分母に用いている。
＊　概数である。
資料　厚生労働省：人口動態統計，国立社会保障・人口問題研究所：人口統計資料集

性別にみた死因順位別死亡数・死亡率（人口10万対）

| | | 2022（令和４）年* | | | | | | 2021（令和３）年 | |
| | | 総　数 | | 男 | | 女 | | 総　数 | |
		死亡数	死亡率	死亡数	死亡率	死亡数	死亡率	死亡数	死亡率
全　死　因		1 568 961	1 285.7	799 333	1 347.6	769 628	1 227.1	1 439 856	1 172.7
悪性新生物〈腫瘍〉	(1)	385 787	316.1	(1) 223 285	376.4	(1) 162 502	259.1	(1) 381 505	310.7
心　疾　患	(2)	232 879	190.8	(2) 112 948	190.4	(3) 119 931	191.2	(2) 214 710	174.9
老　　　衰	(3)	179 524	147.1	(4) 49 963	84.2	(2) 129 561	206.6	(3) 152 027	123.8
脳 血 管 疾 患	(4)	107 473	88.1	(3) 53 181	89.7	(4) 54 292	86.6	(4) 104 595	85.2
肺　　　炎	(5)	74 002	60.6	(5) 42 847	72.2	(5) 31 155	49.7	(5) 73 194	59.6
誤 嚥 性 肺 炎	(6)	56 068	45.9	(6) 33 459	56.4	(6) 22 609	36.0	(6) 49 488	40.3
不 慮 の 事 故	(7)	43 357	35.5	(7) 24 615	41.5	(7) 18 742	29.9	(7) 38 355	31.2
腎　不　全	(8)	30 740	25.2	(8) 16 187	27.3	(10) 14 553	23.2	(8) 28 688	23.4
アルツハイマー病	(9)	24 860	20.4	(16) 8 692	14.7	(8) 16 168	25.8	(9) 22 960	18.7
血管性及び詳細不明の認知症	(10)	24 360	20.0	(14) 9 089	15.3	(9) 15 271	24.3	(10) 22 343	18.2

注１)（　）内の数字は死因順位を示す。
　２)男の９位は「脂質性肺疾患」で死亡数は14 815, 死亡率は25.0。10位は「自殺」で死亡数は14 352, 死亡率は24.2である。
　３)「結核」は死亡数が1 664, 死亡率は1.4である。
　４)「熱中症」は死亡数が1 471, 死亡率は1.2である。
　５)「新型コロナウイルス感染症」は死亡数が47 635, 死亡率は39.0である。

資料　厚生労働省：人口動態統計（＊　概数である。）

乳児死亡率・新生児死亡率（出生千対）の国際比較

| | 乳児死亡率 | | | | | 新生児死亡率 | | | | |
	'80年	'90	2000	'10	'21	'80年	'90	2000	'10	'21
日　　　本	7.5	4.6	3.2	2.3	1.7	4.9	2.6	1.8	1.1	0.8
カ ナ ダ	10.4	6.8	5.3	'06) 5.0	'20) 4.5	6.7	4.6	3.6	'06) 3.7	'20) 3.5
アメリカ合衆国	12.6	9.2	6.9	'08) 6.6	'19) 5.6	8.4	5.8	4.6	'08) 4.3	'18) 3.8
オーストリア	14.3	'91) 7.5	4.8	'09) 3.8	2.7	9.3	'91) 4.4	3.2	'09) 2.5	'19) 2.3
デンマーク	8.4	'91) 7.2	'01) 4.9	'09) 3.1	3.1	5.6	'91) 4.2	'01) 3.5	'09) 2.3	'20) 2.7
フ ラ ン ス	10.0	7.3	'03) 4.0	'09) 3.7	'20) 3.4	5.6	3.6	'03) 2.7	'09) 2.4	'20) 2.5
ド イ ツ	12.6	7.0	4.4	'07) 3.9	3.0	7.8	3.5	2.7	'07) 2.7	'20) 2.2
ハンガリー	23.2	'91) 15.6	9.2	'09) 5.1	3.3	17.8	'91) 11.4	6.2	'09) 3.4	'20) 2.1
イ タ リ ア	24.5	8.0	'03) 4.7	'07) 3.5	'20) 2.4	11.2	6.2	'03) 3.4	'07) 2.4	'18) 2.0
オ ラ ン ダ	8.6	7.1	5.1	'08) 3.8	3.3	5.7	5.7	3.9	'08) 2.8	'20) 2.9
ポーランド	21.3	'91) 15.0	8.1	'09) 5.6	'19) 3.8	13.3	'91) 10.8	5.6	'09) 4.0	'19) 2.7
スウェーデン	6.9	6.0	'01) 3.7	'09) 2.5	1.8	4.9	4.9	'01) 2.5	'09) 1.6	'20) 1.7
ス イ ス	9.1	'91) 6.2	4.9	'09) 4.3	'20) 3.6	5.9	'91) 3.6	3.6	'09) 3.5	'20) 3.0
イ ギ リ ス	12.1	'92) 6.6	5.6	'09) 4.8	'20) 3.6	7.7	'92) 4.3	3.9	'07) 3.3	'20) 2.8
オーストラリア	10.7	'92) 6.9	5.2	'09) 4.3	'20) 3.2	7.1	'92) 4.3	3.5	'09) 3.0	'20) 2.4
ニュージーランド	13.0	'91) 8.4	6.1	'09) 4.9	4.7	5.8	'91) 4.4	3.6	'09) 2.8	'20) 2.7

注　ドイツの1990年までは旧西ドイツの数値である。
資料　厚生労働省：人口動態統計　UN「Demographic Yearbook」

人口ピラミッドの典型

富士山型（ピラミッド型）　釣り鐘型（ベル型）　つぼ型（紡錘型）　星型（都市型）　ひょうたん型（農村型）
■ 生産年齢人口

傷病分類別にみた受療率（人口10万対）　　2020（令和２）年

	入院 総数	入院 男	入院 女	外来 総数	外来 男	外来 女
総数	960	910	1 007	5 658	4 971	6 308
Ⅰ　感染症及び寄生虫症	13	13	13	103	96	110
結核（再掲）	2	2	1	1	1	1
ウイルス肝炎（再掲）	0	0	0	7	7	8
Ⅱ　新生物〈腫瘍〉	100	115	87	196	178	212
胃の悪性新生物〈腫瘍〉（再掲）	8	11	5	13	17	9
結腸及び直腸の悪性新生物〈腫瘍〉（再掲）	14	16	12	21	24	19
肝及び肝内胆管の悪性新生物〈腫瘍〉（再掲）	4	5	2	3	5	2
気管，気管支及び肺の悪性新生物〈腫瘍〉（再掲）	13	17	8	15	19	11
乳房の悪性新生物〈腫瘍〉（再掲）	4	0	8	28	1	53
Ⅲ　血液及び造血器の疾患並びに免疫機構の障害	4	4	5	14	8	20
Ⅳ　内分泌，栄養及び代謝疾患	24	21	26	343	312	373
糖尿病（再掲）	12	12	12	170	199	143
脂質異常症（再掲）	0	0	0	122	76	165
Ⅴ　精神及び行動の障害	188	185	190	211	198	224
血管性及び詳細不明の認知症（再掲）	20	17	23	11	6	15
統合失調症，統合失調症型障害及び妄想性障害（再掲）	113	112	114	40	42	38
気分［感情］障害（躁うつ病を含む）（再掲）	22	16	28	72	61	83
Ⅵ　神経系の疾患	100	88	111	131	115	147
アルツハイマー病（再掲）	40	28	51	36	18	53
Ⅶ　眼及び付属器の疾患	8	7	9	237	192	279
Ⅷ　耳及び乳様突起の疾患	2	1	2	76	68	83
Ⅸ　循環器系の疾患	157	151	163	652	609	693
高血圧性疾患（再掲）	4	2	5	471	418	522
心疾患（高血圧性のものを除く）（再掲）	46	44	48	103	112	94
脳血管疾患（再掲）	98	94	101	59	61	57
Ⅹ　呼吸器系の疾患	59	69	50	371	363	379
肺炎（再掲）	19	21	17	3	4	3
喘息（再掲）	1	1	2	71	67	75
Ⅺ　消化器系の疾患	48	53	43	1 007	870	1 137
う蝕（再掲）	0	0	0	231	208	252
歯肉炎及び歯周疾患（再掲）	0	0	0	401	319	478
肝疾患（再掲）	5	6	4	20	22	18
Ⅻ　皮膚及び皮下組織の疾患	9	9	10	247	225	268
ⅩⅢ　筋骨格系及び結合組織の疾患	59	46	71	718	556	872
ⅩⅣ　腎尿路生殖器系の疾患	41	40	41	241	232	250
ⅩⅤ　妊娠，分娩及び産じょく	11	・	22	10	・	20
ⅩⅥ　周産期に発生した病態	5	6	4	3	3	2
ⅩⅦ　先天奇形，変形及び染色体異常	4	5	4	11	10	11
ⅩⅧ　症状，徴候及び異常臨床所見・異常検査所見で他に分類されないもの	10	8	12	59	48	69
ⅩⅨ　損傷，中毒及びその他の外因の影響	107	80	132	229	233	225
骨折（再掲）	77	45	108	77	62	91
ⅩⅪ　健康状態に影響を及ぼす要因及び保健サービスの利用	8	6	10	794	650	930

資料　厚生労働省：患者調査

周産期死亡率（変更前の定義：出生千対）の国際比較

	1970	'80	'90	2000	'10	'20 周産期死亡率	'20 妊娠満28週以後死産比	'20 早期新生児死亡率
日　　本1)	21.7	11.7	5.7	3.8	2.9	2.1	1.5	0.7
カ　ナ　ダ	22.0	10.9	7.7	6.2	'06) 6.1	'18) 5.8	2.8	3.0
アメリカ合衆国	27.8	14.2	9.3	7.1	'09) 6.3	'15) 6.0	2.9	3.2
デンマーク	18.0	9.0	8.3	'01) 6.8	6.4	'18) 5.8	3.3	2.5
フランス2)	20.7	13.0	8.3	'99) 6.6	11.8	'10)11.8	10.2	1.6
ド　イ　ツ2)	26.7	11.6	6.0	'99) 6.2	'07) 5.5	'18) 5.6	3.8	1.8
ハンガリー	34.5	23.1	14.3	10.1	6.9	'18) 5.7	4.1	1.6
イ　タ　リ　ア	31.7	17.4	10.4	'97) 6.8	4.3	'18) 3.8	2.5	1.4
オ　ラ　ン　ダ	18.8	11.1	9.7	'98) 7.9	'09) 5.7	'18) 4.9	3.0	1.9
ス　ペ　イ　ン	'75) 21.1	14.6	7.6	'99) 5.2	3.5	'15) 4.3	3.1	1.2
スウェーデン	16.5	8.7	6.5	'02) 5.3	4.8	'18) 4.7	3.8	0.9
イ　ギ　リ　ス3)	23.8	13.4	8.2	8.2	'09) 7.6	'18) 6.2	4.0	2.2
オーストラリア	21.5	13.5	8.5	6.0		'18) 3.0	1.1	1.8
ニュージーランド	19.8	11.8	7.2	5.8	'09) 4.9	4.5	2.2	2.4

注　1）　国際比較のため周産期死亡は変更前の定義（妊娠満28週以後の死産数に早期新生児死亡数を加えたもの
　　　　の出生千対）を用いている。
　　2）　1990年までは，旧西ドイツの数値。　3）　1980年までは，イングランド・ウェールズの数値。
　　4）　妊娠満28週以後の死産比＝年間妊娠満28週以後の死産数÷年間出生数×1,000
資料　厚生労働省：人口動態統計　WHO「World Health Statistics Annual」　UN「Demographic Yearbook」

4 国の指標・指針（健康日本21（第3次），健康づくりのための身体活動・運動ガイド2023（概要），休養指針，睡眠ガイド2023）

健康日本21（第3次）の目標

健康寿命の延伸と健康格差の縮小に関する目標

目　標	指　標	目標値
① 健康寿命の延伸	日常生活に制限のない期間の平均	平均寿命の増加分を上回る健康寿命の増加（令和14年度）
② 健康格差の縮小	日常生活に制限のない期間の平均の下位4分の1の都道府県の平均	日常生活に制限のない期間の平均の上位4分の1の都道府県の平均の増加分を上回る下位4分の1の都道府県の平均の増加（令和14年度）

個人の行動と健康状態の改善に関する目標

1　生活習慣の改善

（1）栄養・食生活

目　標	指　標	目標値
① 適正体重を維持している者の増加（肥満，若年女性のやせ，低栄養傾向の高齢者の減少）	BMI18.5以上25未満（65歳以上はBMI20を超え25未満）の者の割合（年齢調整値）	66%（令和14年度）
② 児童・生徒における肥満傾向児の減少	児童・生徒における肥満傾向児の割合	令和5年度から開始する第2次成育医療等の提供に関する施策の総合的な推進に関する基本的な方針（以下「第2次成育医療等基本方針」という）に合わせて設定
③ バランスの良い食事を摂っている者の増加	主食・主菜・副菜を組み合わせた食事が1日2回以上の日がほぼ毎日の者の割合	50%（令和14年度）
④ 野菜摂取量の増加	野菜摂取量の平均値	350g（令和14年度）
⑤ 果物摂取量の改善	果物摂取量の平均値	200g（令和14年度）
⑥ 食塩摂取量の減少	食塩摂取量の平均値	7g（令和14年度）

（2）身体活動・運動

目　標	指　標	目標値
① 日常生活における歩数の増加	1日の歩数の平均値（年齢調整値）	7,100歩（令和14年度）
② 運動習慣者の増加	運動習慣者の割合（年齢調整値）	40%（令和14年度）
③ 運動やスポーツを習慣的に行っていないこどもの減少	1週間の総運動時間（体育授業を除く）が60分未満の児童の割合	第2次成育医療等基本方針に合わせて設定

（3）休養・睡眠

目　標	指　標	目標値
① 睡眠で休養がとれている者の増加	睡眠で休養がとれている者の割合（年齢調整値）	80%（令和14年度）
② 睡眠時間が十分に確保できている者の増加	睡眠時間が6〜9時間（60歳以上については，6〜8時間）の者の割合（年齢調整値）	60%（令和14年度）
③ 週労働時間60時間以上の雇用者の減少	週労働時間40時間以上の雇用者のうち，週労働時間60時間以上の雇用者の割合	5%（令和7年度）

（4）飲酒

目　標	指　標	目標値
① 生活習慣病（NCDs）のリスクを高める量を飲酒している者の減少	1日当たりの純アルコール摂取量が男性40g以上，女性20g以上の者の割合	10%（令和14年度）
② 20歳未満の者の飲酒をなくす	中学生・高校生の飲酒者の割合	0%（令和14年度）

（5）喫煙

目　標	指　標	目標値
① 喫煙率の減少（喫煙をやめたい者がやめる）	20歳以上の者の喫煙率	12%（令和14年度）
② 20歳未満の者の喫煙をなくす	中学生・高校生の喫煙者の割合	0%（令和14年度）
③ 妊娠中の喫煙をなくす	妊婦の喫煙率	第2次成育医療等基本方針に合わせて設定

（6）歯・口腔の健康

目　標	指　標	目標値
① 歯周病を有する者の減少	40歳以上における歯周炎を有する者の割合（年齢調整値）	40%（令和14年度）
② よく噛んで食べることができる者の増加	50歳以上における咀嚼良好者の割合（年齢調整値）	80%（令和14年度）
③ 歯科検診の受診者の増加	過去1年間に歯科検診を受診した者の割合	95%（令和14年度）

2　生活習慣病（NCDs）の発症予防・重症化予防

（1）がん

目　標	指　標	目標値
① がんの年齢調整罹患率の減少	がんの年齢調整罹患率（人口10万人当たり）	減少（令和10年度）
② がんの年齢調整死亡率の減少	がんの年齢調整死亡率（人口10万人当たり）	減少（令和10年度）
③ がん検診の受診率の向上	がん検診の受診率	60%（令和10年度）

（2）循環器病

目　標	指　標	目標値
① 脳血管疾患・心疾患の年齢調整死亡率の減少	脳血管疾患・心疾患の年齢調整死亡率（人口10万人当たり）	減少（令和10年度）
② 高血圧の改善	収縮期血圧の平均値（40歳以上，内服加療中の者を含む）（年齢調整値）	ベースライン値から5 mmHgの低下（令和14年度）
③ 脂質（LDLコレステロール）高値の者の減少	LDLコレステロール160mg/dL以上の者の割合（40歳以上，内服加療中の者を含む）（年齢調整値）	ベースライン値から25%の減少（令和14年度）
④ メタボリックシンドロームの該当者及び予備群の減少	メタボリックシンドロームの該当者及び予備群の人数（年齢調整値）	令和6年度から開始する第4期医療費適正化計画（以下「第4期医療費適正化計画」という）に合わせて設定
⑤ 特定健康診査の実施率の向上	特定健康診査の実施率	第4期医療費適正化計画に合わせて設定
⑥ 特定保健指導の実施率の向上	特定保健指導の実施率	第4期医療費適正化計画に合わせて設定

（3）糖尿病

目　標	指　標	目標値
① 糖尿病の合併症（糖尿病腎症）の減少	糖尿病腎症の年間新規透析導入患者数	12,000人（令和14年度）
② 治療継続者の増加	治療継続者の割合	75%（令和14年度）
③ 血糖コントロール不良者の減少	HbA1c 8.0%以上の者の割合	1.0%（令和14年度）
④ 糖尿病有病者の増加の抑制	糖尿病有病者数（糖尿病が強く疑われる者）の推計値	1,350万人（令和14年度）
⑤ メタボリックシンドロームの該当者及び予備群の減少（再掲）	メタボリックシンドロームの該当者及び予備群の人数（年齢調整値）	第4期医療費適正化計画に合わせて設定
⑥ 特定健康診査の実施率の向上（再掲）	特定健康診査の実施率	第4期医療費適正化計画に合わせて設定
⑦ 特定保健指導の実施率の向上（再掲）	特定保健指導の実施率	第4期医療費適正化計画に合わせて設定

（4）COPD

目　標	指　標	目標値
① COPD の死亡率の減少	COPD の死亡率（人口10万人当たり）	10.0（令和14年度）

3　生活機能の維持・向上

目　標	指　標	目標値
① ロコモティブシンドロームの減少	足腰に痛みのある高齢者の人数（人口千人当たり）（65歳以上）	210人（令和14年度）
② 骨粗鬆症検診受診率の向上	骨粗鬆症検診受診率	15%（令和14年度）
③ 心理的苦痛を感じている者の減少	K6（こころの状態を評価する指標）の合計得点が10点以上の者の割合	9.4%（令和14年度）

社会環境の質の向上に関する目標

1　社会とのつながり・こころの健康の維持及び向上

目　標	指　標	目標値
① 地域の人々とのつながりが強いと思う者の増加	地域の人々とのつながりが強いと思う者の割合	45%（令和14年度）
② 社会活動を行っている者の増加	いずれかの社会活動（就労・就学を含む）を行っている者の割合	ベースライン値から5%の増加（令和14年度）
③ 地域等で共食している者の増加	地域等で共食している者の割合	30%（令和14年度）
④ メンタルヘルス対策に取り組む事業場の増加	メンタルヘルス対策に取り組む事業場の割合	80%（令和9年度）
⑤ 心のサポーター数の増加	心のサポーター数	100万人（令和15年度）

2　自然に健康になれる環境づくり

目　標	指　標	目標値
①「健康的で持続可能な食環境づくりのための戦略的イニシアチブ」の推進	「健康的で持続可能な食環境づくりのための戦略的イニシアチブ」に登録されている都道府県数	47都道府県（令和14年度）
②「居心地が良く歩きたくなる」まちなかづくりに取り組む市町村数の増加	滞在快適性等向上区域（まちなかウォーカブル区域）を設定している市町村数	100市町村（令和7年度）
③ 望まない受動喫煙の機会を有する者の減少	望まない受動喫煙（家庭・職場・飲食店）の機会を有する者の割合	望まない受動喫煙のない社会の実現（令和14年度）

3　誰もがアクセスできる健康増進のための基盤の整備

目　標	指　標	目標値
① スマート・ライフ・プロジェクト活動企業・団体の増加	スマート・ライフ・プロジェクトへ参画し活動している企業・団体数	1,500団体（令和14年度）
② 健康経営の推進	保険者とともに健康経営に取り組む企業数	10万社（令和7年度）
③ 利用者に応じた食事提供をしている特定給食施設の増加	管理栄養士・栄養士を配置している施設（病院，介護老人保健施設，介護医療院を除く）の割合	75%（令和14年度）
④ 必要な産業保健サービスを提供している事業場の増加	各事業場において必要な産業保健サービスを提供している事業場の割合	80%（令和9年度）

ライフコースアプローチを踏まえた健康づくりに関する目標

（1）こども

目　標	指　標	目標値
① 運動やスポーツを習慣的に行っていないこどもの減少（再掲）	1週間の総運動時間（体育授業を除く）が60分未満の児童の割合	第2次成育医療等基本方針に合わせて設定
② 児童・生徒における肥満傾向児の減少（再掲）	児童・生徒における肥満傾向児の割合	第2次成育医療等基本方針に合わせて設定
③ 20歳未満の者の飲酒をなくす（再掲）	中学生・高校生の飲酒者の割合	0%（令和14年度）
④ 20歳未満の者の喫煙をなくす（再掲）	中学生・高校生の喫煙者の割合	0%（令和14年度）

（2）高齢者

目　標	指　標	目標値
① 低栄養傾向の高齢者の減少（適正体重を維持している者の増加の一部を再掲）	BMI20以下の高齢者（65歳以上）の割合	13%（令和14年度）
② ロコモティブシンドロームの減少（再掲）	足腰に痛みのある高齢者の人数（人口千人当たり）（65歳以上）	210人（令和14年度）
③ 社会活動を行っている高齢者の増加（社会活動を行っている者の増加の一部を再掲）	いずれかの社会活動（就労・就学を含む）を行っている高齢者（65歳以上）の割合	ベースライン値から10%の増加（令和14年度）

（3）女性

目　標	指　標	目標値
① 若年女性のやせの減少（適正体重を維持している者の増加の一部を再掲）	BMI18.5未満の20歳〜30歳代女性の割合	15%（令和14年度）
② 骨粗鬆症検診受診率の向上（再掲）	骨粗鬆症検診受診率	15%（令和14年度）
③ 生活習慣病（NCDs）のリスクを高める量を飲酒している女性の減少（生活習慣病（NCDs）のリスクを高める量を飲酒している者の減少の一部を再掲）	1日当たりの純アルコール摂取量が20g以上の女性の割合	6.4%（令和14年度）
④ 妊娠中の喫煙をなくす（再掲）	妊婦の喫煙率	第2次成育医療等基本方針に合わせて設定

健康づくりのための身体活動・運動ガイド2023（概要）（厚生労働省，2024年）

　健康日本21（第三次）における身体活動・運動分野の取組の推進に資するよう，「健康づくりのための身体活動基準2013」（以下，「身体活動基準2013」という。）を改訂し，「健康づくりのための身体活動・運動ガイド2023」を策定した。

○　今回の推奨事項には，「歩行またはそれと同等以上の強度の身体活動を１日60分以上行うことを推奨する」などの定量的な推奨事項だけでなく，「個人差等を踏まえ，強度や量を調整し，可能なものから取り組む」といった定性的な推奨事項を含むものであるとともに，「基準」という表現が全ての国民が等しく取り組むべき事項であるという誤解を与える可能性等を考慮し，「身体活動基準」から「身体活動・運動ガイド」に名称を変更した。

○　身体活動・運動に取り組むに当たっての全体の方向性として，「個人差を踏まえ，強度や量を調整し，可能なものから取り組む」こととしている。

○　推奨事項としては，運動の一部において筋力トレーニングを週２〜３日取り入れることや，座位行動（座りっぱなし）の時間が長くなりすぎないように注意すること等を示した。

○　高齢者について，身体活動基準2013では，強度を問わず10メッツ・時/週以上の身体活動を推奨していたが，本ガイドでは，３メッツ以上の身体活動を15メッツ・時/週以上（歩行またはそれと同等以上の強度の身体活動を１日40分以上）行うことに加え，多要素な運動を週３日以上取り入れることを推奨事項とした。

《健康づくりのため身体活動・運動ガイド2023　推奨事項一覧》

全体の方向性	個人差を踏まえ，強度や量を調整し，可能なものから取り組む　今よりも少しでも多く身体を動かす		
対象者※1	身体活動※2（＝生活活動※3＋運動※4）		座位行動※6
高齢者	<u>歩行又はそれと同等以上の</u>（３メッツ以上の強度の）<u>身体活動を１日40分以上</u>（１日約6,000歩以上）（＝週15メッツ・時以上）	**運動**　有酸素運動・筋力トレーニング・バランス運動・柔軟運動など多要素な運動を週３日以上【筋力トレーニング※5を週２〜３日】	**座りっぱなしの時間が<u>長くなりすぎないように注意する</u>**（立位困難な人も，じっとしている時間が長くなりすぎないように少しでも身体を動かす）
成人	<u>歩行又はそれと同等以上の</u>（３メッツ以上の強度の）<u>身体活動を１日60分以上</u>（１日約8,000歩以上）（＝週23メッツ・時以上）	**運動**　息が弾み汗をかく程度以上の（３メッツ以上の強度の）運動を週60分以上（＝週４メッツ・時以上）【筋力トレーニングを週２〜３日】	
こども（※身体を動かす時間が少ないこどもが対象）	（参考）・中強度以上（３メッツ以上）の身体活動（主に<u>有酸素性身体活動</u>）を<u>１日60分以上行う</u>・高強度の有酸素性身体活動や筋肉・骨を強化する身体活動を週３日以上行う・身体を動かす時間の長短にかかわらず，座りっぱなしの時間を減らす。特に<u>余暇のスクリーンタイム※7</u>を減らす。		

※１　生活習慣，生活様式，環境要因等の影響により，身体の状況等の個人差が大きいことから，「高齢者」「成人」「こども」について特定の年齢で区切ることは適当でなく，個人の状況に応じて取組を行うことが重要であると考えられる。
※２　安静にしている状態よりも多くのエネルギーを消費する骨格筋の収縮を伴う全ての活動。
※３　身体活動の一部で，日常生活における家事・労働・通勤・通学などに伴う活動。
※４　身体活動の一部で，スポーツやフィットネスなどの健康・体力の維持・増進を目的として，計画的・定期的に実施する活動。
※５　負荷をかけて筋力を向上させるための運動。筋トレマシンやダンベルなどを使用するウエイトトレーニングだけでなく，自重で行う腕立て伏せやスクワットなどの運動も含まれる。
※６　座位や臥位の状態で行われる，エネルギー消費が1.5メッツ以下の全ての覚醒中の行動で，例えば，デスクワークをすることや，座ったり寝ころんだ状態でテレビやスマートフォンを見ること。
※７　テレビやDVDを観ることや，テレビゲーム，スマートフォンの利用など，スクリーンの前で過ごす時間のこと。

生活活動のメッツ表

メッツ	3メッツ以上の生活活動の例		
3.0	普通歩行（平地，67m/分，犬を連れて），電動アシスト付き自転車に乗る，家財道具の片付け，台所の手伝い，梱包，ギター演奏（立位）		
3.3	カーペット掃き，フロア掃き，掃除機，身体の動きを伴うスポーツ観戦		
3.5	歩行（平地，75～85m/分，ほどほどの速さ，散歩など），楽に自転車に乗る（8.9km/時），階段を下りる，軽い荷物運び，車の荷物の積み下ろし，荷づくり，モップがけ，床磨き，風呂掃除，庭の草むしり，車椅子を押す，スクーター（原付）・オートバイの運転		
4.0	自転車に乗る（≒16km/時未満，通勤），階段を上る（ゆっくり），動物と遊ぶ（歩く/走る，中強度），高齢者や障がい者の介護（身支度，風呂，ベッドの乗り降り），屋根の雪下ろし		
4.3	やや速歩（平地，やや速めに＝93m/分），苗木の植栽，農作業（家畜に餌を与える）		
4.5	耕作，家の修繕		
5.0	かなり速歩（平地，速く＝107m/分），動物と遊ぶ（歩く/走る，活発に）		
5.5	シャベルで土や泥をすくう		
5.8	こどもと遊ぶ（歩く/走る，活発に），家具・家財道具の移動・運搬		
6.0	スコップで雪かきをする	7.8	農作業（干し草をまとめる，納屋の掃除）
8.0	運搬（重い荷物）	8.3	荷物を上の階へ運ぶ
8.8	階段を上る（速く）		
メッツ	3メッツ未満の生活活動の例		
1.8	立位（会話，電話，読書），皿洗い		
2.0	ゆっくりした歩行（平地，非常に遅い＝53m/分未満，散歩または家の中），料理や食材の準備（立位，座位），洗濯，こどもを抱えながら立つ，洗車・ワックスがけ		
2.2	こどもと遊ぶ（座位，軽度）		
2.3	ガーデニング（コンテナを使用する），動物の世話，ピアノの演奏		
2.5	植物への水やり，こどもの世話，仕立て作業		
2.8	ゆっくりした歩行（平地，遅い＝53m/分）こども・動物と遊ぶ（立位，軽度）		

運動のメッツ表

メッツ	3メッツ以上の運動の例
3.0	ボウリング，バレーボール，社交ダンス（ワルツ，サンバ，タンゴ），ピラティス，太極拳
3.5	自転車エルゴメーター（30～50ワット），体操（家で，軽・中等度），ゴルフ（手引きカートを使って）
3.8	ほどほどの強度で行う筋トレ（腕立て伏せ・腹筋運動）
4.0	卓球，パワーヨガ，ラジオ体操第1
4.3	やや速歩（平地，やや速めに＝93m/分），ゴルフ（クラブを担いで運ぶ）
4.5	テニス（ダブルス），水中歩行（中等度），ラジオ体操第2
4.8	水泳（ゆっくりとした背泳）
5.0	かなり速歩（平地，速く＝107m/分），野球，ソフトボール，サーフィン，バレエ（モダン，ジャズ），筋トレ（スクワット）
5.3	水泳（ゆっくりとした平泳ぎ），スキー，アクアビクス
5.5	バドミントン
6.0	ゆっくりとしたジョギング，ウエイトトレーニング（高強度，パワーリフティング，ボディビル），バスケットボール，水泳（のんびり泳ぐ）
6.5	山を登る（0～4.1kgの荷物を持って）
6.8	自転車エルゴメーター（90～100ワット）
7.0	ジョギング，サッカー，スキー，スケート，ハンドボール
7.3	エアロビクス，テニス（シングルス），山を登る（約4.5～9.0kgの荷物を持って）
8.0	サイクリング（約20km/時），激しい強度で行う筋トレ（腕立て伏せ・腹筋運動）
8.3	ランニング（134m/分），水泳（クロール，ふつうの速さ，46m/分未満），ラグビー
9.0	ランニング（139m/分）
9.8	ランニング（161m/分）
10.0	水泳（クロール，速い，69m/分）
10.3	武道・武術（柔道，柔術，空手，キックボクシング，テコンドー）
11.0	ランニング（188m/分），自転車エルゴメーター（161～200ワット）
メッツ	3メッツ未満の運動の例
2.3	ストレッチング
2.5	ヨガ，ビリヤード
2.8	座って行うラジオ体操，楽な強度で行う筋トレ（腹筋運動）

健康づくりのための休養指針（1994年，厚生省）

1. **生活にリズムを**
   ・早目に気付こう，自分のストレスに　　　・睡眠は気持ちよい目覚めがバロメーター
   ・入浴で，からだもこころもリフレッシュ　　・旅に出掛けて，こころの切り換えを
   ・休養と仕事のバランスで能率アップと過労防止
2. **ゆとりの時間でみのりある休養を**
   ・1日30分，自分の時間をみつけよう　　　・活かそう休暇を，真の休養に
   ・ゆとりの中に，楽しみや生きがいを
3. **生活の中にオアシスを**
   ・身近な中にもいこいの大切さ　　　・食事空間にもバラエティを
   ・自然とのふれあいで感じよう，健康の息吹きを
4. **出会いときずなで豊かな人生を**
   ・見出そう，楽しく無理のない社会参加　　・きずなの中ではぐくむ，クリエイティブ・ライフ

健康づくりのための睡眠ガイド2023（2024年，厚生労働省）

　本ガイドでは，ライフステージごとに（成人，こども，高齢者）に睡眠に関する推奨事項をまとめるとともに，質・量ともに十分な睡眠を確保するに当たっての参考情報をテーマごとにまとめている。
　また，生活習慣や睡眠環境等を見直し，「適正な睡眠時間を確保」するとともに，「睡眠休養感を高める」ための方策について取り組むことを推奨している。

全体の方向性：個人差を踏まえつつ，日常的に質・量ともに十分な睡眠を確保し，心身の健康を保持する。
対象者*別の推奨事項

高齢者	● 長い床上時間が健康リスクとなるため，床上時間が8時間以上にならないことを目安に，必要な睡眠時間を確保する。
	● 食生活や運動等の生活習慣や寝室の睡眠環境等を見直して，睡眠休養感を高める。
	● 長い昼寝は夜間の良眠を妨げるため，日中は長時間の昼寝は避け，活動的に過ごす。
成　人	● 適正な睡眠時間には個人差があるが，6時間以上を目安として必要な睡眠時間を確保する。
	● 食生活や運動等の生活習慣，寝室の睡眠環境等を見直して，睡眠休養感を高める。
	● 睡眠の不調・睡眠休養感の低下がある場合は，生活習慣等の改善を図ることが重要であるが，病気が潜んでいる可能性にも留意する。
こども	● 小学生は9〜12時間，中学・高校生は8〜10時間を参考に睡眠時間を確保する。
	● 朝は太陽の光を浴びて，朝食をしっかり摂り，日中は運動をして，夜ふかしの習慣化を避ける。

＊生活習慣や環境要因等の影響により，身体の状況等の個人差が大きいことから，「高齢者」「成人」「こども」について特定の年齢で区切ることは適当でなく，個人の状況に応じて取組を行うことが重要であると考えられる。

索　引

欧　文

absolution risk（AR）	47
ADH	71
ALDH2	71
B 型肝炎母子感染防止事業	137
BMI	92
BOD	17
boipsychosocial model	59
CAC	170
case-control study	49
case fatality rate	45
CKD	108
COD	17
cohort study	48
COI	57
COPD	69,109
COVID-19	104
cross-sectional study	48
cumulative incidence	45
descriptive epidemiology	47
DO	17
DOTS	103
DXA 法	97
EBM	54
EBPH	54
ecological study	48
FAO	169
GHQ	114,125
GT	22
H1N1	103
H5N1	103
H7N9	104
hazard ratio（HR）	46
Hill の基準	51
HIV	103
hygiene	5

ICD	33
ICF	127
incidence	45
intervention study	49
JICA	167
KDB	41
MDGs	167
LDL コレステロール	96
MD 法	97
MET	61
mortality rate	45
NAFLD	110
NASH	110
NCDs	60
NDB（乾球温度）	20
negative predictive value（NPV）	52
NWB	20
ODA	167
odds ratio（OR）	46
PM$_{2.5}$	15
PMI	36
positive predictive value（PPV）	52
prevalence	45
PTSD	107
QCT 法	97
QOL	2
QUS 法	97
randomized control trial（RCT）	50
relative risk（RR）	46
ROC 曲線	53
SAS	78
SCAPIN775	125
SDGs	14,167
sensitivity	52

SMR	36
specificity	52
SPM	15
SS	17
survival rate	46
SXA 法	97
UHC	168
UNICEF	7,170
United Nations	161
VOC	26
WBGT	20
well-being	2
WHO	1,168

あ

アウトカム	44
悪性新生物	86
アジェンダ21	14
アルコール依存症	73
アルコール健康障害対策基本法	75
アルコールの有害な使用を低減するための世界戦略	75
アルツハイマー病	108
アルマ・アタ宣言	7
アレルギー疾患	110

い

1 型糖尿病	94
1 次予防	7,60
1 歳 6 か月児健康診査	138
一般衛生行政	116,130
一般廃棄物	25
一般病床	123
医薬品，医療機器等の品質，有効性及び安全性の確保等に関する法律	180

医療計画　124
医療圏　124
医療法　180
医療保険　120
医療保障制度　120
飲酒　71
インスリン抵抗性　92,94
陰性反応の中度　52
インフォームド・アセント　56
インフォームド・コンセント　56
インフルエンザ　103

う・え・お

ウイルス性肝炎　109
ウィンスロー　5
うつ病　107
運動型健康増進施設　133
エイズ　103
衛生委員会　154
衛生管理者　154
衛生法規　172
栄養教諭　163
栄養士法　174
疫学　44
エビデンス　54,55
エンゲル　59
エンゼルプラン　140
横断研究　49
オタワ会議　1
オッズ比　46
温泉利用型健康増進施設　133
温泉利用プログラム型健康増進施設　133
温熱指標　20

か

介護サービス計画　149
介護支援専門員　149
介護票　40
介護保険法　127,145,176
介護予防・日常生活支援総合事業　151

介入研究　49
貝原益軒　3
化学的酸素要求量　17
確定的影響　23
確率的影響　23
学校給食法　181
学校教育法　181
学校保健　160
学校保健安全法　161,181
学校保健委員会　163
活性汚泥法　25
カットオフ値　53
下半身肥満　92
過労死　159
過労死等防止対策推進法　160
がん　86
簡易生命表　37
肝炎ウイルス　109
肝がん　111
乾球温度　20
環境汚染　15
環境基本法　13,180
環境形成作用　13
環境保全　13
肝硬変　111
患者調査　38
感受性者　100
関節疾患　99
関節リウマチ　99
感染経路　100
感染源　100
感染症　99,163
感染症の予防及び感染症の患者に対する医療に関する法律　101,179
感染症病床　123
完全生命表　37
がん対策基本法　87
がん対策推進基本計画　87

き・く

気温　20

機会飲酒者　74
期間有病率　45
危険因子　44
気候　20
気湿　20
記述疫学　47
季節　20
期待死亡数　36
喫煙率　66
揮発性有機化合物　26
気分障害　107
虐待，暴力　111
キャリア　100
急性障害　25
狭心症　92
強迫性障害　107
恐怖症性不安障害　107
業務上疾病　155
業務独占　124
寄与危険　47
虚血性心疾患　92
気流　20
禁煙サポート　69
禁煙支援マニュアル　69
禁煙治療　70
緊張型　107
空気　20
くも膜下出血　91
クリプトスポリジウム　23

け

ケアプラン　149
ケアマネジメント　149
ケアマネジャー　149
系統的レビュー　54
契約制度　127
下水道　25
下水道処理人口普及率　25
結核　102
結核病床　123
結合残留塩素　25
ケトアシドーシス　73,94

検疫　104

検疫法　104,179

健康格差　11

健康管理　152

健康危機管理　134

健康寿命　6,37

健康増進法　2,60,173

健康づくりのための休養指針　78

健康づくりのための身体活動・運動ガイド2023　61,65

健康づくりのための睡眠ガイド2023　78

健康日本21　2,10,60,142

健康の社会的決定要因　11

健康票　40

顕性感染　100

建築物環境衛生管理基準　26

原発性骨粗鬆症　97

現物給付　120

憲法　116

健康　1

こ

コーデックス委員会　170

公害　18

公害健康被害の補償等に関する法律　19

後期高齢者医療広域連合　144

後期高齢者医療制度　144

合計特殊出生率　32,140

高血圧　90

交差試験　50

公衆衛生（定義）　5,6

公衆衛生活動　7

厚生労働省　117

公的扶助　115

高度経済成長　125

公費医療　121

交絡　50

高齢者虐待の防止，高齢者の養護者に対する支援等に関する法律　112

高齢者の医療の確保に関する法律　144,177

国際協力　165

国際協力機構　167

国際交流　166

国際疾病分類　33

国際生活機能分類　127

国際連合食糧農業機関　169

国勢調査　28

極低出生体重児　136

国保データベース　42

国民医療費　122

国民皆保険制度　120

国民健康・栄養調査　40

国民健康保険　120

国民生活基礎調査　39

黒球温度　22

骨折　98

骨粗鬆症　97

子ども・子育て応援プラン　140

子ども・子育て支援新制度　141

子ども・子育てビジョン　141

コホート研究　49

さ

細菌性肺炎　109

在宅ケア　130

作業環境管理　152

作業管理　152

作業関連疾患　155

3管理　152

産業医　155

産業廃棄物　25

産業疲労　155

産業保健　152

3歳児健康診査　138

3次予防　7

残留塩素　23

し

シーラント　84

死因統計　33

死因別死亡率　33

歯科口腔保健の推進に関する法律　84

閾値　23

自殺　111

死産　36

脂質異常症　92,96

システマティック・レビュー　54

次世代育成支援対策推進法　140

自然死産　36

自然能動免疫　101

持続可能な開発目標　14,167

持続性気分障害　107

市町村保健センター　118,132

湿球温度　20

シックハウス症候群　26

室内環境　26

指定難病　110

児童虐待の防止等に関する法律　111,141

児童相談所　118

死亡率　45

社会的入院　126

社会福祉　115

社会福祉基礎構造改革　126

社会福祉施設　127

社会保険　115

社会保障制度　114

社会保障制度審議会　114

周産期死亡　36

従属人口指数　30

受信者動作特性曲線　53

主体一環境系　13

出生　31

出生数　31

出生率　31

受動喫煙　69

受療率　39

純アルコール摂取量　71

循環器疾患　68,89

純再生産率　32

浄化　23

障害支援区分　129
障害者虐待の防止，障害者の養護
　者に対する支援等に関する法律
　　　112
障害者自立支援法　126,129
障害者の日常生活及び社会生活を
　総合的に支援するための法律
　　　126,129
障害程度区分　129
少子化社会対策基本法　140
少子化対策プラスワン　140
上水道　23
消毒効果　23
上半身肥満　92
傷病統計　38
情報バイアス　50
条例　116
症例対照研究　49
職業性疾病　155
職業病　155
食品安全基本法　174
食品衛生法　174
所得票　40
新エンゼルプラン　140
新型インフルエンザ　103
新型コロナウイルス感染症　104
心筋梗塞　92
神経症性障害　107
人工死産　36
人口静態統計　28
人口動態統計　31
人工能動免疫　101
人口ピラミッド　29
心疾患　92
新生児　136
新生児死亡　36
新生児マススクリーニング検査
　　　52,138
身体的虐待　112
心理的虐待　112
診療所　123

す

推計患者数　38
水質汚濁　17
水質汚濁に係る環境基準　17
水質汚濁防止法　17
水質管理目標設定項目　23
水素イオン濃度　17
垂直感染　137
水道水質基準　23
水道水フロリデーション　83
水道普及率　23
睡眠時無呼吸症候群　78
睡眠時間　76
スクリーニング　51
健やか親子21（第2次）　139
ストレス　79
ストレスマネジメント　79
ストレッサー　79

せ

生活習慣病　60,142
生活の質　2
生産年齢人口　30
精神疾患　105
精神障害者　105
成人病　60
精神病床　123
精神保健及び精神障害者福祉に関
　する法律　105,177
生存率　45
生態学的研究　49
生体時計　76
性的虐待　112
政府開発援助　167
生物化学的酸素要求量　17
生物学的モニタリング　154
生物心理社会モデル　59
生命表　37
世界禁煙デー　70
世界保健機関　1,166,168
世界保健憲章　168

世界保健総会　169
世帯票　40
選択バイアス　50
潜伏期　100

そ

躁うつ病　107
総括安全衛生責任者　154
層化無作為抽出　38
総患者数　39
早期新生児死亡　36
総再生産率　32
総人口　29
相対危険　46
層別解析　51
ソーシャル・キャピタル　133
続発性骨粗鬆症　97
粗死亡率　32
措置制度　127

た

第1号被保険者　147
第1次ベビーブーム期　29
第1種社会福祉事業　127
第2号被保険者　147
第2次ベビーブーム期　29
第2種社会福祉事業　127
ダイオキシン類に係る環境基準
　　　17
大気汚染　15
大気汚染に係る環境基準　15
大気汚染防止法　15
対象の限定　51
代諾者　56
大腸菌群数　17
たばこ規制枠組条約　70
多変量解析　51
多国間交流　166
多量飲酒　72

ち

地域医療支援病院　123

地域支援事業　　　　　　*145*
地域診断　　　　　　　　*8*
地域包括ケアシステム
　　　　　　　　　10,119,151
地域包括支援センター　　*145*
地域保健　　　　　　　　*130*
地域保健法　　　　　*130,175*
地球環境問題　　　　　　*14*
地方公共団体　　　　　　*117*
地方自治　　　　　　　　*117*
致命率　　　　　　　　　*45*
長寿医療制度　　　　　　*144*
朝鮮戦争　　　　　　　　*125*
超低出生体重児　　　　　*136*
調理士法　　　　　　　　*174*
直接監視下短期化学療法　*103*
直接法　　　　　　　　　*34*
貯蓄票　　　　　　　　　*40*

つ・て

通院者率　　　　　　　　*40*
低血糖　　　　　　　　　*94*
低出生体重児　　　　　*68,136*
典型7公害　　　　　　　*18*
点有病率　　　　　　　　*45*

と

統合失調症　　　　　　　*107*
糖尿病　　　　　　　　　*94*
糖尿病性昏睡　　　　　　*95*
糖尿病性神経障害　　　　*95*
糖尿病性腎症　　　　　　*95*
糖尿病性網膜症　　　　　*95*
トータルヘルスプロモーションプ
　ラン　　　　　　　　　*154*
特異度　　　　　　　　　*52*
特定機能病院　　　　　　*123*
特定健康診査　　　　　　*142*
特定建築物　　　　　　　*26*
特定保健指導　　　　　　*142*
特別管理一般廃棄物　　　*25*
特別管理産業廃棄物　　　*25*

土壌汚染　　　　　　　　*17*
土壌汚染対策法　　　　　*17*
土壌汚染に係る環境基準　*17*
鳥インフルエンザ　　　　*104*
トリグリセリド　　　　*73,96*
トリハロメタン　　　　　*23*

な・に

内臓脂肪型肥満　　　　*58,92*
内臓脂肪症候群　　　　　*92*
内分泌かく乱化学物質　　*14*
難病　　　　　　　　　　*110*
難病の患者に対する医療等に関す
　る法律　　　　　　*110,178*
2型糖尿病　　　　　　　*94*
ニコチン依存症　　　　　*68*
2国間交流　　　　　　　*166*
二重盲検試験　　　　　　*50*
2次予防　　　　　　　　*7*
日米医学協力計画　　　　*166*
日本国際医療団　　　　　*167*
乳児家庭全戸訪問事業　　*136*
乳児死亡　　　　　　　　*36*
乳幼児健康診査　　　　　*138*
妊産婦健康診査　　　　　*136*
妊娠高血圧症候群　　　　*136*
妊娠糖尿病　　　　　　　*94*
認知症　　　　　　　　　*108*

ね・の

ネグレクト　　　　　　　*112*
熱けいれん　　　　　　　*21*
熱失神　　　　　　　　　*21*
熱射病　　　　　　　　　*21*
熱中症　　　　　　　　　*20*
熱疲労　　　　　　　　　*21*
年少人口　　　　　　　　*30*
年少人口指数　　　　　　*30*
年齢調整死亡率　　　　*34,51*
脳血管疾患　　　　　　　*90*
脳血栓　　　　　　　　　*91*
脳梗塞　　　　　　　　　*91*

脳出血　　　　　　　　　*91*
脳塞栓　　　　　　　　　*91*
ノーマライゼーション　*127,130*
ノンレム睡眠　　　　　　*76*

は・ひ

バイ　　　　　　　　　　*166*
バイアス　　　　　　　　*50*
肺炎　　　　　　　　　　*109*
廃棄物の処理及び清掃に関する法
　律　　　　　　　　　　*25*
ハイリスクアプローチ　　*9*
破瓜型　　　　　　　　　*107*
ハザード比　　　　　　　*46*
20歳未満の者の飲酒の禁止に関す
　る法律　　　　　　　　*75*
20歳未満の者の喫煙の禁止に関す
　る法律　　　　　　　　*69*
8020運動　　　　　　　　*82*
歯と口の健康週間　　　　*84*
パニック障害　　　　　　*107*
パンデミック　　　　　　*165*
晩発性障害　　　　　　　*23*
非アルコール性脂肪肝炎　*110*
非アルコール性脂肪性疾患　*109*
皮下脂肪型肥満　　　　　*92*
非感染性疾患　　　　　　*60*
微小粒子状物質　　　　　*15*
非定型肺炎　　　　　　　*109*
ヒト免疫不全ウイルス　　*103*
人を対象とする生命科学・医学系
　研究に関する倫理指針　*56*
肥満　　　　　　　　　　*92*
被用者保険　　　　　　　*120*
標準化死亡比　　　　　　*36*
日和見感染　　　　　　　*100*
敏感度　　　　　　　　　*52*

ふ・へ

不安障害　　　　　　　　*107*
不活化ワクチン　　　　　*105*
福祉関係八法　　　　　　*126*

福祉三法 125
福祉事務所 118
輻射熱 20
福祉六法 126
不顕性感染 100
フッ化物 83
浮遊物質量 17
浮遊粒子状物質 15
プライマリヘルスケア 7
不慮の事故 111
ブリンクマン指数 68
平均寿命 37
平均余命 37
閉経後骨粗鬆症 97
ペットボトル症候群 95
ヘルシンキ宣言 55
ヘルスプロモーション 7
変形性関節症 99

ほ

放射線 22
訪問看護 130
法律 116
保菌者 100
保健管理 160
保健教育 160
保健指標 28
保健主事 163
保健所 118,131
保健大憲章 1
母子保健 134
母子健康手帳 137
母子保健法 135,176
歩数 63
母性 134

ポピュレーションアプローチ 9
ポリオ国際緊急行動計画 169
ホルムアルデヒド 26

ま・み・む・め・も

マッチング 51
マニフェストシステム 25
マネジメントサイクル 7
マルチ 166
慢性腎臓病 108
慢性閉塞性肺疾患 69,109
未熟児 135,137
ミュータンス菌 80
無償資金協力 167
名称独占 124
メタアナリシス 54
メタボリックシンドローム 58,92,142
メタボリックドミノ 58
メッツ 61
免疫 100
メンタルヘルス 159
妄想型 107

や・ゆ・よ

やせ 93
有訴者率 40
有償資金協力 167
有病率 45
遊離残留塩素 25
ユニセフ 7,170
ユニバーサル・ヘルス・カバレッジ 168
要介護 149
要介護認定 148

要支援 148
養生訓 4
陽性反応的中度 52
溶存酸素量 17
予防給付 145
予防接種 104
予防接種法 178

ら・り・る・れ・ろ

ランダム化比較試験 50
利益相反 57
リオ宣言 14
罹患率 45
リスクアセスメント 8
リスクアナリシス 7
リスクコミュニケーション 8
リスクマネジメント 8
療養病床 123
累積罹患率 45
レセプト情報・特定健診等情報データベース 41
レム睡眠 76
老人性骨粗鬆症 97
老人福祉法 176
労働安全衛生法 70,152,182
労働安全衛生マネジメントシステム 154
労働災害 155
労働者災害補償保険法 155
労働者の心の健康の保持増進のための指針 159
老年化指数 30
老年人口 30
老年人口指数 30
ロコモティブシンドローム 99

〔編著者〕　　　　　　　　　　　　　　　　　　　　（執筆分担）

北田　善三（きただ よしみ）　畿央大学名誉教授　　　　　第1章・第8章

須崎　尚（すさき ひさし）　名古屋栄養専門学校校長　　　第6章3〜8

〔著　者〕（五十音順）

太田　貴久（おおた たかひさ）　名古屋経済大学人間生活科学部准教授　第5章

大坪　勇（おおつぼ いさむ）　羽衣国際大学人間生活学部教授　　第7章1・4・8

岸本　満（きしもと みちる）　名古屋学芸大学管理栄養学部教授　　第7章5〜7・11

近藤　浩代（こんどう ひろよ）　修文大学健康栄養学部教授　　　　第4章

武山　英麿（たけやま ひでまろ）　愛知淑徳大学健康医療科学部教授　　第7章2・3・9・10

野原　潤子（のはら じゅんこ）　畿央大学健康科学部講師　　　　　第6章1・2

柳沼　梢（やぎぬま こずえ）　尚絅学院大学健康栄養学群准教授　　第2章

渡邉　智之（わたなべ ともゆき）　愛知学院大学健康科学部教授　　　第3章

カレント
三訂 社会・環境と健康：公衆衛生学

2014年（平成26年）2月20日　初版発行〜第6刷
2020年（令和2年）4月15日　改訂版発行〜第3刷
2024年（令和6年）3月30日　三訂版発行

編著者　　北　田　善　三
　　　　　須　崎　　　尚
発行者　　筑　紫　和　男
発行所　　株式会社　建　帛　社
　　　　　　　　　　KENPAKUSHA

〒112-0011 東京都文京区千石4丁目2番15号
TEL（03）3944-2611
FAX（03）3946-4377
https://www.kenpakusha.co.jp/

ISBN 978-4-7679-0756-7　C3047　　　　亜細亜印刷／ブロケード
Ⓒ 北田・須崎ほか，2014, 2020, 2024.　Printed in Japan
（定価はカバーに表示してあります）